John Harvey

Scalpel

Traduit de l'anglais
par Olivier Schwengler

Collection dirigée par
François Guérif

Rivages/noir

Titre original : *Cutting Edge*

106, bd Saint-Germain - 75006 Paris

978-2-86930-984-5

Bien que la ville qui sert de décor à ce roman existe dans la réalité, celui-ci demeure une œuvre de fiction où événements et personnages ne sont que le fruit de l'imagination de l'auteur.

Remerciements

Le texte figurant en page 128 est tiré de *Monkey Links : A Love Poem*, de David Kresh, publié dans *Slow Dancer 21* (Slow Dancer Press, 1988) et reproduit avec l'autorisation de l'auteur.

1

Il songeait à Karen, en train d'attendre dans une chambre à deux pas de l'hôpital. Fletcher l'imaginait dégustant un second verre de vin et regardant sa montre par intermittence pour tromper l'attente. Il avait fait sa connaissance deux mois plus tôt à un bal, et la première fois qu'elle s'était déshabillée devant lui, il lui avait dit qu'elle était parfaite. Comme ça, sans le vouloir. Les mots étaient sortis naturellement.

Parfaite.

– Vous avez l'air plus mort que vif.

Instantanément, la voix le ramena à la réalité et il leva les yeux vers l'infirmière en face de lui qui tirait sur sa blouse d'uniforme là où elle bâillait légèrement par-dessus sa ceinture.

– Merci, dit Fletcher.

Sarah Leonard sourit.

– La nouvelle admission..., commença-t-elle.

Fletcher cligna des paupières et fit un effort pour se concentrer. Sur les dernières vingt-quatre heures, il n'en avait passé que trois à dormir, ce qui faisait onze heures de sommeil en tout dans les trois jours écoulés. Il se sentait guetté par les troubles hallucinatoires.

– Probablement une attaque d'apoplexie, poursuivit Sarah. C'est un voisin qui a prévenu la police. Le type a passé deux jours affalé sur le carrelage de sa cuisine.

– Quel âge ?

– Dans les soixante-dix ans.

– Je m'en occuperai demain matin.

– Il lui faudrait une perfusion dès ce soir.

– Vous pouvez vous en charger.

– Vous savez aussi bien que moi que c'est contraire au règlement.

Fletcher sourit :

– Je fermerai les yeux.

Elle lui rendit une parcelle de sourire d'un simple pétillement du regard. À l'autre bout de la salle des urgences, un malade enchaînait des quintes de toux caverneuse avec la régularité d'un métronome ; plus près d'eux, un gamin au visage treillissé d'agrafes pleurait en silence ; d'un peu partout montaient et retombaient par intervalles des voix plaintives, murmurant inlassablement le même mot, comme une litanie : « Infirmière… »

– Bien, madame l'Infirmière, soupira Fletcher d'un ton moqueur et faussement solennel.

– Merci, docteur.

Elle le laissa passer le premier et lui emboîta le pas.

*

* *

Le patient vivait seul au douzième étage d'une tour et il avait fallu deux ambulanciers et un agent de police pour l'acheminer par l'escalier, l'ascenseur étant tombé subitement en panne. À présent, il gisait sur le dos, enveloppé dans une couverture, le teint grisâtre, les jambes et les chevilles enflées. Il devait peser dans les cent kilos.

Du dos de la main, Fletcher donna quelques claques sur l'intérieur de l'avant-bras pour faire affleurer une veine, sans succès. À l'adiposité du patient s'ajoutait l'état d'hypothermie consécutif au choc.

– Plus grand-chose, là-dedans, marmonna-t-il en retournant le bras du vieillard.

Sarah hocha la tête, l'œil rivé sur l'aiguille, attendant de pouvoir régler la pression du garrot.

– Je vais essayer le dos de la main, dit Fletcher.

Il ouvrit grands ses yeux puis plissa les paupières pour concentrer son regard. La pointe de l'aiguille piqua le bord de la veine, mais passa à travers.

– Merde !

Il se redressa légèrement et marqua un temps avant le deuxième essai. Derrière eux, le catarrhe qui s'était déclenché quelques minutes plus tôt continuait de plus belle.

– Vous arriverez à vous débrouiller ? demanda Sarah.

– Tout de même.

D'un geste précis, elle serra le garrot et s'éclipsa. Cette fois, Fletcher trouva la veine, mais manqua de réflexe pour relâcher le garrot et un peu de sang gicla avant qu'il n'obture l'autre extrémité du cathéter, éclaboussa ses mains et sa veste blanche, puis commença à se répandre à grosses gouttes sur la couverture.

S'en retournant, il croisa Sarah qui revenait vers le lit du vieillard.

– Un litre de chlorure de sodium toutes les vingt-quatre heures, dit-il sans ralentir le pas.

– Où allez-vous ? demanda Sarah par-dessus son épaule.

– Je rentre.

Elle récupéra l'aiguille souillée, abandonnée telle quelle près du bras du malade, et la déposa en soupirant dans la corbeille prévue à cet effet. Sur la couverture, les taches de sang lentement absorbées par les fibres s'élargissaient à vue d'œil. Il allait falloir changer le lit. Calmement, Sarah termina d'abord d'installer la perfusion.

*
* *

Courbé au-dessus de l'évier, Fletcher s'aspergea le visage à l'eau froide. La glace lui renvoya le reflet d'une espèce de troglodyte vaguement hirsute, le teint blême, l'expression hébétée. Il hésita un instant à se raser, songeant au contact râpeux de sa barbe naissante sur la peau de Karen, mais jugea finalement qu'il était plus urgent de rentrer avant que la jeune femme ne se lasse de l'attendre. Il allait même l'appeler avant de partir, pour prévenir qu'il arrivait.

Une dernière fois, il passa ses mains sous le robinet, lissa quelques mèches rebelles et enfila prestement un anorak molletonné bleu par-dessus sa demi-blouse d'interne.

Pour une fois, il avait trouvé inoccupée la cabine située près de la sortie, mais personne ne semblait vouloir se décider à décrocher le téléphone collectif de la maison où habitait Karen. Il abandonna au bout d'une dizaine de sonneries et se hâta vers l'escalier qui donnait accès aux niveaux supérieurs, chaussant les écouteurs de son Walkman tout en gravissant les marches. Le duo du dernier acte de *Manon* débuta à l'instant précis où il franchissait la première d'une série de portes à deux battants menant vers le pont piétonnier qui surplombait l'anneau formé par la route, entre la sortie du souterrain et le croisement à niveau reliant l'hôpital à l'université et aux zones résidentielles tout autour.

Fletcher identifia immédiatement le parfum caoutchouteux familier flottant un peu au-dessus du sol, tandis que le volume poussé à fond de son baladeur stéréo digérait le crissement de ses souliers. Il retrouva le même air vicié, la même chaleur éternellement préservée d'un bout à l'autre de l'année quelle que fût la température extérieure.

Les mains enfouies au fond des poches de son anorak, il avançait d'un pas mal assuré, frôlant par intermittence la titubation d'ivrogne, au gré des éclaboussures de lumière jaune et blanche renvoyées par les phares des voitures à travers le verre grillagé des parois. De chaque côté, les murs étaient constellés d'affichettes annonçant toutes sortes de manifestations, du meeting politique à la course de voitures d'enfant le long du canal.

Subitement gagné par un regain d'énergie, Fletcher se mit à chanter – faux – pour accompagner la musique. Si les choses continuaient de prendre bonne tournure avec Karen, il achèterait des billets pour l'Opera North le mois prochain et tâcherait de se ménager un ou deux soirs de liberté. Si les choses se confirmaient... Sans qu'il y prît garde, la porte de l'escalier donnant sur la rue s'ouvrit derrière lui.

Il ne lui restait guère qu'une quinzaine de mètres à parcourir et il n'entendait toujours rien du pas saccadé des semelles de crêpe accélérant discrètement dans son sillage. Chose étrange, il s'était mis à songer, non plus à Karen, mais au regard mi-souriant, mi-accusateur de Sarah Leonard, lorsqu'il sentit enfin la présence derrière lui. Une vague lueur réfléchie par le panneau de verre de la porte devant lui le fit se retourner, juste à temps pour voir la lame s'abattre sur lui dans un éclair orangé.

La violence du choc lui fit perdre l'équilibre et il partit de côté, tête la première entre les deux battants de la porte, pensant tout d'abord – le temps pour la douleur aiguë de se mettre à rayonner – n'avoir reçu qu'un coup de poing. Il avait perdu les écouteurs dans sa chute et Massenet ne fut plus qu'un grésillement lointain. Instinctivement, Fletcher leva une main en avant de son visage pour parer le second coup porté par l'agresseur. La lame trancha au plus profond de la paume et se retira dans un sifflement.

Sans savoir comment, Fletcher parvint à se relever et s'élança, aussitôt fauché par un croc-en-jambe. Sa tempe alla heurter de plein fouet le verre grillagé, laissant un impact en forme d'étoile. Il donna une ou deux ruades dans le vide avant de se ramasser sur lui-même et de foncer vers les portes qui donnaient sur la rue, mais ses jambes se dérobèrent sous lui une nouvelle fois et sa joue gifla le sol avec violence. Par-dessus le ronronnement sourd de la circulation au-dehors, il percevait la respiration rauque de son agresseur. Surmontant la terreur qui l'envahissait, il tourna la tête et, malgré le sang qui lui brouillait la vue, distingua une forme en mouvement. Un pull et un passe-montagne noirs. Une main gantée. Fletcher se mit à hurler et tenta dans un dernier sursaut de ramper à nouveau vers la porte. L'arme blanche pénétra dans sa cuisse et commença de couper à vif dans les chairs, en direction du genou.

*

* *

Karen Archer retourna la bouteille vide avant de la déposer dans la poubelle et éteignit le téléviseur portable. Le temps qu'elle descende au rez-de-chaussée pour répondre au téléphone, le correspondant avait raccroché. C'était probablement Tim qui avait voulu la prévenir de son arrivée imminente et s'excuser d'avoir été retenu encore une fois.

– Il faut s'y attendre, quand on sort avec un interne, lui avait glissé une de ses amies étudiante en médecine.

– S'attendre à quoi ?

– Justement. À pas grand-chose.

Sur le coup, elle avait trouvé ça drôle.

La dernière fois que Tim Fletcher lui avait rendu visite, il s'était endormi dans les dix minutes. Elle lui avait ôté le reste de ses vêtements, l'avait enveloppé dans le duvet et était sagement restée assise à côté de lui, emmitouflée dans deux gros pulls, à lire Eliot. Qui lui non plus n'était pas précisément un roi du rire.

Karen alla chercher un paquet de cigarettes au fond de son tiroir de lingerie, mais finit par le remettre en place au désespoir de trouver la moindre boîte d'allumettes. De toute façon, si c'était bien Tim qui avait tenté de l'appeler, il n'allait pas tarder.

Elle chaussa ses bottines en daim, décrocha le manteau en poil de chameau pendu derrière la porte – un cadeau utile déniché par sa tante dans un magasin Oxfam de Richmond –, prit ses clés et descendit l'escalier en évitant soigneusement la marche sans giron. En allant vers le pont, elle était pratiquement sûre de le rencontrer.

2

– Une autre, Charlie ?

– Pas raisonnable, fit Resnick en secouant la tête. Je ferais mieux de penser à rentrer.

– Bien, chef, répondit Frank Delaney avec un regard en dessous, tout en se penchant au-dessus du bar pour verser une Guinness fraîche dans le verre du détective inspecteur.

– Tout le monde ne démarre pas à la même heure, fit remarquer Resnick.

La pendule murale, à gauche de la petite scène, marquait l'autre côté de minuit.

– Je veux, mon neveu, acquiesça Delaney, goguenard. Moi, après-demain, j'aurai même pas à démarrer du tout.

Il leva son verre et sourit,

– À la retraite anticipée, Charlie.

Les deux hommes trinquèrent, Resnick ne s'accordant qu'une parcimonieuse gorgée.

– Il te reste combien de temps, Charlie ?

– Tu veux dire, avant la retraite ?

– Ça ne devrait plus être long, maintenant.

– J'ai encore de quoi m'amuser.

Resnick se représentait la chose sous la forme d'une mer qui s'étendait devant lui, moutonneuse et hostile, qu'il fallait prendre chaque matin et par n'importe quel temps, en répétant inlassablement les mêmes mouvements vains pour se donner l'illusion d'agir. Pour ne pas se laisser couler sans rien faire.

– Demain matin, 11 heures, annonça Frank Delaney, je serai à la banque avec mon plus beau costard et je serrerai des paluches. Puis on me tendra un stylo à plume de vingt-quatre carats et, quelques minutes plus tard, je ressortirai avec un chèque d'un million de livres. Qu'est-ce que tu dis de ça, mon vieux Charlie ? Pas si mal pour un fils de rien sorti de l'école à quatorze ans aussi ignorant qu'il y était entré, avec le cul qui passait à travers son fond de culotte. Enfin, moi, je trouve.

Tout en sirotant sa bière, Resnick parcourut la pièce du regard. Quand Frank Delaney avait acheté cet endroit – cela devait remonter à une dizaine d'années, au moins, peut-être un peu plus –, il se résumait à quatre murs encadrant assez d'espace pour permettre aux ivrognes de tomber sans bousculer le voisin. Frank avait lui-même agencé son décor, choisi les tapis et fait installer des banquettes de cuir sombre, quelques lustres et tout un bric-à-brac de faux mobilier victorien. Les week-ends, il organisait de petits spectacles de music-hall et, en se faisant juste un peu prier mais pas trop, poussait quelquefois la chansonnette au micro, entraînant les habitués sur les refrains de *You Made Me Love You* et de *Who's Sorry Now ?*.

En semaine, l'établissement mettait à l'honneur d'autres styles, comme la country, la poésie et le jazz. Sous huit jours, les promoteurs feraient tout démolir et démarreraient le chantier de construction d'un nouvel immeuble de bureaux.

– On se sera payé quelques soirées mémorables, dans cette taule, hein Charlie ?

– Mémorables, acquiesça Resnick.

Les moments musicaux d'exception qu'il avait vécus en face de cette scène resteraient à jamais gravés dans sa mémoire. David Murray, Stan Tracey et, un soir glacial de mars, Red Rodney – qui avait joué de la trompette aux côtés de Charlie Parker dans son jeune âge – lui avaient donné la chair de poule et parfois fait monter les larmes aux yeux.

– Est-ce que je t'ai raconté ce que me disaient les gens quand j'ai ouvert cet endroit, Charlie ?

Il le lui avait raconté au moins une bonne douzaine de fois.

« Tout le monde disait que j'allais droit à la catastrophe. Le plongeon assuré dans les six mois. »

Delaney partit d'un éclat de rire et ouvrit une autre canette de Newcastle brune :

– J'leur ai montré, hein ?

Resnick couvrit son verre du plat de la main et se leva.

– Pas de regrets, Frank ?

Delaney le gratifia d'un long regard par-dessus son verre.

– Le regret de quoi ? de ramasser un million de livres à partir de rien ou presque ? Qu'est-ce que tu veux que je regrette ?

À son tour, il se leva et serra la main de Resnick.

– Tout le reste, c'est du sentimentalisme à la con. Ça paie pas le loyer.

Resnick traversa la pénombre de la salle en direction de la porte. Il fit jouer le verrou, tourner la lourde clé et se retrouva dans la rue. Fletcher Gate. Non loin de lui, un môme vêtu d'un jean râpé, les manches de chemise retroussées jusqu'aux biceps était en train de dégueuler tripes et boyaux contre le mur de briques du parking. Resnick avisa un taxi noir et blanc qui s'apprêtait à quitter la station en direction de la colline et songea un instant à lui faire signe, avant de décider que, tous comptes faits, il n'était pas si pressé de regagner ses pénates.

– Eh, toi ! l'interpella soudain le môme d'un ton belliqueux.

Resnick mit les mains dans les poches de son pardessus et traversa la rue à angle droit sans s'arrêter.

*

* *

Du temps où il portait l'uniforme et arpentait ces mêmes rues, seul ou avec Ben Riley, Resnick avait gardé le souvenir du regard fuyant des ivrognes, des clochards et des sans-abri sur leur passage. Un éparpillement de vieillards, assis devant leurs bouteilles de cidre ou de mauvais vin. Aujourd'hui, les soupes populaires, les asiles de nuit ou simplement les rues avec leurs porches, recoins et autres refuges provisoires étaient hantés par des mômes dont il avait l'âge d'être le père. Leurs regards à eux n'étaient pas fuyants. Ils interpellaient, menaçaient.

Ces gosses avaient entre dix-huit et vingt-six ans. Le piège s'était refermé sur eux : trop de raisons de quitter la maison, pas de boulot, un mauvais départ, un glissement progressif. À présent, ils partageaient Slab Square avec les pigeons, se tenaient, avachis ou prostrés, entre les piliers du Council House, auprès de la mosaïque représentant les armoiries de la ville, un œil sur les limousines en attente de quelque dignitaire à véhiculer.

À mesure qu'on descendait Goose Gate, les devantures de magasins perdaient graduellement en prestige. Passé les deux premiers feux, on tombait sur le marché de gros, ses cageots cassés et ses lambeaux de papier d'emballage bleu sombre, puis, au-delà, sur Sneinton, où les dérivés les plus courants du mot *civilisé* restaient du domaine de la fiction cruciverbiste.

Juste avant le premier feu, le trottoir s'élargissait, et Resnick ralentit le pas. Une douzaine de personnes étaient massées entre la cabine téléphonique et l'entrée de l'Aloysius House, dont deux à l'intérieur de la cabine, munies d'un flacon de tafia en guise de chauffage d'appoint. Près de la porte d'entrée, une pancarte précisait ICI, ON NE BOIT PAS. Un type entre deux âges, portant un veston de complet gris piqueté de pin's sur un pantalon anthracite qui bâillait autour de ses hanches osseuses était adossé au mur, humectant sa bouche déjà sèche avec les dernières gouttes de sa canette de Special Brew.

– C'est bouclé ? s'enquit Resnick auprès du badaud le plus proche.

– Va t'faire enculer ! répondit l'homme.

Resnick s'approcha de la porte, bousculant légèrement un tandem qui lui refusait le passage.

– J'me demandais combien d'temps ça allait mettre avant qu'on vous envoie chercher, fit l'un d'eux d'un ton accusateur.

Resnick détourna la tête instinctivement pour esquiver l'haleine chargée de l'interlocuteur.

– Têtes de cons, les flics, ponctua ce dernier à l'adresse de son compagnon.

Le second dévisagea Resnick avant de se racler la gorge et de glavioter sur le trottoir, à quelques centimètres des chaussures du détective-inspecteur.

– Vous voulez un pliant et des cacahuètes, ou vous vous décidez à intervenir…?! cria quelqu'un derrière lui. À l'intérieur, y'a un taré avec une putain de hache !

Resnick toqua à la porte vitrée de l'hôtel ; deux types se trouvaient dans l'étroit vestibule, l'un d'eux assis à même le sol. Resnick plaqua sa carte contre le carreau pour qu'on le fasse entrer.

Dans la semi-obscurité de la pièce principale, Resnick distingua quelques corps qui remuaient doucement et, çà et là, deux ou trois braises orangées de cigarettes. Dans un fauteuil, un homme recroquevillé pleurait dans son sommeil.

La femme qui assurait le service de nuit vint à la rencontre de Resnick. Elle portait un pull entre l'écru et le beige et un pantalon de survêtement sombre dont il ne pouvait identifier la couleur avec certitude sous ce faible éclairage. Ses cheveux avaient été tirés en arrière à la va-vite, négligeant quelques mèches rebelles, et tenus en queue-de-cheval grâce à un large peigne de plastique blanc. Elle devait approcher de la trentaine et porter un prénom comme Jean, Joan, Jeanie ou quelque chose d'approchant. On la lui avait présentée un jour, au Central. Il ne se souvenait plus quand exactement.

– Inspecteur Resnick ?

Il fit oui de la tête.

– Jane Wesley.

Jane, voilà. Un instant, il crut qu'elle allait lui tendre la main mais elle parut se raviser. Elle était grande et bien faite, dans les 1 m 75-80, et contrôlait presque parfaitement les accents de nervosité qu'on discernait dans le ton de sa voix.

– Je n'ai pourtant appelé personne de chez vous.

– Je passais dans le coin. Disons que j'ai vu de la lumière. Il y a foule, dehors.

– Ils attendent le résultat des courses avant de rentrer.

– Et c'est quoi, le résultat des courses ?

Elle tourna la tête en direction de l'escalier :

– Ça va dépendre.

– De quoi ?

Lorsqu'elle souriait, deux fossettes apparaissaient aux coins de sa bouche, lui donnant un petit air insouciant qui la rajeunissait. L'espace d'une seconde, elle redevenait la jeune femme qu'elle avait dû être avant sa vocation de petite sœur des pauvres.

– De ce qu'il va faire avec son hachoir à viande.

– Et quels sont ses projets immédiats ?

– Aux dernières nouvelles, il menaçait de s'amputer d'un pied.

– Si… ?

– Si j'essayais d'entrer.

– Et vous n'avez pas essayé d'entrer ?

– Jusqu'ici, non.

– C'est mieux comme ça.

Le visage de Jane se rembrunit. Les deux petites fossettes avaient disparu depuis longtemps.

– Il n'est pas seul. Il y en a deux autres avec lui.

– Des copains ?

– Pas que je sache.

– Il a menacé de leur faire du mal ?

– Non, pas encore.

Resnick jeta un coup d'œil à sa montre. 1 heure moins le quart.

– Pourquoi n'avez-vous pas appelé la police ?

– Je m'apprêtais à le faire, enfin, je crois. Avec la meilleure volonté du monde, chaque fois que des uniformes entrent ici, nous perdons la confiance d'un peu plus de gens.

– C'est ennuyeux, mais moins que de perdre un pied.

– Je ne dis pas.

– En outre, je ne porte pas l'uniforme.

– La question n'est pas là…

– Vous allez la fermer ? grinça une voix, quelque part dans le salon obscur. On voudrait dormir !…

Resnick marcha en direction de l'escalier.

– Quelle chambre ? demanda-t-il.

– Celle juste en face de vous, dit Jane. La salle de lecture.

*

* *

Resnick eut beau s'escrimer sur l'interrupteur, la lampe du palier ne s'alluma pas. Il frappa à la porte et attendit. Pas de réponse. Il réitéra, cette fois en déclinant son identité. Le même silence lui répondit. S'il y avait vraiment trois hommes à l'intérieur et qu'ils étaient toujours en vie, ils faisaient montre d'un sang-froid peu courant. L'idée que leur hystérie récente ait pu les épuiser au point de les endormir un par un lui traversa l'esprit pendant une seconde.

Il saisit la poignée et vérifia si la porte était ou non fermée de l'intérieur. Elle ne l'était pas.

– Bien, dit-il à haute et intelligible voix. Je vais entrer.

– Non !

Prononcé d'une voix étouffée mais intense, le mot parut comporter deux syllabes.

– Éloignez-vous de la porte ! avertit Resnick.

– Ouvrez cette putain de porte et il y aura des bouts de viande collés après les murs, nom de Dieu de bordel !!... Juré que j'plaisante pas !

Mais Resnick était entré avant qu'il eût fini sa phrase. Des piles entières de livres avaient été éparpillées sur le sol, en majorité des westerns en format de poche et de vieux numéros du *Reader's Digest* collectés auprès de donateurs charitables. Sur les étagères qui occupaient tout un pan de mur, quelques bouquins cornés avaient toutefois échappé au saccage. Leon Uris, Wilbur Smith, parmi d'autres. Mais des trois hommes qui se trouvaient dans la pièce, aucun ne lisait.

L'un était assis par terre, pieds nus dans des sandales de cuir, une couverture grise crasseuse, ourlée de rouge, lui recouvrant la tête et les épaules. Un autre, renversé dans un fauteuil, les yeux mi-clos et une main enfouie dans sa braguette, se masturbait consciencieusement en regardant le plafond.

Le troisième avait les cheveux gris et un visage émacié chaussé de lunettes. Il se tenait debout, penché en avant, et brandissait un hachoir de boucher, ajustant le coup en direction de son pied gauche, dont il avait ôté pour la circonstance chaussure et chaussette.

Il ne consentit à lever les yeux vers Resnick qu'au bout de quelques instants.

– Je viens d'entendre un de ces mômes qui croient avoir réinventé le be-bop avec une seule main, glissa Resnick d'un ton badin.

Il discerna un clignement de paupières à peine perceptible en guise de réponse.

– Ou la machine à cambrer les bananes...

Il y eut un nouveau clignement de paupières, plus net. Mais l'homme ne bougea pas d'un cil.

– Le genre que tu sortais de scène en dix secondes, il fut un temps.

– … fut un temps, ouais…

– C'est vraiment un passage obligé, le hachoir ? demanda Resnick en faisant discrètement un pas en avant.

L'homme aux cheveux gris contempla la lame du couperet, puis regarda son pied.

– Putain, ce coup-là, je vais vraiment le faire, Charlie ! Vraiment !…

3

– On peut pas dire, c'est un bien joli brin de fille.

– Jane ?

– Vraiment mignonne.

Leur taxi longeait Lace Market et passa à hauteur de Ritzy's, sur la droite. Le néon violet de l'enseigne au-dessus de l'entrée brillait encore, bien que l'établissement ait déjà fermé depuis un bon moment et que les derniers danseurs soient rentrés chez eux.

Resnick avait fréquenté l'endroit du temps de ces samedis soir de célibataire, à l'époque où il s'appelait encore le Palais et où les couples pratiquant le fox-trot avaient encore droit de cité parmi les danseurs de *jive*. Il avait gardé le souvenir de la tristesse au fond du regard des femmes esseulées autour de la piste quand la soirée s'achevait. Aussi de la frénésie presque pathétique des hommes à trouver coûte que coûte une partenaire avant la fin du dernier slow.

– Quel âge tu lui donnes, Charlie ? Dis-moi.

– Environ trente ans.
– Un peu jeunette pour moi, non ?
Resnick se tourna vers Ed Silver, dont la tête reposait moitié contre la vitre et moitié contre la garniture de cuir usée. Ses cheveux gris, clairsemés au sommet du crâne, dégringolaient en paquets par-dessus ses oreilles, comme la laine d'un vieux mouton. Un de ses verres de lunettes était fêlé, la monture, tordue en plusieurs endroits et ses yeux, cernés et vitreux.
– Non, finit par dire Resnick. Pas du tout.
Ed Silver s'enfonça au creux de la banquette et sourit.

*
* *

Quand Resnick était redescendu en compagnie d'Ed Silver, après l'avoir finalement convaincu de lui confier son hachoir, Jane Wesley avait ressenti un soulagement profond, mêlé de surprise.
– Vous connaissez cet homme, n'est-ce pas ? avait-elle demandé tout en dosant du café instantané dans de vieilles tasses fendues.
Resnick avait répondu par l'affirmative.
– Mais avant d'entrer dans la pièce, vous ignoriez que c'était lui ?
Resnick secoua la tête et, d'un geste, déclina le nuage de lait proposé.
– Je ne crois pas qu'il serait raisonnable que je l'autorise à rester. Je veux dire, ici, cette nuit.
– Je vais l'emmener chez moi.
Elle ouvrit de grands yeux. Ils étaient bleu pâle et se mariaient bizarrement à son teint.
– Vous êtes sûr de… ?
– Juste le temps de le laisser refaire surface, soupira Resnick.

Il avait conscience de ce à quoi il s'exposait.

– Cela pourrait être plus long que vous l'imaginez, fit remarquer Jane Wesley en sirotant son café.

– Disons qu'il mérite un peu de patience, dit Resnick en regardant discrètement vers l'endroit où Silver, assis dans la pénombre, battait l'air de ses doigts pour produire d'hypothétiques phrases musicales.

Trois ans de suite, il avait été classé deuxième au hit-parade de *Melody Maker*.

– Saxo alto, ajouta-t-il en posant sa tasse, à laquelle il avait à peine touché.

– Quand ça ? demanda Jane Wesley tandis qu'il tournait les talons.

*

* *

Le taxi s'arrêta près du mur de pierre, juste avant le portail noir qui méritait une bonne couche de peinture fraîche. À travers le verre dépoli de la porte d'entrée et à la fenêtre de l'une des chambres du premier, on distinguait la lumière des lampes que Resnick laissait allumées pour décourager les monte-en-l'air. Il tendit un billet de cinq livres au jeune chauffeur asiatique et attendit sa monnaie en prêtant l'oreille au murmure de la radio, d'où s'échappait une mélopée doucereuse que le disc-jockey de Radio Trent n'aurait pas manqué de qualifier de « berceuse pour les oiseaux de nuit », ou quelque chose dans ce goût-là.

Appuyé contre le mur, Ed Silver leva les yeux vers le chat noir qui, perché au sommet, le fixait d'un regard pas franc.

– C'est à toi, ça ? demanda-t-il à Resnick.

– Tu parles de la maison ou du chat ?

– Je parle de la maison *et* du chat.

– Oui, les deux.

– Ah bon, fit Silver.

Il tendit doucement la main vers le chat noir, qui siffla et cracha.

– Dizzy ! grogna Resnick en ouvrant le portail.

– S'il y a un truc que je peux pas blairer, c'est bien les chats, maugréa Silver en lui emboîtant le pas.

Merveilleux ! songea Resnick.

Dizzy se glissa entre ses mollets tandis qu'il ouvrait la porte, et fonça directement dans la cuisine. Miles le suivait de près, arrivant par l'escalier après une probable sieste sur le lit du maître de maison. Le minuscule Bud, pour sa part, se replia timidement à la vue de l'inconnu qui accompagnait Resnick, jusqu'à ce qu'on ne vît plus que la petite tache blanche qu'il avait au coin de la truffe dépasser de son abri, à l'autre bout du vestibule.

– Bon sang, Charlie, il y en a trois ! Tu te coltines trois de ces bestioles ?

– Quatre, corrigea Resnick.

Une patte sur les yeux, couché en rond dans quelque endroit saugrenu – un fait-tout ou une bassine –, Pepper devait dormir comme un bienheureux.

– Si j'avais su, j'aurais gardé mon hachoir.

*
* *

Resnick monta installer un lit dans la petite chambre du haut. Elle sentait un peu le renfermé, mais rien de trop grave et en tout cas rien de pire que ce à quoi son invité devait être habitué depuis un moment. Il brancha néanmoins un petit radiateur d'appoint dans un coin de la pièce avant de regagner le rez-de-chaussée. En redescendant, il trouva Silver avachi sur le canapé du salon et apparemment endormi si l'on en jugeait par les ronflements. Resnick retourna chercher une couverture avec laquelle il borda le musicien, respirant au passage le remugle capiteux et rance de ses vêtements crasseux et fripés. Délicatement, il lui ôta ses lunettes et les posa sur le tapis, au pied du canapé. Miles s'approcha pour les examiner et vérifier si elles étaient ou non comestibles.

Il était plus de 2 heures du matin et Resnick se demanda s'il parviendrait à trouver le sommeil. Il s'en fut moudre du café à la cuisine et garnir de pâtée les quatre bols de couleur, avant d'explorer le contenu du réfrigérateur en quête du nécessaire pour confectionner un sandwich.

La dernière fois qu'il avait vu Ed Silver, ses galons de sergent venaient à peine d'être brodés sur son uniforme. Le saxophoniste passait en guest star dans un petit club basé sur les hauteurs de Carlton Hill et qui, trop excentré, n'avait pas survécu bien longtemps. Ses étuis d'instruments sous le bras, Silver avait parcouru la salle du regard, froncé le sourcil et comparé la convivialité du lieu à celle d'une morgue.

La férocité avec laquelle il avait attaqué le premier morceau avait laissé pantois le batteur et le bassiste qui l'accompagnaient. L'alto de Silver avait dégringolé sur un phrasé vertigineux les mesures de *I've Got Rhythm*, avec une virtuosité hallucinante et un rien de provocation. Puis, se rendant compte que la base rythmique maison tenait la distance, il avait lentement commencé à se détendre, avant de s'amuser franchement.

À l'issue de sa prestation, Resnick et lui s'étaient retrouvés à bavarder devant un verre. Tout en faisant tinter les glaçons dans son grand verre de tonic, Silver lui avait parlé de son premier contrat d'enregistrement en sept ans, de la tournée prévue à quelques mois de là, en Suède et en Norvège.

– Regarde, avait-il dit en tendant fièrement ses deux mains droit devant lui.

En riant, il avait posé son verre sur le dos d'une main. Au bout de quelques secondes, le cliquetis des glaçons avait totalement cessé.

Resnick n'avait plus entendu parler de lui pendant un an. Il y avait bien eu un entrefilet dans un magazine spécialisé, signalant que Silver avait enregistré à Oslo avec Warne Marsh, mais aucun album n'était sorti, pas plus qu'annoncé. Puis, un samedi, en bas de la page 2 du *Guardian*, il avait lu qu'Ed Silver s'était écroulé sur scène, au Nuffield Theatre de Southampton, frappé de commotion cérébrale. Il avait eu la cloison nasale fracturée en deux endroits.

Tout en terminant son sandwich, Resnick observa le visage de Silver et se dit que le chirurgien avait fait du bon boulot. Le nez était la partie de sa figure qui semblait être en meilleur état.

Doucement, il s'approcha de la chaîne et mit Art Pepper sur la platine. Au beau milieu de *Straight Life*, il crut voir un sourire se dessiner sur le visage endormi du musicien. Et, tandis que s'évanouissaient les dernières notes, Silver se dressa sur un coude, les yeux clos :

– Dis donc, Charlie, t'avais une femme, si j'me souviens ?

Puis, sans attendre la réponse, il s'enfonça à nouveau dans le canapé et replongea dans le sommeil.

4

Karen avait trouvé Tim Fletcher à peu près au moment où Resnick commençait à traverser Lace Market en direction de l'Aloysius House. En fait, elle n'avait d'abord aperçu qu'une masse sombre inerte en haut des marches rouillées reliant les différents niveaux du complexe universitaire à la passerelle piétonne, et cru qu'il s'agissait seulement d'un amas de vieux chiffons et de détritus. Qu'on les eût ainsi abandonnés en travers des portes à deux battants l'avait un peu intriguée, mais ce fut seulement une fois en haut de l'escalier qu'elle identifia la chose comme une forme humaine. L'hypothèse que ce soit un ivrogne ne fut guère qu'un réflexe, qui s'évapora en quelques secondes, le temps qu'elle repère l'extrémité du stéthoscope qui dépassait de sous le corps.

Karen se retint à la rampe et détourna les yeux, fixant la route circulaire en contrebas et les nuances arc-en-ciel de son revêtement luisant. Le métal rongé qui lui glaçait les paumes rafraîchit son front lorsqu'elle le posa dessus. Puis, sa bouffée de panique en partie maîtrisée, elle sentit sa respiration redevenir peu à peu normale et put enfin s'approcher du corps.

Maintenant la porte ouverte avec sa hanche, elle tira Fletcher à l'intérieur. Son corps paraissait sans vie. Du mieux qu'elle put, Karen l'installa sur le dos et approcha son visage du sien, lui prit les poignets et chercha le pouls, tout en évitant d'attarder son regard sur les plaies et les estafilades, autour desquelles le sang coagulait déjà. « Tim ! » se mit-elle à hurler. « Tim !!... » comme si la force de son cri pouvait suffire à le réveiller.

Sous le pont, le ronronnement entrecoupé de longs soupirs chuchotés d'un poids lourd se fit entendre et le visage de Karen se retrouva pris dans la lumière des phares lorsqu'elle se leva. Près de la porte, elle aperçut le Walkman de Fletcher et, d'un geste machinal purement irrationnel, s'assura qu'il était sur la position « arrêt » pour économiser les piles.

Elle commença à remonter le long couloir vers le service de urgences. Elle aurait voulu courir, mais ses jambes ne répondaient pas. Le chuintement des semelles de ses chaussures de sport sur l'épais linoléum rythmait sa marche, résonnant contre les parois. Elle ignorait si l'homme qu'elle abandonnait derrière elle était mort ou vivant.

*

* *

Karen mit quelques minutes à faire comprendre clairement ce qui s'était passé, mais à partir de là, les choses s'enchaînèrent avec efficience et rapidité. En face d'elle, le visage de l'officier ne trahissait pas le moindre étonnement, ni d'inquiétude particulière. Dès lors, tout ce qu'elle vit de Tim fut un brancard roulant et des couvertures disparaissant derrière un rideau. Tout ce qu'elle entendit se résuma à quelques mots prononcés sur un ton calme, professionnel. Transfusion. Sans connaissance. Chirurgie. On l'invita à s'asseoir dans un coin à peu près calme et elle se vit offrir du thé doux et tiède dans une tasse de plastique à motifs de couleur.

– Comment va-t-il ?

– On s'en occupe, ne vous inquiétez pas.

– Est-ce qu'il va s'en sortir ?

Sans hâte, les pas s'éloignaient. « Mon Dieu ! » s'était exclamé Tim Fletcher la première fois, dans sa chambre, incapable de détacher son regard de sa poitrine. « Mon Dieu, tu es parfaite… »

– Mademoiselle ?

Les doigts de Karen se raffermirent autour de la tasse tandis qu'elle levait les yeux vers l'officier de police. Il avait les cheveux roux et les traits de son visage lui rappelaient ceux de son frère cadet. Il tenait son casque contre son genou, tambourinant doucement sur le bleu marine de son uniforme.

– Êtes-vous en état de répondre à quelques questions ?

Karen sentit soudain un nœud se former au creux de sa poitrine, sous son pull violet. Il ne lui fallut qu'un instant pour éclater en sanglots.

L'officier détourna le regard, embarrassé.

– Mademoiselle…

Mais elle semblait partie pour pleurer toutes les larmes de son corps. Il finit par s'accroupir près d'elle et lui ôter délicatement des mains la tasse qu'il posa sur le sol, à côté de son casque. Depuis trois mois qu'il portait l'uniforme de la police, Paul Houghton s'était retrouvé face à un quatuor de jeunots tenant colloque armés de tessons de bouteilles ; il avait récupéré un petit bonhomme de trois ans complètement terrifié sur un rebord de fenêtre de second étage et lui avait offert un tour de grande échelle ; un soir, peu avant de terminer son service, guidé par des hurlements entrecoupés de jurons, il avait remonté une impasse mal éclairée, derrière un pub, et trouvé un type entre deux âges à quatre pattes avec, deux centimètres au-dessous de l'œil, la fléchette que sa petite amie lui avait consciencieusement plantée dans la figure. Chaque fois, il avait agi avec sang-froid et pesé chacun de ses gestes. Là, il se sentait complètement désemparé.

– Tout va bien, dit-il sans réelle conviction en tapotant le dos de sa main.

Elle saisit ses doigts et les étreignit désespérément.

– Voulez-vous que je vous apporte une autre tasse de thé ?

Tout en secouant la tête, Karen bloqua sa respiration et renifla un bon coup, mais ne réussit qu'à sangloter de plus belle. Deux bulles apparurent à ses narines et, aussitôt, Paul Houghton plongea sa main libre dans la poche de son pantalon. Le mouchoir qu'il tendit à la jeune femme avait déjà servi.

– Là, murmura-t-il en essayant timidement de la calmer.

Autour d'eux, des visages scrutaient.

– Fumier ! laisse cette pauvre gosse tranquille ! cria une femme.

– On leur file un uniforme, renchérit une autre, et ils s'imaginent qu'ils ont tous les droits !

– Je suis désolée, articula péniblement Karen en prenant le mouchoir offert pour s'essuyer les yeux, puis elle se moucha sans l'examiner plus avant.

– Je vous en prie.

Il ne ressemblait pas tant que ça à son frère, tout bien pesé, songea la jeune femme en le détaillant d'un œil encore humide. Il était plus jeune. Tout à coup, elle se sentit émue d'une autre manière, lorsqu'elle réalisa l'embarras dans lequel il se trouvait.

Karen lui rendit son mouchoir, qu'il se dépêcha de faire disparaître dans sa poche en se levant. Il aurait voulu masser ses mollets noués de crampes, mais il se contenta de sortir son carnet de sa poche-poitrine.

– Je vais devoir vous poser quelques questions, dit-il, le visage légèrement empourpré.

*

* *

Resnick s'était finalement couché sur le coup de 4 heures, sans parvenir à trouver le sommeil. Pelotonnés au pied du lit, Miles et Bud pesaient leur poids sur les couvertures. Du rez-de-chaussée montaient les ronflements râpeux et irréguliers d'Ed Silver. Le vieux musicien avait fait mouche, avec une terrible innocence.

Dis donc, Charlie, t'avais une femme, si j'me souviens ?...

Un temps où il n'y avait pas encore de chats pelotonnés au pied du lit. Où chaque penny de son salaire d'agent détective était hypothéqué. En ménagère avisée, Elaine avait repéré la maison la première, à la rubrique immobilière du journal. L'annonce mentionnait qu'elle devait *être vue pour être appréciée* et son épouse l'y avait guidé de pièce en pièce, le tenant par la main ou lui donnant le bras. *Tu as vu la cheminée, Charlie ? Formidable, non ?* Les traites cadraient avec leurs deux salaires. Quelques soirées furent dévolues au papier peint, aux couches de laque sur les encadrements de porte ou aux jardinets, devant et derrière la maison, jusqu'à ce qu'il fasse noir. *Heureusement que je travaille, Charlie. Sinon, je ne sais pas trop où nous en serions.*

Toujours à Lenton, supposait intérieurement Resnick en réponse à cette petite litanie. À St. Anne, Sneinton ou quelque quartier de ce genre, dans un deux-pièces avec vue sur carré de gazon et mur de briques.

Et tout le temps de déménager lorsqu'ils auraient eu besoin de davantage de place ou d'une chambre supplémentaire.

Cette marotte de la maison individuelle et de l'immobilier avait conduit Elaine vers l'homme pour lequel elle l'avait finalement quitté, au bout de quelques semaines de minables subterfuges. Un certain mardi après-midi où Resnick s'était retrouvé à traverser Woodthorpe après avoir décidé de couper par Mapperley Plains – ce qui n'était pas sa route habituelle du tout –, il avait remarqué la Volvo bleu sombre garée deux roues sur le trottoir auprès de la pancarte À VENDRE accrochée au portail. Puis l'homme en costume trois-pièces qui s'en approchait, son trousseau de clés à la main et enfin Elaine qui, à peine deux pas derrière lui, finissait de reboutonner sa veste de tailleur, un sourire aux lèvres.

Le nombre de pavillons vides qu'elle avait ainsi visités en compagnie de son amant, le nombre de soirées qu'ils avaient passées ensemble dans la Volvo à l'abri d'un parking discret, Resnick n'en avait rien voulu savoir. Ce n'est que plus tard, au tribunal, qu'Elaine, n'ayant plus rien à perdre, s'était fait un devoir de lui en donner le détail.

Savoir ne voulait pas dire qu'il avait compris. Enfin, pas exactement, pas tout à fait. L'essentiel s'était résumé au mystère d'une vie à deux, où on ne connaît finalement guère plus de l'autre que le nombre de sucres dans son thé du matin, à quel poignet il porte sa montre, ou sa position préférée pour dormir.

Trois lettres s'étaient succédé au cours d'une période récente. Les deux premières séparées d'un court intervalle, la troisième plusieurs mois après. Resnick avait immédiatement reconnu l'écriture sur l'enveloppe, mais n'avait fini par céder à la curiosité que lorsqu'il avait reçu la dernière. Il avait survolé les premières phrases et regardé presque directement au bas de la lettre, qui s'achevait par *Tendresses*. Après l'avoir déchirée, il s'était rendu à la cuisine pour lui faire suivre le chemin des deux précédentes. Un petit tas de cendres dispersées à l'eau froide vers le fond de l'évier. Le premier signe de vie d'Elaine en dix ans.

En bas, Ed Silver avait fini par s'arrêter de ronfler ; blottis l'un contre l'autre, les deux chats se tenaient tranquilles. Sans y penser, Resnick s'endormit à son tour.

*

* *

– Comment ça s'est passé à l'hôpital, Rouquemoute ? T'as perdu ton temps ?

Paul Houghton remua nerveusement la nuque dans son col trop serré :

– Pas tout à fait, sergent.

– Allons-y, je t'écoute.

Houghton n'en était pas au milieu de son compte rendu que le sergent l`interrompit pour décrocher le téléphone et composer le numéro de poste de l'inspecteur de nuit responsable des personnels en tenue.

– Si vous pouviez passer nous voir quand vous aurez une minute, monsieur... Bien, monsieur, entendu.

Il raccrocha et leva les yeux vers Paul Houghton avec un demi-sourire :

– Fléchettes, instruments tranchants. Tu te spécialises dans les promenades de santé à l'arme blanche, on dirait.

Houghton haussa les épaules :

– Peut-être, je ne sais pas, sergent.

– Bon, et la fille qui a ramassé le blessé, elle était comment ?

– Secouée, évidemment, sergent mais...

– Non, je veux dire, *physiquement*, elle est comment ?

Il sentit une bouffée de chaleur le prendre par le cou.

– Eh bien, c'est-à-dire, je n'ai pas vraiment eu le temps de...

– Tu lui as pris la main, je croyais ? Tu m'as dit que tu l'avais réconfortée.

Paul Houghton se mit à rougir si brutalement que ses yeux s'embuèrent.

5

Une saison à la con. Rien d'autre à foutre que d'avaler du brouillard et se cirer le pingouin ! Bon, d'accord, avec un peu de chance, il se retrouverait dans le Quinze de tête, avec quelques troisièmes mi-temps soiffardes à la clé, mais sorti de là, même jeu dans la même couleur : les matins grisailleux où la caisse ne démarre pas à cause de l'humidité, et un samedi sur deux où, au lieu de s'en donner de la franche et joyeuse sur le terrain, il faudrait chaperonner un ramassis de demeurés hargneux, avec de la mousse de mauvaise bière en guise de cervelle et un trou du cul à la place de la bouche. Mark Divine jura intérieurement, songeant que si une chose résumait pour lui l'automne dans toute sa splendeur, c'était bien celle-là. Des heures à traîner à la gare, dans l'attente de serrer des commandos de hooligans débarqués de Manchester, Liverpool ou Chelsea (ceux de Chelsea, c'étaient vraiment les pires, ses préférés), en plein échauffement pour les expéditions punitives et les échanges de câlineries avec les supporters de l'équipe locale, à Trent End.

C'était ça, l'automne. Et pas cette espèce de guimauve servie par l'autre pomme-là, Yeats, Keats ou quelque chose comme ça, que leur serinait ce vieux tromblon de Quentin avant de les obliger à réciter par cœur. Articulez, bon sang, articulez ! au lieu de maugréer en regardant le bout de vos chaussures. Tiens, Mark va se faire un plaisir de lire à haute et intelligible voix. Eh bien voilà ! Merveilleux. Divin, dirais-je même ! Et en plus, ses propres vannes provoquaient chez lui un ricanement proche du spasme qu'il fallait supporter en accompagnement, tandis que le reste de la classe profitait de la bénédiction du prof pour pouffer en chœur et faire des gestes équivoques. Comme si ce n'était pas suffisant déjà de se traîner un nom comme Divine pendant toute une scolarité, il devait encaisser par-dessus, devant tout le monde, les plaisanteries finaudes d'un connard et se faire pratiquement traiter de pédale sans pouvoir répondre.

Justement, il avait revu ce connard de Quentin pas plus tard que la semaine précédente, en train de faire la queue à la poste pour toucher sa pension. Vieux, racho, une jambe raide salement bouffée par l'arthrite et les épaulettes de son veston couvertes de pellicules, comme si quelqu'un s'était amusé à lui râper du parmesan au-dessus de la tête. Revoir ainsi décati cette ancienne gloire du calembour, l'imaginer rentrant chez lui avec sa patte folle pour se farcir un de ses poèmes gonflants sur la vieillesse, la solitude et la mort, avait ensoleillé la journée de Divine.

Rien que d'y repenser fit naître un rabiot de sourire au coin de ses lèvres tandis qu'il mettait son clignotant pour prendre le sens giratoire de Canning Circus. À la radio retentit le jingle du bulletin météo de 7 heures moins cinq. Il était dans les temps pour prendre son poste au premier mouvement du matin.

Divine braqua énergiquement à droite, puis contre-braqua selon son goût habituel pour le spectaculaire, mordant le trottoir au passage avant de prendre à gauche et de s'engager dans la petite allée qui donnait sur le parking réservé. Le côté sympa de prendre son service à cette heure-là, c'est qu'il n'y avait pas foule et qu'on disposait de suffisamment d'espace pour prendre ses aises. C'était une des seules compensations, sinon la seule, se dit-il en attrapant sa veste sur la banquette arrière avant de verrouiller les portes. Le reste consistait en un rituel immuable de tâches ennuyeuses : classement des paperasses relatives à la nuit écoulée, entrées et sorties des pensionnaires du bloc, répartition en deux piles des messages locaux et nationaux. Le tout pour donner au DI de quoi tenir le crachoir et distribuer les réjouissances lors du briefing de 8 heures.

Comme d'habitude, il y aurait la ration de baluchonnages et d'effractions divers survenus au beau milieu de la nuit et Divine y passerait le plus clair de sa journée, essayant de faire preuve de patience face aux grosses vaches qui laissaient la fenêtre de la cuisine grande ouverte pour aérer et se demandaient ensuite ce qui avait pu arriver au magnétoscope ou à la platine laser.

Mais avant toute chose, il devrait se farcir la préparation du thé. Comme chaque matin où il prenait le premier tiers !

En poussant les portes du CID [1], Mark Divine découvrit qu'il avait parlé un peu vite pour ce matin-là.

– Ça infuse. Prêt à servir dans un instant.

Bon sang, mais qu'est-ce qu'il foutait là ? Enfin, *déjà* là ? Divine n'avait même pas remarqué sa voiture, en bas. Resnick était pourtant bel et bien assis derrière l'un des bureaux vides de la salle en forme de L, en train de se balancer sur une chaise et de feuilleter son journal. En avance d'une bonne demi-heure.

– Avec une goutte de lait sans sucre pour moi, s'il vous plaît, ajouta Resnick. Il y a deux cambriolages tout frais qui vous attendent. Faites comme si je n'étais pas là.

Le détective inspecteur se replongea dans la lecture de l'*Independent*, faisant l'impasse sur les nécrologies, trop abondantes ces derniers temps, sur telle actrice qui avait nourri ses rêves d'adolescent ou tel musicien dont

1. Criminal Investigation Department : équivalent de la police judiciaire. (*N.d.T.*)

il appréciait le talent mais qu'il n'aurait plus aucune chance d'aller applaudir lors d'une représentation publique.

L'agent détective Divine posa sa veste sur le dossier de sa chaise et alla chercher la théière.

*
* *

Bien avant 9 heures, le briefing terminé, Resnick avait regagné son bureau séparé des autres par un rectangle fait de parois de verre et d'aggloméré. À côté, les officiers de service éclusaient différentes paperasseries avant de retourner sur le terrain. Mark Divine était parti parmi les premiers, tirer des sonnettes, frapper à des portes, examiner des verrous brisés, des serrures forcées tout en écoutant d'une oreille distraite le maître ou la maîtresse de maison tester sur lui les déclarations exagérées qu'ils préparaient à l'intention de leurs assureurs respectifs. De son côté, Diptak Patel surveillait, à bord d'une Fiesta étudiée pour, un entrepôt de prêt-à-porter basé dans la zone industrielle de Glaisdale Park. Prévoyant comme son habitude, il s'était muni, outre d'un appareil à téléobjectif et d'une paire de jumelles, d'un Thermos de café, d'une réserve de Milky Way et d'un exemplaire du livre de Benyon, *A Tale of Failure : Race and Policing*, pour tromper l'ennui qui, au bout du troisième jour d'observation, commençait à peser sérieusement.

En l'honneur de sa nouvelle coiffure – cheveux coupés très courts avec rinçage au henné –, Lynn Kellogg avait décidé d'accorder à Karen Archer une demi-heure de repos supplémentaire avant d'appeler pour lui poser des questions au sujet de ce qui s'était produit la veille. Au fond d'un ascenseur, Kevin Naylor attendait patiemment d'arriver à l'étage où Tim Fletcher expérimentait l'autre côté de la barrière. La dernière fois qu'il était venu à l'hôpital remontait à l'accouchement de Debbie. En se concentrant juste le minimum, il pouvait encore entendre sa femme hurler et supplier qu'on lui donne de l'Entonnox, un anesthésique épidural, ou n'importe quoi d'autre pour atténuer la douleur.

Enfin, le sergent Graham Millington, également sur le départ, frappa à la porte du bureau de Resnick avant de rejoindre la conférence de liaison prévue avec plusieurs officiers de la région ouest des Midlands, au sujet d'un réseau spécialisé dans le vol de camions transportant des chargements de cigarettes et d'alcool, et qui commençait à essaimer sur tout le territoire.

– Si ça dure autant que prévu, monsieur, vous ne voyez pas d'inconvénient à ce que je rentre directement sans repasser au bureau ? Ma femme démarre son cours d'espagnol ce soir.

– Tiens, fit Resnick en levant les yeux. Je croyais qu'elle apprenait le russe ?

– Elle s'est inscrite à un nouveau cours. Elle est très éclectique.

– Entendu, Graham, acquiesça Resnick. Confirmez par téléphone simplement et faites-moi un compte rendu demain matin.

Du coin de l'œil, il continua d'observer son subordonné – qui, de l'autre côté de la porte de verre, ajustait sa cravate et ses revers de veston avant de sortir. Graham Millington ne ferait peut-être pas d'étincelle à la réunion de coordination de Walsall, mais il serait sans nul doute le plus élégant. Très pieux et toujours tiré à quatre épingles, Millington était convaincu qu'un tiroir plein de chemises impeccablement repassées et qu'une huitaine de paires de souliers cousus à l'ancienne vous ouvraient les routes du paradis. Son père avait travaillé toute sa vie pour Horne Brothers et, le week-end, se faisait prêcheur pour les méthodistes wesleyens.

Resnick jeta un coup d'œil à sa montre et rassembla ses dossiers. S'il n'était pas à 9 heures moins une devant la porte du bureau du superintendant, toquant avec respect, Jack Skelton risquait de le porter déserteur.

*

* *

– Charlie. Maurice.

D'un signe de tête, Skelton invita Resnick et Maurice Wainwright, l'inspecteur responsable des personnels en tenue, à s'asseoir.

Tandis que Wainwright faisait son rapport, Resnick concentra son attention sur le visage de son supérieur hiérarchique. Depuis les excentricités de sa fille [1] qui, quelques mois auparavant, s'était fait coincer pour une série de vols à l'étalage et usage de stupéfiants, notamment d'Ecstasy, les pattes-d'oie au coin des yeux de Skelton s'étaient considérablement creusées. Le regard lui-même avait perdu de son inflexibilité, de son intensité aussi. La petite lueur qui reflétait jadis une volonté d'airain, apte à anticiper chaque coup de l'existence, avait disparu. Plusieurs fois, Resnick avait cherché simplement à lui offrir une chance de parler, de confier ses tourments s'il le désirait, mais Jack Skelton avait poliment mais fermement tenu à distance toute manifestation d'amitié ou de solidarité. Sa seule réponse à l'ébranlement de ses certitudes et d'une vie organisée dans ses plus infimes détails semblait d'en réétudier les paramètres afin d'en parfaire, d'en verrouiller la géométrie.

---

1. Voir *Les Étrangers dans la maison.*

– Où en sont vos recherches du pavillon de vos rêves, Maurice ? Vous avez trouvé à vous loger ? s'enquit Skelton lorsque l'inspecteur eut achevé son rapport.

Fraîchement muté, Wainwright arrivait tout droit des brumes charbonneuses de Rotherham.

– J'en ai trouvé deux possibles, monsieur. Ma femme descend ce week-end pour les visiter avec moi.

Skelton joignit les doigts de ses deux mains avec solennité :

– Prenez vite une décision, Maurice. C'est important d'avoir les siens près de soi.

Le regard de Wainwright glissa furtivement vers Resnick.

– Oui, monsieur, dit-il.

– Bon, Charlie, dit Skelton, fermant la parenthèse et plaçant deux feuilles vierges l'une à côté de l'autre sur son sous-main. Il paraît évident que cette histoire à l'hôpital n'entre pas dans le domaine des agressions habituelles. Qu'en pensez-vous ?

– Il semble en effet, monsieur, convint Resnick. La victime avait environ cinquante livres en poche, plus des cartes de crédit et un baladeur stéréo. Rien de tout cela ne lui a été volé.

– Cela dit, il peut s'agir d'une bande de désœuvrés, d'un ivrogne ou de plusieurs. Dieu sait que, aujourd'hui, il suffit de peu de choses. Être au mauvais endroit au mauvais moment, avoir une tête qui ne revient pas. Tout peut arriver.

– C'est possible aussi, monsieur. La passerelle est un passage obligé quand on regagne ce secteur en venant du centre-ville. N'importe qui s'étant fait refouler d'une ou deux boîtes de nuit après la fermeture des pubs a pu atterrir là au moment où l'agression a eu lieu. Les horaires correspondent.

– Rien n'a été signalé ?

– Non, monsieur, rien de précis. J'ai tout de même demandé qu'on vérifie à nouveau.

– On ne sait toujours pas s'il y avait un ou plusieurs agresseurs ? demanda Wainwright.

Skelton secoua la tête :

– Tout ce que nous savons, c'est que la victime souffre de blessures multiples provoquées par une arme blanche, qu'elle a perdu beaucoup de sang et reçu un ou plusieurs chocs à la tête. On peut donc raisonnablement envisager qu'il y a eu plusieurs agresseurs. Ou, dans l'hypothèse d'un agresseur unique, que celui-ci est un homme doté d'une grande force physique.

– Et dont il semble savoir se servir avec sang-froid, ajouta Wainwright.

– En effet, admit Skelton se tournant vers Resnick, quelqu'un qui a peut-être une raison, un mobile autre que le vol si la suite confirme nos premiers éléments.

Le superintendant s'interrompit pour décapuchonner son stylo à plume et prendre note, dans une calligraphie nerveuse et impeccable. Resnick attendit qu'il recapuchonne, puis :

– En principe, nous devrions pouvoir interroger le blessé dans le courant de la matinée, monsieur. Avec un peu de chance, il pourra éclairer notre lanterne. Pour le moment, on complète la déposition de la fille qui l'a trouvé.

– Un simple hasard ?

– C'est sa petite amie, monsieur. Apparemment, ils avaient rendez-vous.

– Drôle d'heure pour un rendez-vous.

– L'heure à laquelle il terminait son service.

– Quelquefois, fit remarquer Wainwright, leurs horaires sont pires que les nôtres.

– Il serait important que nous parvenions à retrouver l'arme, dit Skelton. Si l'agression n'a pas été préméditée, il est possible que le ou les agresseurs s'en soient débarrassés dans le périmètre immédiat.

– Maurice a envoyé deux hommes sur ce travail, précisa Resnick en adressant un signe de tête à Wainwright pour montrer qu'il appréciait le geste. Cela dit, il y a pas mal de verdure de chaque côté du pont et tout autour de l'hôpital. Sans compter le labyrinthe d'allées entre les bâtiments universitaires.

Skelton détendit les rides de son front, le temps d'un soupir mesuré :

– Ce qui nous ramène en gros à ce que vous disiez, Charlie. Notre seul espoir d'aboutir à quelque chose reste ce pauvre diable réduit en charpie sur son lit d'hôpital.

Si Resnick avait été superstitieux, il eût sans doute touché du bois ou croisé les doigts dans son dos.

*

*   *

Depuis qu'il s'était retrouvé hospitalisé au beau milieu de la nuit précédente, Tim Fletcher avait repris contact avec son enchaînement familier d'actes médicaux, mais du point de vue inverse à celui dont il avait l'habitude. Après le découpage minutieux de ses vêtements, le nettoyage des plaies les plus profondes – jambe droite, bras gauche, le visage et le cou, les deux mains –, il s'était vu appliquer des bandages destinés à éviter qu'il perde davantage de sang, ainsi qu'une perfusion de plasma pour remplacer celui qu'il avait perdu. Là s'arrêtait le protocole d'urgence, lequel consistait simplement à le maintenir en vie.

L'interne avait ensuite pratiqué une anesthésie locale à la lignocaïne sur chaque plaie avant de se concentrer sur le minutieux et laborieux ouvrage de suture.

Dehors, dans le couloir, assis sur des chaises ou dans des fauteuils roulants, soutenus par des béquilles ou le bras d'un proche, quelquefois étendus à même le sol, d'autres malchanceux de la nuit, en attente de soins chirurgicaux, prenaient leur mal en patience. Accidents de la circulation, rixes au sortir d'une discothèque, rodéos sur deux roues, différends domestiques et autres drames humains, la procession grossissait. Parfaitement conscient de la situation, l'interne n'en avait pas moins pris son temps. Outre le fait que, confraternellement, il se devait de prodiguer les meilleurs soins à Tim Fletcher, il s'était également rendu à une raison simple : il n'y avait pas tant de médecins compétents sur la place pour qu'on se permette de traiter à la légère leur potentiel. Il porta une attention toute particulière aux mains du blessé.

Au plasma avaient succédé deux unités de cellules. Durant des heures, Fletcher oscilla entre conscience et inconscience, au gré des injections intramusculaires de pethidine, pour atténuer ses douleurs.

Lorsque Kevin Naylor se présenta à l'étage, il se fit indiquer la petite chambre dans laquelle on avait installé le blessé, sur un simple lit équipé d'un arbre à perfusions. Une des manches de la veste de pyjama avait été découpée à cause de l'épaisseur des bandages qui lui enveloppaient également les mains et une bonne partie du visage. En se penchant vers lui, Naylor vit une de ses paupières se crisper nerveusement, comme sous l'effet d'un mauvais rêve ou d'une bouffée d'angoisse.

– Vous êtes un parent ?

L'infirmière avait le type antillais, mais son accent était tout ce qu'il y a de local. Sa coiffe était mal accrochée sur d'épais cheveux crépus. Le bleu de son uniforme mettait en valeur sa peau dorée.

– Vous êtes de la famille ?

Naylor se rendit compte qu'il n'avait pas répondu.

– Excusez-moi. Kevin Naylor, CID.

– L'infirmière-chef sait que vous êtes là ?

Naylor secoua la tête :

– Je ne sais pas. J'ai appelé du bureau pour m'assurer qu'il était possible de parler au blessé, mais je ne sais pas au juste qui j'ai eu au bout du fil.

L'infirmière s'avança et baissa les yeux vers Fletcher.

– Je ne vois pas très bien ce que vous allez pouvoir tirer de lui. Il est bourré de sédatifs. Mais je vais devoir le réveiller dans peu de temps. Rapport de surveillance toutes les demi-heures.

En se retournant, elle vit le sourire qui illuminait le visage de Naylor.

– Je peux savoir ce qui vous fait rire ?

– Rapport de surveillance.

– Eh bien ?

– On emploie le terme chez nous aussi.

– Pour dire la même chose ?

– À peu près.

L'infirmière lui rendit son sourire :

– Si vous voulez connaître votre température, demandez-la à un agent.

Naylor loucha en direction du lit, se demandant s'il ne ferait pas mieux de revenir plus tard dans la journée pour procéder à l'interrogatoire.

– Je vais prévenir la surveillante que vous êtes là, dit la jeune infirmière en retournant vers la salle d'hôpital.

*

* *

Le long des huit heures écoulées, Tim Fletcher avait senti une succession de présences autour de lui ; entrevu des visages blêmes, des blouses blanches, des uniformes bleus ; perçu la fébrilité des voix derrière les chuchotements et les murmures. Il se souvenait aussi, très clairement, d'un cri strident qui résonnait encore dans sa tête. À un moment qu'il resituait mal, il était même certain d'avoir vu Sarah Leonard dans son uniforme d'infirmière, en train de lui sourire, de lui dire que tout irait bien et qu'il devait se reposer. Mais lorsqu'il avait tenté d'articuler son nom, elle avait aussitôt disparu. Et Karen ? Il ne se rappelait pas l'avoir vue. Ni dans son sommeil ni dans ses moments de demi-conscience.

Cette fois, il s'agissait d'un jeune homme, dans les vingt-trois, vingt-quatre ans, portant une veste sombre à carreaux, une cravate bleu marine sur une chemise bleu pâle et qui semblait s'être coiffé avec un ventilateur de poche. Il n'avait pas l'air d'un médecin.

– Agent détective Naylor, dit-il. J'aimerais vous poser quelques questions.

Fletcher eût aimé en connaître les réponses. Surtout le qui et le pourquoi. Tout ce qu'il savait, c'est que les choses s'étaient passées très vite, sans qu'il s'y attende, qu'il avait eu peur et qu'il avait eu mal. Il se souvenait du pull noir et des gants, du passe-montagne qui dissimulait le visage de son agresseur, à l'exception de la bouche et des yeux.

– Quelle couleur ?

– Noir.

– Les yeux ?

– Le passe-montagne.

– Et les yeux ?

Fletcher réfléchit un instant, cherchant à recréer l'image dans sa tête. Un portrait-robot, comme ils disaient.

– Bleus, finit-il par dire, sur un ton indécis entre la question et la réponse.

– Vous n'êtes pas sûr ?

Fletcher secoua la tête. Très légèrement parce que le moindre geste le faisait déguster.

– Ça pourrait être important.

– Bleus.

– Certain ?

– Non.

– Mais…

– Autant que je sache, autant que je me souvienne… bleus.

– Docteur Fletcher, dit l'infirmière. Si je pouvais juste glisser ça sous votre bras…

Naylor attendit qu'elle ait placé le thermomètre à la saignée du bras gauche bandé de Fletcher et enroulé le manchon gonflable du tensiomètre autour de son bras valide.

– Continuez, dit-elle à l'adresse de Naylor. Je prends juste sa tension. Faites comme si je n'étais pas là.

– L'arme, reprit Naylor, jetant un coup d'œil sur les notes qu'il venait de prendre. Vous avez vu ce que c'était ?

– En tout cas, je l'ai senti, répondit Fletcher.

Étreignant la poire de caoutchouc, l'infirmière pompait.

– Mais est-ce que vous l'avez vue ? insista Naylor.

Fletcher se souvenait d'un arc de cercle de lumière orange.

– Pas clairement.

– Un couteau ?

– Ça aurait pu.

– Vous n'avez vu que la lame ?

Fletcher hocha la tête. Ses paupières commençaient à papilloter.

– Vous souvenez-vous de la longueur ?

– Non, pas avec… précision.

– Comme ça ?

Tenant son stylo à bille entre le pouce et le médius, il le baissa à hauteur des yeux de Fletcher.

– La tension est très correcte.

Fletcher ferma les yeux.

L'infirmière reprit le thermomètre et l'examina à la lumière.

– Alors ? dit-elle en regardant Naylor avec un demi-sourire.

– Alors quoi ?

– La température ? Les paris sont ouverts.

– Écoutez, soupira le jeune enquêteur avec un rien d'agacement.

– Bon, d'accord. 37,8.

– Plus petite, finit par dire Fletcher d'une voix lasse, en rouvrant les yeux.

– Vous êtes presque en pleine forme, dit l'infirmière à son patient. Vous serez debout dans peu de temps et vous pourrez à nouveau faire danser les filles.

Elle ponctua ses mots en lui pinçant légèrement l'épaule, puis leva les yeux vers Naylor :

– Le docteur est un danseur de première.

– Elle était plus petite, répéta Fletcher, le souffle court. De la taille d'une lame de scalpel.

6

Lynnie chérie, je sais comme ton métier te tient occupée, mais voilà si longtemps que Papa et moi t'avons vue. Essaie de venir nous voir, même un ou deux jours seulement. Cela nous ferait tellement plaisir et en particulier à ton père. Je me fais du souci pour lui, Lynnie, tu sais, vraiment. Il est de plus en plus sombre, comme fermé à double tour. Des fois, je n'arrive pas à lui décrocher un mot, même au dîner, sauf quand je parle de toi...

Les mots écrits par sa mère s'insinuaient à nouveau dans sa tête, tandis que Lynn Kellogg traversait University Boulevard, abandonnant derrière elle le vert sombre des massifs de rhododendrons pour celui, plus vif et charnu, des jardins de Science Park, où la technologie se déguisait en un jouet d'enfant à la taille démesurée. Un clou chassant l'autre, Lynn se prit à songer à cette camarade de classe, plus brillante qu'elle, à intelligence égale : « Mon Dieu, tu as perdu l'esprit ! ? La police ? mais qu'est-ce qui te prend, tu veux gâcher ta vie, ou quoi ? » La camarade en question avait fait des études supérieures scientifiques à Cambridge et s'était prise de passion pour les ordinateurs. Elle gagnait aujourd'hui plus de trente mille livres par an et vivait avec un zoologiste dans un ancien moulin, près d'Ely.

Lynn ne pensait pas du tout avoir gâché sa vie. Elle aimait son métier et y trouvait davantage de satisfactions que dans une existence vouée à la création de logiciels sophistiqués pour déterminer la fréquence des rapports sexuels et le taux de fécondité chez les différentes espèces mammifères de Rhode Island. Évidemment, ses voisins ne lui adressaient la parole que dans les cas limites où quelqu'un avait tenté de fracturer le verrou de leur appartement ou la portière de leur voiture. Les gens parlaient à voix basse lorsqu'elle passait à la consultation pour une visite ou un renouvellement d'ordonnance, et elle avait vu plus d'un homme s'évaporer comme par enchantement d'un bar ou d'un pub lorsqu'elle mentionnait sa profession. Mais l'opinion des autres importait peu.

Lynnie, tu ne parles pas sérieusement ?

La vocation.

Elle vérifia l'adresse notée dans son carnet et prit le temps de contempler la façade en pierre et la porte flambant neuve avec heurtoir de cuivre et boîte à lettres.

Vingt-sept.

La fenêtre du rez-de-chaussée était aveuglée par deux rideaux probablement réunis par des pinces ou des épingles de nourrice. Parmi la demi-douzaine de bouteilles posées sur les marches du perron, une arborait un dépôt baratté, jaunâtre, légèrement répugnant.

La fille qui ouvrit la porte la dépassait de quelques centimètres, bien que portant seulement de grosses chaussettes de laine. Ses cheveux noirs cascadaient en désordre sur ses épaules, mangeant quelque peu l'ovale presque parfait de son visage. Son jean anthracite l'amincissait et deux épaisseurs de pulls – un violet, un vert – ne parvenaient pas à dissimuler l'opulence de ses formes. Malgré des yeux bouffis par le manque de sommeil, les pleurs ou les deux conjugués, elle aurait gagné sans difficulté la sympathie de n'importe quel jury.

– Karen Archer ?

La fille hocha la tête et s'effaça pour laisser entrer Lynn, sans prendre le temps d'examiner sa carte de police. Au-dessus de la tablette sur laquelle reposait le téléphone étaient épinglés différents bristols, du restaurant chinois à la compagnie de taxis, et un joyeux fouillis de petites annonces en tous genres. Les différents occupants de la pension n'avaient pas épargné le papier peint, décoré d'un arc de numéros de téléphone gribouillés à la main.

– Faites attention à la quatrième marche, avertit Karen en invitant Lynn Kellogg à la précéder dans l'escalier.

La porte de sa chambre, située au fond du couloir, était ornée d'un poster représentant deux amoureux en train de s'embrasser dans une rue.

– Entrez.

L'intérieur était un mélange d'agencements parfois gracieux et de désordre : livres impeccablement rangés sur une étagère, au-dessus de celle des cassettes de musique étiquetées d'une écriture propre et nette ; boucles d'oreilles suspendues à des fils de coton rouge jaune et bleu ; sur le lit, le duvet semblait avoir été roulé en catastrophe, donnant à Lynn l'impression d'avoir brusquement sorti la jeune fille du sommeil en sonnant à la porte ; disposés sur le manteau de cheminée ou sur les battants de la penderie, des collants de différentes couleurs séchaient.

La fenêtre donnait sur une succession de jardinets, d'appentis et de cordes à linge. Le choix des sièges se résumait au lit et à un fauteuil de toile. Lynn opta pour ce dernier lorsque Karen l'invita à s'asseoir.

– Voulez-vous un peu de café ? proposa la jeune fille.

Il flottait dans la pièce une odeur de tabac froid et des effluves de parfum coûteux. Lynn dénombra cinq tasses non nettoyées, trois d'entre elles posées sur le sol près du lit, une sur la table, et la dernière sur la coiffeuse, face au miroir dont le cadre s'ornait à chaque angle de photographies de différentes tailles.

– Non, merci, répondit-elle avec un bref sourire.

– Que voulez-vous savoir ?

Lynn aurait voulu savoir où était Tim Fletcher parmi les photos, mais elle préféra procéder par ordre. Elles évoquèrent d'abord le pire, la découverte du jeune médecin sur le pont, l'angoisse de le croire mourant ou déjà mort, puis les arrangements dont ils étaient convenus pour la soirée, le coup de fil auquel elle n'avait pas eu le temps de répondre et qu'elle supposait être de Fletcher.

– Vous ne le connaissez pas depuis très longtemps, je me trompe ?

– Deux mois, dit-elle en allumant une cigarette.

Elle leva les yeux vers Lynn qui la regardait en silence, l'invitant à continuer.

– On s'est rencontrés à une sorte de bal des petits lits blancs. Je sors souvent avec toute une bande d'étudiants en médecine. Ça s'est fait comme ça. Les étudiants de mon cours sont à peu près tous des cloches, ou des prétentiards de première.

– Quel cours suivez-vous ?

– Lettres modernes, option art dramatique. Si le mec n'est pas mort avant la Seconde Guerre mondiale, c'est comme s'il n'existait pas. Cela dit, c'est intéressant, surtout l'art dramatique.

– Vous n'étudiez que des hommes ?

– Pardon ?

– Les écrivains dont vous parlez. Vous dites « le mec ».

Karen la regarda, un peu effarée. Qu'est-ce que cela venait foutre ? Une policière féministe ?

– Façon de parler, précisa-t-elle.

Lynn Kellogg acquiesça.

– Les étudiants en médecine dont vous parlez, ce sont des hommes ?

– En majorité, oui. Honnêtement, je trouve les femmes plutôt ennuyeuses, pas vous ?

– Non, fit Lynn. Pas moi.

Elle pouvait deviner le mot qui se dessinait en silence derrière le regard désemparé de Karen : GOUINE.

– Enfin, fit Karen. De toute façon, ce n'est pas le sujet.

Lynn choisit un angle d'attaque plus direct :

– Avant de sortir avec le Dr Fletcher, vous aviez un autre petit ami ?

– Oui.

– Un ou plusieurs ?

– Qu'est-ce que ça a à voir avec… ?

– Je veux dire, votre liaison précédente, c'était du sérieux ?

Karen éteignit sa cigarette dans un fond de café froid.

– On peut dire ça, oui.

– Et lui, l'homme avec qui vous étiez ?

– Eh bien ?

– C'était du sérieux pour lui aussi ?

– Ian ? dit-elle en partant d'un bref éclat de rire grinçant. Les deux seuls trucs qu'il prend au sérieux dans la vie, c'est son cours d'anatomie et le *Black Adder.*

– Il est là ? demanda Lynn en se levant pour aller jusqu'au miroir. Sur une de ces photos ?

– Celle-ci.

Karen pointa le doigt vers la photo en pied d'un homme velu portant un maillot de bain des plus symboliques et posant au bord d'une piscine avec une bouteille de champagne dans une main et un verre à bière dans l'autre. Lynn en compta trois autres : Ian en veste de smoking, arborant un nez de clown, Ian brandissant fièrement un stéthoscope, Ian en posture façon Monsieur Univers.

Belle bête, songea Lynn.

– Il a plutôt l'air d'une bonne nature, joyeux et tout, dit-elle. Pourquoi avoir cessé de sortir avec lui ?

– Est-ce que ça vous regarde ?

– Non.

Karen eut un vague haussement d'épaules et fit un pas jusqu'à la bouilloire, vérifiant qu'elle contenait assez d'eau avant de la brancher et d'attraper le flacon de Maxwell House sur une étagère.

– Vous êtes sûre que vous ne voulez rien ?

– Merci, non, dit Lynn. Ian a un nom de famille ?

– Carew.

– Et il est toujours étudiant ici ?

– Oui. Médecine. Deuxième année.

– Mais vous ne l'avez pas revu.

– Non, pas depuis Tim.

– Pas du tout ?

– Je ne sais pas. Peut-être une fois.

– Et comment a-t-il réagi quand vous et le Dr Fletcher… enfin, je veux dire…

Karen secoua la tête en riant et tira une autre cigarette de son paquet.

– Je vois très bien ce que vous voulez dire : le pauvre Ian se fait larguer, n'arrive pas à s'en remettre, surtout que son rival est médecin et lui simple étudiant de deuxième année. Alors, le cœur brisé, il décide de l'attendre un soir, se jette sur lui et tente de le tuer. Jalousie, vengeance. C'est bien ça ?

La bouilloire commença à siffler, mais Karen ne fit pas un geste pour l'éteindre. Lynn attendit quelques secondes et passa devant la jeune fille pour pousser le bouton et libérer la soupape, ainsi que sa mère lui avait appris à le faire.

– C'est le genre d'histoire idiote pour mauvais téléfilm qu'on nous refile en fin de programme, non ?

– Possible, dit Lynn.

À nouveau, elle détailla les photos glissées dans le cadre du miroir et s'arrêta sur quelques polaroïds du même homme qu'elle supposa être Tim Fletcher. Elles avaient été prises dans la chambre, au flash imprimant les mêmes reflets rougeâtres dans les yeux du sujet. Fletcher faisait très jeune pour un médecin. À l'autre extrémité du cadre se trouvait une petite planche de Photomaton pour laquelle ils avaient posé ensemble ; un duo de grimaces et de mines. Leurs visages n'étaient graves que sur la dernière photo, tandis qu'ils s'embrassaient.

– Vous êtes allée le voir ?

– Non. J'ai appelé l'hôpital, ils ont dit, pas avant cet après-midi. À 2 heures.

Elle regarda l'heure à sa montre, versa une cuillerée de lait en poudre dans sa tasse et retourna s'asseoir sur le lit.

– J'ai un peu peur de le voir, je crois, avoua-t-elle. Je veux dire, après ce qui est arrivé. Dans l'état où il est.

Lynn se demanda quelle différence cela pouvait faire. Puis se dit qu'il y en avait tout de même une.

– Quand vous êtes sortie pour le rejoindre, vous n'avez remarqué personne, aucune silhouette en train de traîner sur la passerelle ?

– Non. Seulement le bruit des voitures, en dessous. Mais il n'y avait personne. Enfin, je n'ai vu personne.

– Vous en êtes bien sûre ?

– Certaine.

– Ce Ian, fit Lynn en se levant et en désignant le miroir aux photos, il est probable que quelqu'un de chez nous passe lui poser quelques questions.

– C'est ridicule.

– Peut-être, mais ça fait partie des figures imposées, soupira Lynn en tendant un bristol à Karen avant de sortir. Si vous vous rappelez autre chose concernant la nuit dernière, vous pouvez me joindre à ce numéro. Faites-le. Tout peut être important. Merci de m'avoir reçue. Je retrouverai la sortie.

Karen se leva, mais sans la raccompagner.

Lynn descendit rapidement l'escalier en prenant garde à la marche, et ce fut seulement dans la rue qu'elle s'interrogea sur son comportement plutôt froid vis-à-vis de Karen Archer. Pourquoi s'était-elle montrée hostile au lieu de faire un pas, de tenter de réconforter la jeune fille ?

D'où venait ce mélange de jalousie et de supériorité qu'elle avait immédiatement ressenti à son égard ?

7

Milieu de matinée.

Assis dans une salle de conférences enfumée de Walsall, Graham Millington regardait un inspecteur inscrire des noms et des dates sur un tableau blanc, avec des marqueurs de couleurs différentes et un goût prononcé pour les fioritures, et écoutait le commentaire d'un sergent qui parlait avec l'accent du Pays Noir et piquait au fur et à mesure de petits drapeaux les points stratégiques d'une carte des Midlands. Il songeait à la commission dont l'avait chargé sa femme, sans parvenir à se rappeler exactement si elle lui avait demandé de rapporter des champignons ou bien des aubergines. Millington n'avait jamais réellement su de quelle manière s'accommodaient les aubergines, ni d'ailleurs leur exacte raison d'être. Tout en notant les informations sur son bloc, il parcourut la pièce du regard et dénombra neuf fumeurs militants sur les onze fonctionnaires présents à la réunion. Il essaya de se souvenir de ce qu'il avait entendu à la radio, la semaine passée, au sujet de récentes recherches des laboratoires américains sur l'inhalation passive de nicotine. Avec frayeur, il réfléchit aux six mois qu'une prolongation au-delà de midi de la conférence de coordination risquait de rogner sur son espérance de vie… À moins que ce ne fussent que six minutes ?

*

* *

Patel promenait consciencieusement sa langue dans les recoins de sa dentition pour y déloger les restants de Milky Way. Il venait de s'accorder une pause. La méditation était la clé de beaucoup de choses. Par exemple de la capacité à rester des heures immobile à surveiller la même façade en parpaings crème sans avoir envie de hurler. Des années, des siècles qu'il cultivait cela. Il imaginait déjà les astuces et les quolibets, à la cantine, si les autres s'étaient douté de quoi que ce soit. Super, Diptak, après celle-là, tu nous en raconteras une autre ? Tes projets immédiats, ça va être quoi, maintenant ? Avaleur de feu ? La planche à clous ? Mais personne jamais ne l'appelait Diptak, ni grand-chose d'autre, tout au moins en sa présence. Il saisit instinctivement son appareil photo en apercevant deux types en bleu de travail sortir du bâtiment, mais le reposa presque aussitôt. Les nouveaux venus se contentèrent de s'adosser au côté ensoleillé de la façade, puis de déballer leurs sandwichs et leurs boissons. Patel se demanda combien de temps il pourrait tenir avant de se servir du flacon vide de jus d'orange pour uriner.

*

* *

– Je crois qu'ils ont dû passer par ici.

– Ouais, fit Divine. Il y a des chances.

Il resta quelques instants planté devant la fenêtre de ce que les agents immobiliers chics appelaient une buanderie, à contempler environ un quart d'arpent de gazon, planté d'arbres fruitiers, de massifs alambiqués aux noms latins imprononçables et de fleurs mal en point s'étiolant dans des barriques vernies. Au-delà, il voyait se profiler le grillage vert, surmonté de projecteurs, d'un court de tennis. Il se demanda où pouvait bien avoir été planquée la piscine et pencha pour le sous-sol avec sûrement un sauna et un jacuzzi afin de faire bonne mesure.

– J'espère que vous ferez tout pour les retrouver.

Une grosse vache stupide, boudinée dans une robe d'intérieur en soie, avec assez de bagouses aux doigts pour ouvrir une succursale de Ratner's et une sorte de turban mandarine autour de la tête, façon exaltée de secte.

– Oui, fit Divine en omettant intentionnellement le mot « madame ». Bien sûr, j'aurai besoin d'une liste complète et détaillée de ce qui vous a été volé.

Le carillon de la porte tinta quatre mesures d'Andrew Lloyd Webber.

– Excusez-moi, dit-elle en tournant les talons dans un bruissement de soie. C'est sûrement la femme de ménage.

Bien sûr, grinça intérieurement Divine, lui emboîtant le pas jusqu'à la porte d'entrée. Gens de maison avec références exigées. Il avait bien fait de ne pas essuyer ses semelles sur le paillasson, avant d'entrer.

*

*   *

Lynn aperçut Kevin Naylor assis seul à l'autre bout de la cantine et hésita à le rejoindre. Jusqu'à une période relativement récente, elle serait allée directement s'asseoir à sa table sans se poser de questions, mais, depuis quelque temps, Kevin se montrait plutôt froid avec elle. Abrupt, distant. Elle n'ignorait pas les problèmes qu'il avait chez lui, avec Debbie et le bébé. Ils les avaient même évoqués un soir, enfin presque, indirectement. Ici même, elle avait récupéré un Kevin à bout de forces, l'avait emmené chez elle boire un café, et tenté de le remonter un peu. Mais au lieu de parler, il s'était endormi dans le grand fauteuil et, à son réveil, avait filé en catastrophe d'un air gêné, coupable, sans pratiquement piper mot. De ce soir-là, Lynn avait gardé le souvenir de sa main posée sur le bras de Kevin. Reviens boire un café, on parlera. Elle songea soudain à Karen Archer, disant à peu près le même genre de choses, sur un ton analogue, à Fletcher après le bal. Qu'avait-il compris, ou cru comprendre derrière les mots prononcés ?

Un petit film, diffusé l'année précédente à la télévision entre deux pubs, lui revint en mémoire : une jeune femme faisait le tour de son appartement, s'assurant que la porte de sa chambre était ouverte, montrant clairement le lit. Suivait un gros plan du visage de l'homme, avec suggestion des pensées qui tournaient dans sa tête : préservatifs, sida, n'aimerais-tu pas rester cette nuit ? Était-ce ce genre de choses dont Kevin avait peur ?

Elle posa sa tasse de thé sur la table et tira la chaise en face de lui. Après tout, s'il n'avait pas envie de parler, il pourrait toujours se lever et partir.

– Comment ça s'est passé, à l'hôpital ? demanda-t-elle.

*

* *

– C'est votre femme, monsieur, appela une voix derrière lui, tandis que Resnick quittait son bureau.

– Quoi ?

– Votre femme, répéta le jeune agent, une paume sur le combiné du poste téléphonique.

– Ne soyez pas stupide, fit Resnick sans s'arrêter.

La porte franchie, il descendit l'escalier en hâte, songeant qu'il était déjà en retard pour la réunion avec le DCI [1]. Il se demanda si Ed Silver avait fini par se

---

1. Detective Chief Inspector : détective inspecteur-chef. (*N. d. T.*)

réveiller et, avec une petite appréhension au passage, s'il était encore à la maison. L'idée de son manque de sympathie déclaré pour les chats se conjuguant avec un reste de lubie pour les hachoirs ne l'enthousiasmait pas du tout. Mais, une fois dans la rue, ses craintes se dissipèrent : à la moindre idée folle, Dizzy saurait prendre la situation en main.

Resnick décida de laisser sa voiture et de descendre à pied par le nouveau restaurant malais. Il traversa la rue, indifférent au vent qui battait les pans de son imperméable.

*

* *

– Kevin.

Lynn n'avait pu dissimuler une pointe d'irritation dans le ton de sa voix.

– Quoi ?

– Ça va faire vingt minutes que nous sommes assis à cette table et que tu ne m'as pas dit un mot en dehors de cette histoire d'infirmière « craquante ».

– Et alors ?

– Alors, nous serions censés comparer nos notes et recouper les éléments recueillis sur l'agression de la nuit dernière.

– Moi, tout ce que je suis censé faire, c'est une pause devant une tasse de thé. Et je te signale que je ne suis pas venu te chercher pour que tu t'installes là.

– Tu dis ça parce que je ne porte ni coiffe ni uniforme ?

– Va savoir.

Lynn se leva brutalement, bousculant bruyamment sa chaise au passage. Quelques têtes se tournèrent dans leur direction.

– En tout cas, si tu as envie d'engager une intérimaire, essaie de le faire discrètement.

– Qu'est-ce qui te prend, Lynn ? dit Naylor. Tu es jalouse ?

– Petit con.

Elle se fraya un chemin parmi les tables, le visage empourpré.

– Ben qu'est-ce qui te prend ? fit Mark Divine qui arrivait en sens inverse avec son plateau et son rictus moqueur. T'as tes règles ?

Lynn Kellogg s'immobilisa, tourna les talons et fit un pas vers lui. Toute la cantine les regardait.

– Gagné ! dit-elle. J'ai mes règles.

Le rictus de Mark Divine disparut à mesure que Lynn s'approchait. Il avait encore le souvenir cuisant d'une beigne spectaculaire reçue devant ses collègues, cinq doigts marqués et des rougeurs durables. Instinctivement, il avait levé son avant-bras pour se protéger.

Mais Lynn se contenta de prélever une frite parmi la garniture de sa quiche :

– Merci, Mark. Ta sollicitude me touche beaucoup.

Le chœur des joyeux drilles du réfectoire accompagna Divine jusqu'à ce qu'il fût attablé. Son écho parvint à Lynn tandis qu'elle remontait le couloir.

*

* *

– *Espresso* ?

– Un grand.

Resnick détailla la serveuse tandis qu'elle retournait vers l'autre bout du comptoir. Elle portait les cheveux courts, mèches décolorées, racines châtains, deux anneaux d'argent à l'oreille gauche et un brillant minuscule juste au-dessus de la narine. Il ne l'avait jamais vue auparavant, mais ne s'en étonna pas. Le principe de Mario était d'embaucher une fille, de lui apprendre à faire fonctionner la machine. Et puis, la fille partait.

– Merci, dit-il en lui tendant une livre trente en échange de la petite tasse marron sur soucoupe blanche. Devant l'étonnement de la jeune serveuse, il crut bon d'expliquer : « J'en paie deux d'un coup. Celui-là et le prochain. »

– Le prochain ? demain ?

– Non, dans une dizaine de minutes.

Pendant la période de six semaines où l'échoppe avait fermé, Resnick s'était senti désemparé. La petite brûlerie italienne constituait une de ses étapes familières lorsqu'il venait faire ses courses au marché couvert situé à deux pas du Central. Entre l'achat de légumes frais, de poisson et les diverses emplettes à l'un ou l'autre des deux delicatessen polonais, il aimait retrouver son tabouret et déguster ses deux *espressos*, quelquefois même trois lorsqu'il avait une demi-heure à tuer pour lire tranquillement le journal. Il gardait ensuite le goût fort et amer au fond de sa gorge pour le reste de la journée.

Cette fermeture inopinée l'avait immédiatement renvoyé à sa déformation professionnelle. Il avait posé des questions alentour, prêté l'oreille à différentes rumeurs évoquant l'expansion, la refonte de l'établissement, des histoires de croque-monsieur ou de lasagnes au micro-ondes. Puis, un beau matin, son journal sous le bras et, à la main, un sac contenant une demi-livre de cornichons, des harengs marinés et du pain de seigle, Resnick avait trouvé sa brûlerie ouverte de nouveau, avec Mario en personne derrière le comptoir. Le revêtement des tabourets avait été changé, le bar s'était vu rhabillé de légères couches de laque rouge et verte, et la machine à cappuccino avait changé de place, mais, en dehors de cela, tout était comme avant. Revoir Mario avait été pour Resnick un peu comme retrouver un frère porté disparu au Viêt-nam ou quelque témoin clé qu'on désespérait de faire déposer à temps au tribunal.

– Un café ? s'était écrié Mario comme s'il voyait l'inspecteur pour la première fois. Vous allez goûter mon café, c'est lé meilleur dé toute la ville !

Et quand Resnick s'était enquis des raisons de cette longue fermeture, Mario avait simplement répondu :

– La femme. Elle a eu un bébé.

Laissé sur sa faim, mais trop content pour se montrer raisonneur, l'inspecteur s'était contenté de hocher la tête et de siroter son espresso en songeant déjà au deuxième.

La vie avait repris son cours.

Une fois sa tasse vidée, Resnick la poussa devant lui à l'intention de la nouvelle serveuse aux anneaux d'argent.

Non loin de lui, une mère et sa fille, arborant des coiffures semblables et la même expression de visage, écoutaient avec ravissement Mario leur déclamer des promesses d'amour éternel. Un jeune homme solennel, lecteur du *Guardian*, ôtait minutieusement à la petite cuillère l'écume chocolatée de son cappuccino. Une jeune mère d'à peine dix-huit ans confisquait gentiment la peluche de son petit pour lui permettre de siroter son milk-shake à la banane. Après s'être assuré que tout le monde regardait ailleurs, un bossu coiffé d'une casquette à carreaux venait discrètement de faire disparaître ses fausses dents à l'intérieur d'un mouchoir avant d'attaquer son friand.

– Inspecteur ?

– Mademoiselle Olds.

Resnick avait reconnu la voix mais ne consentit à tourner la tête que lorsque Suzanne Olds fut installée sur le tabouret à côté du sien en prenant garde à ne pas froisser la jupe de son tailleur gris perle. Elle laissa sa serviette d'avocate à ses pieds et ouvrit son sac à main sur ses genoux.

– Ah ! cria Mario en l'apercevant. *Bellissima !*

– Laissez tomber, Mario, dit-elle en articulant parfaitement. Ou je demande au monsieur à côté de moi de vous coffrer pour harcèlement sexuel.

*

* *

Resnick traversa le Centre en sa compagnie. Grande, mince, dans les trente-cinq ans, il se sentait vieux à côté d'elle, sur l'escalator qui passait entre le Centre d'apprentissage et Thornton's Chocolates. Il se sentait bien, aussi. Suzanne Olds lui expliquait en détail l'affaire qu'elle était en train de plaider, trois jeunes Noirs interpellés par une patrouille de police en lisière de la Forêt, vers 2 heures du matin. Détention de substances illicites, insultes, refus d'obtempérer.

– Pourquoi perdre du temps avec ça, demanda-t-elle en regardant le cortège de bus qui tournaient dans Trinity Square, alors qu'il y a tant de vrais crimes à punir ?

– Un interne de l'hôpital sauvagement poignardé ! lançait le crieur de journaux. L'agresseur en fuite !

– Faites une belle plaidoirie au tribunal, dit Resnick en prenant congé.

– La prochaine fois, les cafés seront pour moi, dit-elle en le regardant s'éloigner.

Mais sa voix se perdit dans le bruit de la circulation, et Resnick ne l'entendit pas. Les poings serrés au fond de ses poches, il pressa le pas.

8

– Ah, Tom.

– Tim.

– Alors, comment nous sentons-nous, ce matin ? Mieux ?

– Légèrement.

– Bien, c'est ce qu'il faut.

En fait, Tim Fletcher se sentait complètement démoli. Il poussa un gémissement en essayant de se redresser dans le lit. Avec un bras couvert de bandage et l'autre relié à un goutte-à-goutte, la manœuvre tenait de l'exploit.

Le médecin consultant était planté devant le lit, blouse blanche ouverte, chaussures sang-de-bœuf, pantalon beige, chemise sur mesure grise à col blanc, cravate de soie à rayures rouge et bleu marine. Le visage était joufflu, les yeux vaguement porcins malgré des pupilles alertes, presque pétillantes. Il prit le dossier concernant Fletcher des mains d'un jeune interne, le gratifia d'un bref regard, et le rendit.

– Si vous nous coupez, ne saignons-nous pas ?

En riant, le médecin pinça familièrement l'orteil de Fletcher sous la couverture.

– Vous leur avez montré, hein, Tom ? À ces idiots qui croient que nous sommes de pierre.

Il tourna la tête vers son aréopage, le temps de recueillir un respectueux acquiescement général.

– Bon, reprit-il, un vigoureux jeune homme comme vous devrait vite reprendre le dessus et obtenir un poste en physio… physio, c'est bien cela, mademoiselle ?

– Oui, monsieur Salt.

– Allez, un peu de patience et vous serez bientôt sur pied.

– Tête de con, murmura Fletcher quand la légende vivante et sa suite furent hors de portée d'oreille.

La seule idée de finir ainsi, à pontifier en traînant un parterre de futurs pairs du royaume le fit frissonner de dégoût.

Il se renversa contre les oreillers et put enfin doucement tourner la tête. C'est alors qu'il vit Karen, immobile et visiblement émue, à l'entrée de la chambre, serrant contre elle des sacs en papier d'où on voyait dépasser des poires et des raisins ainsi qu'une douzaine de roses rouges et blanches qui reposaient délicatement entre son avant-bras et sa superbe poitrine.

*

* *

Lorsque Resnick fit son entrée, une femme grisonnante au regard chaussé de lunettes à monture rouge leva les yeux de son ordinateur tout en continuant à pianoter sur le clavier.

– Je cherche M. Salt.

La secrétaire répondit par une moue dubitative. « C'est au sujet du jeune interne, Fletcher... »

– Oui, nous sommes encore tous sous le choc.

– On m'a dit que c'était M. Salt qui s'en était occupé. Personnellement.

Resnick la vit acquiescer d'un net battement de paupières, derrière le large ovale de ses verres.

– C'est exact, dit-elle en accordant un bref regard à la carte de police présentée. M. Salt est arrivé dès qu'il a su et il a aussitôt pris la direction des opérations. Actuellement, il est en train de terminer la visite.

– Vous pensez qu'il vaut mieux l'attendre, ou bien aller directement le trouver ?

Elle réfléchit un instant, l'œil rivé sur son écran vert.

– Il sera en consultation à son cabinet cet après-midi.

Resnick rempocha son porte-cartes :

– Bon, alors je vais essayer de le voir maintenant. Pendant que la consultation est gratuite.

*

* *

Mains jointes derrière le dos, jambes écartées, Bernard Salt avait adopté une position de détente adéquate pour dissimuler l'état d'anxiété dans lequel il se trouvait. Une sueur glacée, insidieuse, rayonnait du creux de sa nuque, trempait son col de chemise, s'insinuait dans son système pileux, sous les aisselles et dans la région pubienne. Il priait le ciel que la surveillante Minton, dans le bureau de laquelle il se trouvait, ne remarquât rien de sa fébrilité. De sa peur.

Helen Minton percevait le rythme de sa propre respiration. Elle s'obligea à se renverser dans son fauteuil et ferma les yeux.

– Combien de temps allons-nous devoir endurer ça ? soupira-t-elle.

On toqua à la porte. Un seul coup, bref, qui les fit sursauter l'un et l'autre sans leur arracher le moindre mot. Ils marquèrent un temps, Helen Minton avant d'ouvrir les yeux, Salt avant de jeter un regard machinal à sa montre.

On frappa une deuxième fois. Puis une troisième. Deux coups à chaque fois.

– Entrez ! dit la surveillante.

La première chose que remarqua Resnick en entrant fut l'âpreté que le coin de ses yeux donnait au regard de la femme. Et en second lieu le soulagement sur le visage du médecin.

– Navré de vous interrompre, dit-il en se présentant, avant de regarder plus particulièrement vers Salt. Je me demandais si nous pourrions avoir un petite conversation au sujet de Tim Fletcher ?

– Bien sûr, inspecteur. Helen, cela ne vous ennuie pas que nous utilisions votre bureau ? Nous n'en aurons pas pour très longtemps, je pense.

L'infirmière soutint le regard de Salt jusqu'à ce qu'il baisse les yeux, puis rassembla le bloc-calendrier et les notes prises en vue de la préparation des prochains services, avant de s'éclipser.

Bernard Salt ferma délicatement la porte derrière elle et s'installa au bureau.

– À nous, inspecteur.

*

* *

En reprenant le chemin de la sortie, Resnick gardait de Bernard Salt l'impression d'un homme de pouvoir aux idées arrêtées. Il avait appris sans étonnement que l'homme avait pratiqué le rugby et la brasse papillon au temps de sa jeunesse, se contentant aujourd'hui du golf trois fois par semaine et d'un bridge de temps en temps. Sur un plan beaucoup moins anecdotique, Resnick en avait appris davantage sur les différents types de blessures dont souffrait Tim Fletcher.

Toutes spectaculaires qu'elles paraissaient, les estafilades au visage n'étaient que superficielles. Leurs cicatrices lui donneraient tout au plus, avec le temps, un air un peu boucané. Les coups portés dans le haut du bras lui avaient fait perdre beaucoup de sang, mais causé moins de dommages à cet endroit-là qu'à la main. Ce qui en revanche avait particulièrement intéressé Resnick était la description faite par le médecin des dégâts occasionnés à la jambe droite de la victime.

La lame avait pénétré tout en haut de la cuisse, avant d'être plongée avec une force considérable au cœur du *gluteus maximus* et des autres muscles fessiers et, de là, sur toute la longueur de la cuisse jusque dans les tendons du jarret, à l'arrière. La pression s'était intensifiée à cet endroit avant que la lame ne force à travers le *gastrocnemius* et tranche dans toute la longueur du mollet, entre le genou et la cheville.

Privé de l'usage de ces muscles, Fletcher resterait incapable de fléchir le genou ou la cheville. À moins qu'ils ne se reconstituent par eux-mêmes, il risquait de boiter ou de ressentir de grandes difficultés à mouvoir sa jambe. Dans le meilleur des cas.

– Et dans le pire des cas ?

Salt s'était alors contenté de le regarder avec un visage dénué d'expression.

– Ces blessures à la jambe, avait poursuivi Resnick. Elles semblent d'une nature différente des autres, non ?

– Elles sont beaucoup plus graves, avait acquiescé Salt. Potentiellement.

– Et apparemment infligées avec une précision étudiée.

Changeant de position dans le fauteuil, Salt avait simplement secoué la tête avec un mince sourire :

– Ce type de spéculation sort de ma compétence.

– Elles suggèrent néanmoins que l'agresseur n'a pas frappé au hasard et n'importe comment.

– C'est une possibilité.

– Qu'il avait même certainement des connaissances en anatomie, en physiologie ?

– Ou simplement quelques notions de base sur le fonctionnement du corps humain.

– Et sans vouloir vous obliger à spéculer hors de votre compétence, monsieur Salt…

– Je vous en prie, inspecteur.

– Auriez-vous une opinion personnelle sur l'arme utilisée ?

Le même sourire était apparu au coin de la bouche charnue :

– Fine. Effilée. En dehors de cela, rien de plus précis, je regrette.

En quittant le bureau, Resnick était resté songeur quant à un autre élément concernant Fletcher, que le principal intéressé ignorait encore : la déchirure des tendons d'une de ses mains laisserait d'importantes séquelles qui lui ôtaient pratiquement tout espoir de poursuivre sa carrière médicale dans la chirurgie ou toute autre discipline du même ordre.

*
* *

Fletcher dormait, la main de Karen Archer glissée sous l'épais bandage enserrant son bras gauche. À côté du lit, les roses commençaient déjà à dépérir. Resnick n'aurait su dire si la jeune femme était terrassée d'ennui à rester assise sans rien faire, ou simplement épuisée. Il se demanda pourquoi Lynn Kellogg ressentait une telle méfiance à son égard, voire une forme d'animosité qu'elle n'avait nullement cherché à nuancer dans le simple compte rendu verbal de leur entretien. Il envisagea un instant d'entrer dans la chambre et d'essayer de lui parler, mais se ravisa finalement et retourna vers la salle principale. Fletcher avait grand besoin de repos.

En contournant le chariot à médicaments, il manqua de bousculer une jeune infirmière stagiaire dont l'uniforme ressemblait à une robe de magistrat, agrémentée de boutons-pression et d'une ceinture. Juste avant de sortir, il repéra la surveillante entrevue avec Salt qui l'observait du box des infirmières, au milieu de la salle.

Il hésita une seconde, se demandant si elle souhaitait lui parler, mais il la vit détourner le regard, et continua finalement son chemin.

Il préféra l'escalier à l'ascenseur, pressé de quitter l'endroit. Il n'aimait pas les hôpitaux.

En roulant vers le rond-point qui donnait sur Derby Road, Resnick longea une impressionnante file de voitures qui attendaient de s'engouffrer dans le parking à plusieurs étages.

Le temps de trouver la sortie qui le remettrait sur la route du poste, ses pensées se concentrèrent à nouveau sur l'agresseur de Tim Fletcher et l'hypothèse d'une attaque préméditée. La qualité d'étudiant en médecine de l'ex-petit copain de Karen Archer ajoutait à un mobile simple et classique des compétences sérieuses en dissection. Resnick frémit en se rendant compte qu'il avait machinalement posé une main sur sa cuisse, comme pour la protéger d'une lame imaginaire, et pila en catastrophe au feu de Three Wheatsheaves avant de se ranger sur la file de gauche.

Ian Carew.

Il lui rendrait visite au plus tôt, même si les suspects trop évidents étaient loin de faire toujours des assassins présentables.

9

– Debbie !

Kevin Naylor poussa doucement la porte d'entrée et glissa ses clés dans la poche de son manteau. Seuls lui répondirent le bourdonnement sourd du congélateur et le son du téléviseur des voisins. Entre ces murs épais comme du papier à cigarettes, la solitude et le silence n'existaient jamais complètement. La première année était alléchante, les traites étaient réduites. On attendait que vous passiez une ou deux couches de peinture, plantiez du gazon et des roses dans le jardin et, l'espace un rien rentabilisé, les tarifs montaient en flèche, à quinze et demi et plus. Récemment, un jeune couple avec un enfant en bas âge et un second en route s'étaient vu reprendre leur logement.

– Debbie ?

Il y avait des assiettes sales dans l'évier et de la vaisselle entassée sur toute la longueur de l'égouttoir, des torchons en train de tremper dans le seau de plastique rouge. Kevin rabattit le couvercle de la poubelle après avoir tassé à l'intérieur les paquets de biscuits vides, les petits rouleaux de cellophane de couleur, les barquettes de tarte à la mélasse. Il savait que, s'il vérifiait le contenu du congélateur, les petits pots de glace achetés au supermarché auraient disparu.

Dans l'appartement voisin, il perçut les changements de chaînes, puis l'indicatif du journal télévisé.

La chambre de la petite était la mieux rangée de l'appartement, les crèmes et le talc sagement disposés sur la table près de la fenêtre, à côté du carton de couches. Au-dessus du petit lit était suspendu un mobile de lunes, d'étoiles et de planètes offert par Lynn à la naissance du bébé.

– Où est-elle ?

De la forme ensevelie sous la couette ne dépassaient que quelques mèches brunes et la main à laquelle Debbie portait son alliance. Kevin s'assit sur le bord du lit et la jeune femme sursauta. La main crispée disparut aussitôt sous la housse.

– Deb ?

– Quoi ?

– Où est la petite ?

– Tu m'embêtes.

Il essaya de saisir un bras mais n'attrapa que la couette et la tira avec vigueur. Debbie se recroquevilla sur elle-même, les mains jointes entre ses genoux, les paupières crispées.

– Debbie !

Agenouillé sur le lit, Kevin l'empoigna par les épaules pour l'obliger à se retourner. Elle se débattit avec fureur, le forçant à lâcher prise, récupéra la couette et s'immobilisa au beau milieu du lit. Les yeux grands ouverts à présent, elle le toisait, des lueurs de haine dans le regard.

– Où est-elle ?

– Chez ma mère.

Kevin Naylor soupira et détourna le regard.

– Et alors ? qu'est-ce qu'il y a de mal, hein ? Où est le problème, Kevin ?

Il se leva, fit quelques pas dans la chambre, ouvrit un tiroir de la commode et le repoussa aussitôt.

– Alors ?

– Alors, dit-il en se tournant pour lui faire face, le problème est qu'elle y était déjà ce matin, hier et aussi avant-hier.

– Et après ?…

Kevin étouffa sa rage dans une espèce de ricanement bref et rauque.

– C'est ma mère, Kevin. La grand-mère de la petite. C'est tout naturel que…

– Que quoi ? Qu'elle s'en occupe tout le temps ?

– Ce n'est pas tout le temps.

– Pratiquement, si.

– Elle m'aide seulement à…

– Ben voyons !

– Kevin, je t'en prie ! je suis fatiguée. Tu sais que je suis fatiguée, que je n'y peux rien et…

Il baissa les yeux, écœuré, attendant juste qu'elle se mette à pleurer, comme d'habitude, ce qui ne tarda pas.

– Voilà. Et moi, si je veux embrasser ma fille, dit-il, il faut que je téléphone avant pour être sûr qu'elle ne dort pas, que je reprenne la voiture et que je traverse la moitié de cette putain de ville !

Il claqua la porte avec une violence qui la fit trembler sur ses gonds et mit la radio pour ne pas entendre sa femme pleurnicher dans la chambre. À travers les deux murs mitoyens filtrait le son de deux téléviseurs réglés sur la même chaîne. Au moins, se dit Kevin, ça couvrait les cris des gosses. C'était toujours ça.

En inventoriant le contenu du buffet de la cuisine, il trouva des boîtes de haricots cuisinés, des sachets de potage – poulet et poireaux, poulet et asperges, poulet tout court – et quatre tranches de pain de mie qui n'avaient rien à faire là. Il restait également des œufs, que Debbie achetait toujours en quantité astronomique. Il songea à faire livrer une pizza, ou même à prendre la voiture pour trouver un comptoir de vente à emporter, pakistanais ou chinois.

À la radio, une voix doctorale pontifiait sur la maladie de la vache folle, ses effets sur l'alimentation des enfants dans les cantines scolaires et la qualité douteuse de la viande des animaux élevés en batterie. Kevin voulut éteindre, mais il entendit de nouveau Debbie gémir toute seule dans la chambre, et opta finalement pour un changement de station. Del Shannon. Gem AM.

Dans le fond du réfrigérateur, il dénicha une boîte de bière oubliée et l'emporta au salon, songeant à l'air outré qu'afficherait la mère de Debbie si elle l'avait vu boire ainsi, sans même prendre la peine de sortir un verre. Mais heureusement, la mère de Debbie était loin d'ici, dans sa bicoque de Basford, avec la môme en train de dormir dans la chambre d'amis.

Il attrapa la télécommande sur le bras du fauteuil et, à l'instar de ses voisins, mit Channel Three. À tout prendre, autant synchroniser. De toute manière, il n'avait rien de particulier à voir avant le foot et la boxe, vers 22 h 30.

Engager une intérimaire, avait joliment dit Lynn Kellogg à la cantine. Il avait plutôt envie de foutre le camp et de ne jamais revenir.

*
* *

Quand Tim Fletcher s'éveilla, il vit d'abord les roses, puis le visage de Sarah Leonard et sut tout de suite que quelque chose clochait. Debout à l'angle du lit, l'infirmière avait troqué son uniforme pour un manteau de coton beige aux larges épaulettes. Peut-être avait-elle gardé son uniforme dessous, mais il en doutait.

– Karen..., dit-il.

– Elle est partie il y a déjà un moment.

Fletcher hocha la tête.

– Les filles de son âge, ajouta Sarah, ça n'a pas la patience.

Fletcher songea qu'elle ne devait pas avoir elle-même plus de vingt-sept, vingt-huit ans.

– Je suis juste passée voir comment vous alliez.

– Et je vous donne l'air d'aller comment ?

– C'est vous le docteur, dit-elle avec un sourire.

Il fit un léger signe de tête en direction des oreillers.

– Est-ce que vous pourriez... ?

– ... vous redresser un peu ? Bien sûr.

Elle le pencha délicatement en avant, contre son épaule, tandis qu'elle remontait ses oreillers de l'autre main. Il sentit le contact de ses seins contre son bras.

– Je vous fais faire des heures supplémentaires, murmura-t-il.

Leurs visages se touchaient presque, et il percevait sa respiration. Elle l'installa confortablement puis se redressa.

– Merci, dit-il.

– Y a-t-il autre chose que je peux faire ?

Il était à présent complètement réveillé et sentit à nouveau les douleurs dans sa jambe. Moins aiguës qu'il ne le redoutait, mais lancinantes tout de même. Quelque part dans sa main, un nerf se rappela à son souvenir et le fit grimacer. Il mordit sa lèvre inférieure pour ne pas gémir. Au moins quelques nerfs fonctionnaient-ils encore. Désagréable, mais rassurant.

– Non, merci. Tout va bien, enfin à peu près.

– Bien, dit-elle. Je repasserai vous voir demain, alors.

– Vous avez terminé pour aujourd'hui ? demanda-t-il avant qu'elle ne franchisse la porte.

– Je ne vais pas tarder, oui.

– Vous rentrez à pied ?

– Oui.

– Alors, soyez prudente.

*

* *

Resnick trouva la porte ouverte en rentrant à la maison, avec Miles le nez collé dessus et Pepper qui montait nerveusement la garde. Sa première pensée fut qu'il avait peut-être été visité par des cambrioleurs, mais une rapide vérification dissipa ses inquiétudes. Bud s'était installé sur la dernière marche de l'escalier. Dizzy et Ed Silver n'étaient nulle part, vaquant très probablement à leurs occupations respectives, pour lesquelles le cœur de la nuit était le terrain idéal.

Ed avait laissé un mot, scotché sur le bord de la poêle. *Parti faire un petit tour. Reviens bientôt.* Il avait nettoyé son assiette en oubliant le couteau et la fourchette, rincé sa tasse mais laissé le thé noir dans la théière. Trois sachets. Il avait remis dans le réfrigérateur un reste de bacon et une moitié de saucisse, ainsi que quelques-unes des pommes de terre au four qu'il était sans doute allé acheter à l'épicerie du coin, et abandonné une demi-bouteille vide de brandy grec à bon marché entre les écuelles des chats.

Resnick prit Bud pour le caresser, avec la délicatesse de mise pour quelque fragile modèle réduit en balsa, posa son imper sur le dossier d'un fauteuil et opta pour un album de Duke Ellington à l'issue d'une brève flânerie le long de l'étagère. *Jack the Bear*, *Take the « A » Train*, *Ko-Ko*. Son ami Ben Riley, qui avait été son collègue pendant douze ans avant de partir s'installer aux États-Unis, lui avait adressé une carte postale de New York. *Charlie – J'ai fini par prendre le fameux « train A ». Il est entièrement recouvert de graffitis et les Blancs ont plutôt intérêt à descendre avant la 110e Rue. Reste où tu es. Écoute plutôt la musique.* Ben était néanmoins resté là-bas. Resnick n'avait pas eu de nouvelles de lui depuis un bon moment.

Ed Silver avait laissé intacte sa provision de Budweiser tchèques et Resnick ouvrit une bouteille, s'accordant une gorgée avant de couper quelques fines rondelles d'oignon et de les répartir méthodiquement sur deux tranches de pain de seigle. Il les recouvrit ensuite de jambon fumé et découpa de fins rubans de Jarlsberg. Retournant chercher l'inspiration face aux compartiments du réfrigérateur, il récupéra un morceau de concombre mariné et agrémenta le jambon de quelques lamelles avant d'ajouter le fromage.

Enfin, il confia les sandwichs à la chaleur du grill et finit sa bière, se frottant l'estomac et pensant déjà à la seconde.

Lorsque le fromage commença à brunir, il mit une portion de salade au chou dans une assiette, préleva une ou deux feuilles pour relever les sandwichs, assaisonna le tout moitié moutarde de Dijon moitié moutarde à l'ancienne et emporta le plat et la Budweiser au salon.

Ben Webster était juste en train de débuter son solo sur *Cotton Tail*, enroulant une longue première phrase par-dessus la section rythmique que dominait la basse de Blanton, dessinant des cercles autour avant de prendre son envol, soutenu par quelques reparties effilées des cuivres. Puis enfin, le saxo s'éleva dans une sorte d'urgence vertigineuse, battant des ailes vers le chorus suivant.

Resnick se demanda comment c'était, d'être capable de tant de force, de tant de grâce. Reverrait-il Ed Silver ce soir, ou le lendemain, et surtout dans quel état ? On consacrait la moitié de sa vie à la recherche de la perfection, de l'accord suprême et, un beau soir, sans raison apparente, sans témoin, un beau soir on glissait et tout n'était plus que feuilles mortes entre les doigts.

*
* *

Dans leur deux-pièces au deuxième étage, Debbie Naylor avait fini par s'endormir et ronflait légèrement, la bouche ouverte. Dans son fauteuil, au salon, Kevin avait depuis longtemps coupé le son du téléviseur et regardait deux boxeurs danser sur un ring étroit, multipliant parades, esquives et arabesques, différant le corps à corps.

*
* *

Allongé sur le dos, les yeux ouverts dans la pénombre de la petite chambre d'hôpital, Tim Fletcher cherchait le sommeil en comptant le nombre d'agrafes et de points de suture sur son corps lacéré.

*

* *

Avec la régularité d'un métronome, les talons plats de Sarah Leonard claquaient doucement sur le bitume, en direction de la passerelle.

10

Debout près du fauteuil, Debbie Naylor contemplait son mari, endormi face au halo bleu du téléviseur. La première fois qu'elle l'avait vu, il était accoudé au bar avec une demi-douzaine d'autres types, ni totalement fondu dans la masse ni particulièrement détaché du lot. Une amie le lui avait désigné du doigt. C'est seulement trois semaines après, lorsqu'il l'avait raccompagnée pour la première fois chez ses parents, à Basford, qu'il lui avait dit ce qu'il faisait dans la vie.

– Tu plaisantes ?

– Non, pourquoi ?

– Tu me fais marcher.

Le reste était venu petit à petit. Les déjeuners en famille du dimanche et Kevin qui commençait à regarder sa montre au fur et à mesure que l'après-midi avançait. Les plaisanteries de ses copines de bureau. Puis le mariage, avec les collègues de Kevin, tous baraqués, bien dégagés sur les oreilles qui, pleins comme des huîtres, attendaient en file indienne de pouvoir embrasser la mariée en essayant de mettre la langue ou de glisser une main baladeuse sous sa robe de brocart. Pendant qu'ils posaient pour le photographe, une des demoiselles d'honneur leur avait passé les menottes aux poignets.

C'est après la lune de miel qu'avait commencé la valse des longues nuits et des petits matins. Les soirées où le dîner se dessèche dans le four, après avoir été mis à réchauffer. Où le téléphone sonne, inéluctablement. Je serai un peu en retard, ne m'attends pas. J'en ai encore pour un petit moment, avec les gars. Tu sais ce que c'est.

Elle savait.

Lorsque Kevin avait été accepté au CID, les choses s'étaient un peu calmées, avant d'empirer à nouveau. Attention, lui avait dit sa mère, si tu ne mets pas le holà, tu ne seras bientôt plus maîtresse chez toi.

Ce qui, avait songé Debbie, était encore préférable à l'explosion de leur ménage.

Comment pouvait-il avoir l'air d'avoir si peu changé en quatre ans ? Elle l'observait, endormi dans son fauteuil, essayant de se dire qu'il avait maintenant vingt-trois ans et non plus les dix-neuf de leur rencontre. Comment pouvait-il être resté le même alors qu'elle avait l'impression d'être devenue quelqu'un d'autre ?

– Je suis désolée, murmura-t-elle. Je suis désolée.

Mais Kevin ne l'entendit pas. Elle aurait voulu s'agenouiller près de lui, blottir sa tête dans le creux de son épaule. Elle quitta seulement la pièce, tirant doucement la porte derrière elle sans la fermer. Elle ne voulait pas le réveiller.

Resté seul, Kevin remua dans son sommeil et finit par ouvrir les yeux. Il entendit le chuintement de la porte du réfrigérateur et comprit que Debbie était de nouveau prise d'une fringale nocturne.

*
* *

Les chats avaient entendu la sonnerie du téléphone avant Resnick et déjà sauté du lit pour se mettre à ronronner à la porte de la chambre, lorsqu'il se mit à tâtonner, encore grognon et embrumé de sommeil, vers le récepteur.

– Oui, articula-t-il piteusement, reconnaissant à peine le son de sa voix. Qu'est-ce que c'est ?

Il écouta silencieusement, durant une trentaine de secondes, puis raccrocha. Il avait veillé tard, espérant le retour d'Ed Silver, et pris quelques verres de vodka – de la bonne, rapportée de Cracovie par un ami – pour dissiper les légers ballonnements provoqués par la Budweiser. Les jambes cotonneuses, il finit par se lever et descendit à la cuisine. Miles et Bud l'avaient devancé et reniflaient leurs écuelles vides avec la même arrière-pensée. Pepper, bivouaquant pour la nuit dans un vieux baquet en plastique, salua la compagnie d'un bâillement convivial et replongea aussitôt, laissant dépasser un bout de langue rose entre ses babines.

Conscient qu'il avait peu de chances de se rendormir, Resnick prépara du café, but une tasse et versa le reste dans une flasque Thermos qu'il emporta avec lui pour la glisser entre les deux sièges avant de sa voiture. Face à lui se déployait la perspective jaune orangé des lampadaires, axée vers la Forêt. Il décida de suivre cette voie toute tracée, longeant le cimetière sur sa droite. En chemin, il aperçut une prostituée solitaire et courageuse, adossée au mur non loin du carrefour, fumant sa dernière cigarette dans l'attente d'un hypothétique dernier client.

En prenant le volant, Resnick n'avait tout d'abord eu aucune idée précise, sinon celle de rouler pour rouler, sans autre but. À présent, il savait très bien où il allait.

*
* *

De jour, les larges bâtiments de béton et de verre du Centre hospitalier manquaient par trop de caractère pour paraître seulement laids. De nuit, tous feux éteints à l'exception de quelques petites lueurs, çà et là, l'endroit prenait un aspect mystérieux, presque fascinant. Resnick emprunta le sens unique, roulant au pas, et arrêtant sa voiture à une cinquantaine de mètres de l'entrée de la faculté de médecine.

Il but quelques gorgées de café, se munit de la lampe torche qu'il gardait en permanence dans la boîte à gants et prit la direction de la passerelle après avoir verrouillé la voiture. L'heure était la bonne, plus avancée que lorsque Fletcher s'était fait agresser. La circulation était quasi inexistante, le secteur totalement désert. Une courte allée plantée d'arbres et de buissons séparait l'hôpital de la route. Resnick parcourut à la lumière de sa lampe torche la spirale de l'escalier de fer et commença à en gravir les marches.

À moins de l'avoir directement suivi de l'intérieur même de l'hôpital, l'agresseur du jeune interne n'avait pu emprunter que ce chemin-là, seul accès de la route au pont. Parvenu à hauteur des parois de verre, Resnick s'arrêta pour réfléchir.

Cette dernière solution était de loin la plus discrète et la moins aléatoire. Elle donnait l'avantage de la surprise. Il suffisait d'attendre la proie et de fondre dessus.

Il vérifia l'état de la porte et constata que le verrou avait été ôté. Il tâcherait de savoir depuis quand exactement.

Le seuil franchi, il prit à gauche, tournant le dos à l'hôpital, et s'avança vers la passerelle déserte. Un véhicule passa sur la route, en dessous, la lumière de ses phares caressant les parois de verre grillagé. Immobile, Resnick écouta le ronronnement du moteur s'évanouir dans la nuit, l'œil rivé sur les doubles portes, tout au bout. La passerelle surplombait une demi-douzaine de voies autoroutières. Le chemin à parcourir semblait interminable.

N'EST-ON MALHEUREUX QUE PENDANT LES HEURES OUVRABLES ? interrogeait une affiche blanche imprimée en noir, au-dessus d'un numéro de ligne téléphonique ouverte de 19 heures à 8 heures du matin. Resnick essaya de s'imaginer pris au piège dans cet espace, terrifié, dépourvu de tout moyen de fuir, et se mit en marche, d'un pas tranquille et assuré, l'odeur de gomme du revêtement lui chatouillant les narines.

À présent qu'il se trouvait sur les lieux mêmes de l'attaque, tâchant de se mettre à la place de l'agresseur, il ne doutait plus que l'acte ait été prémédité. Quelqu'un avait guetté la sortie du jeune médecin, l'avait suivi et lacéré à l'arme blanche pour une raison précise, personnelle. Il s'arrêta un instant pour contempler le boulevard désert, en dessous. Il avait besoin de croire que les choses s'étaient déroulées ainsi, de s'y accrocher. Car s'il se trompait, cela voudrait dire que quelque part dans la ville, quelqu'un sachant parfaitement se servir d'une lame effilée se promenait en liberté après avoir rendu Tim Fletcher peut-être infirme à vie pour des raisons que seuls des psychiatres seraient jamais aptes à déterminer. Et que ce quelqu'un pouvait recommencer n'importe quand.

Ignorant le poster *City Life* placardé sur l'un des battants, Resnick franchit les doubles portes et descendit les marches. Une bicyclette avait été enchaînée à la rampe d'acier, sur la plate-forme de l'avant-dernier palier. Il sentit son visage et ses mains lentement saisis par le froid glacial montant du sol, puis repéra quelque chose au pied du mur du premier bâtiment et braqua sa lampe-torche.

Des cartons. De simples cartons bourrés de listings d'ordinateur. Il éteignit la lampe et marqua une courte pause, laissant lentement retomber la poussée d'adrénaline dans sa grande carcasse. Cherchez et vous trouverez. Il traversa la route circulaire en sens inverse, franchit sans difficulté les barrière de sécurité du Centre et regagna sa voiture.

Une fois assis à l'intérieur, il versa le reste de café dans un gobelet en plastique. Il avait immédiatement reconnu la voix de son ex-femme au téléphone, malgré la succession de phrases un peu incohérentes, le ton oscillant entre la supplication et l'amertume.

11

Il avait le physique parfait pour vanter une marque de lotion après-rasage. Le cheveu noir, dru et frisé, une carrure impressionnante mise en valeur par son maillot noir et son pantalon de training noué autour de la taille par un cordon. Ses chaussures de jogging lui avaient coûté près de 80 livres, mais il ne courait pas, remontant seulement la rue d'un pas tranquille et décidé. Il s'arrêta devant la porte du 27, sonna et attendit. Comme rien ne semblait bouger à l'intérieur, il frappa à la porte avec le plat de la main et fit trembler le lourd panneau de bois, mais sans plus de résultat. Alors, Ian Carew se pencha légèrement, souleva la trappe de la boîte aux lettres et hurla le nom de Karen.

Deux minutes plus tard, il la vit apparaître à travers la fente. Elle portait de grosses chaussettes de laine rose saumon roulées sur ses chevilles et un long tee-shirt blanc avec un Snoopy en relief sur le devant. Tandis qu'elle descendait les dernières marches, il eut le temps d'apercevoir un éclair furtif de ses dessous coûteux. Dentelle beige et *broderie anglaise*[1]. Il remit la trappe en place et se redressa, très légèrement en recul.

– Qu'est-ce que… ? !

Il entra sans un mot, avant même qu'elle ait eu le temps d'ouvrir complètement la porte, l'obligeant à reculer sur toute la largeur de la carpette élimée du vestibule.

Elle le dévisagea et secoua la tête. Pendant un instant, il crut qu'elle allait se mordre la lèvre inférieure, comme une petite fille. Elle avait ramené ses cheveux en arrière, en queue-de-cheval. Ses paupières étaient encore fripées de sommeil.

Sur le trottoir d'en face, elle vit passer une femme, de type indien ou pakistanais, vêtue d'un sari violet et jaune d'or et promenant une poussette à deux places. Karen ne se souvenait pas d'avoir jamais vu auparavant de jumeaux asiatiques.

Carew fit un léger pas de côté, obstruant son champ de vision.

– C'est comme une seconde nature, chez toi, hein ?

– Je ne comprends pas.

– Si, faut croire que ça te vient naturellement. Comme quelque chose qui serait passé avec le lait de ta mère, au premier âge.

– Qu'est-ce que c'est que ces idioties ?… Tu…

Elle ne put finir sa phrase. La main de Carew enserrait déjà sa mâchoire, pressant sur ses joues et maintenant sa bouche entrouverte pour l'empêcher de se mordre la lèvre.

1. En français dans le texte.

– Ah, non, pas de ça avec moi ! Espèce de sale petite menteuse… « Non, Ian, il n'y a rien de spécial. Non, Ian, je t'assure qu'il n'y a personne d'autre. » Il m'a fallu des semaines avant de comprendre.

Karen secoua la tête pour échapper à la poigne de Carew et eut un éclat de rire amer.

– Ah, nous y voilà…

– Qu'est-ce que tu croyais…

– Tim.

– Eh oui. Ton nouveau mec se fait démonter la tête et, la première chose que tu trouves à faire, c'est de m'envoyer les flics !

– Oh, Ian.

– Quoi, Ian ?..

Elle aurait voulu être ailleurs, loin. Elle n'avait pas voulu cela, mais elle aurait dû se douter que cette conne de flic en jupons additionnerait deux et deux pour foncer tout droit vers la mauvaise réponse. Et elle aurait dû avertir Ian, mais n'en avait rien fait. Aujourd'hui, il avait fait irruption chez elle, furieux, et elle savait qu'elle ne pourrait l'obliger à partir. Il n'y avait personne d'autre dans la maison.

– Écoute, dit finalement Karen. Laisse-moi une minute pour m'habiller, d'accord ?

Carew ne bougea pas un cil.

Elle haussa les épaules et tourna les talons pour remonter à sa chambre, consciente qu'il lui emboîtait le pas, louchant sur ses jambes.

– Attention à la…

– T'en fais pas, j'ai de la mémoire. Avance.

La chambre était comme dans son souvenir, le même désordre, la même odeur de tabac froid. Cela avait presque suffi à le détourner d'elle, cette manie de cloper à tout bout de champ, en fin de repas, sitôt sortie du cinéma, après l'amour. Elle manquait de classe. Un air d'objet précieux, comme ça, vue de l'extérieur, mais dès qu'on grattait un peu le vernis, elle manquait de classe. Il la regarda passer un jean délavé et enlever ses chaussettes pour enfiler une paire de chaussures de sport blanches à bandes rose pâle.

Puis prendre la bouilloire électrique.

– Thé ?

– Tu m'as déjà vu ingurgiter du thé le matin ?

Karen versa quelques cuillerées de café soluble dans deux tasses, soulagée de la nuance d'apaisement, distante mais presque amicale, du ton de sa voix. Accoudé au mur comme s'il posait pour un magazine, Carew la considéra silencieusement tandis que l'eau chauffait dans la bouilloire.

– Tu sais, je devrais être vraiment en rogne après toi, dit-il tandis qu'elle mettait du sucre dans sa tasse.

– Tu veux dire que tu ne m'en veux pas ?

– Je dis que je devrais.

Il s'était approché d'elle quand elle avait pris la bouilloire. À présent, il la touchait.

– Tu m'imaginais si malheureux sans toi ? Désespéré, en train de t'imaginer ici, dans toutes les positions, avec un autre ? Malade de jalousie à en devenir dingue ?…

Elle sentit le genou de Ian presser légèrement contre l'arrière de sa cuisse, les articulations saillantes de ses mains montant et descendant le long de son bras.

Calmement, elle installa une distance d'environ un pas entre eux, puis se tourna vers lui pour lui tendre sa tasse de café.

– Merci, dit-il d'une voix doucereuse, risquant un léger sourire.

Petit salopard calculateur ! pensa-t-elle.

– Tu sais, c'est la police qui m'a posé des questions sur toi. Je ne t'ai pas balancé.

– J'ai beaucoup pensé à toi, tu sais.

– Je ne te crois pas.

– Si, je te jure.

– C'est juste parce que tu es là. Autrement, tu penserais seulement à tes joggings, à tes cours, à tes cuites entre copains et aux autres filles qui passent.

Il marqua un temps pour s'approcher d'elle à nouveau, glissant ses mains sous les manches de son tee-shirt, à mi-chemin entre la caresse et la pression. Comme quelqu'un qui suivrait scrupuleusement une notice sur l'art du massage avant de se laisser bêtement distraire en plein milieu d'un paragraphe.

– Le fait est que je suis là…

Dans la rue, des riverains grondaient bruyamment plus petits que soi, chien, chat ou bambin, ponctuant les rappels à l'ordre avec force claquements de portières. La fenêtre de la chambre trembla, malgré ses renforts de carton bouilli.

– Écoute, dit Karen en veillant à se soustraire doucement de ce début d'étreinte, je suis vraiment désolée, au sujet des flics. Mais là, il faut que je parte. J'ai cours et je suis déjà en retard.

– Cours de quoi ?

Elle fit quelques pas dans la petite chambre, déplaçant quelques objets pour se donner un air affairé.

– Hum… ? insista Carew.

Elle se tourna vers lui, mains sur les hanches. Entre eux, sur le lit défait, un animal en peluche dépassait de sous le duvet, comme aux aguets avant de quitter son terrier.

– Aucune importance.

– Alors n'y va pas.

– Non, je veux dire, aucune importance pour toi. Je ne vais pas me mettre à te réciter mon emploi du temps, c'est tout.

– Hé, Karen, détends-toi...

Elle nota avec une sorte de rage intérieure l'apparition de son petit sourire macho, celui prévu pour marcher à tous les coups, et ouvrit en grand la porte de la chambre. La distance jusqu'à l'escalier lui parut plus importante que d'habitude.

Ian Carew ne bougea pas.

Elle non plus.

Karen se mit à prier pour que retentisse la sonnerie du téléphone, que le facteur, le laitier ou un démarcheur en fenêtres à double vitrage se présente à la porte. Qu'un des colocataires fasse tourner sa clé dans la serrure du rez-de-chaussée. Un instant, elle envisagea même de le planter là et de se précipiter dans l'escalier, mais elle savait bien qu'il la rattraperait de toute façon et la ramènerait dans la chambre pour la précipiter sur le lit. Comme autrefois. À la différence qu'autrefois la chose était loin de lui déplaire.

– Ce que je n'arrive pas à comprendre, dit finalement Carew, c'est pourquoi tu m'as préféré un type comme lui.

– Quoi, un type comme lui ? laissa échapper Karen, comprenant aussitôt qu'elle n'aurait pas dû.

– Tu sais bien, fit-il. Un malingre.

Elle secoua la tête.

– Tu ne le connais même pas.

– Si, je l'ai vu à l'hôpital. Avec son petit casque à musique et sa tronche à torturer des souris et des petits lapins.

Contenant la nervosité qui couvait sous ses gestes, il se pencha au-dessus du lit, remettant un semblant d'ordre à la couette en tire-bouchon avant de balancer négligemment par terre la peluche de Karen.

– Au fait, qu'est-ce qu'il écoute au juste, dans son machin ? Tu lui fais des cassettes ? Des petits trucs bandants comme tu avais l'habitude, genre train-fantôme ou l'amour à la piscine ?

À mesure qu'il s'approchait, sa voix devenait plus rauque. Elle reconnut les lueurs dans ses yeux.

– … ou ton vieux phantasme du cambrioleur ?…

Elle s'élança dans le couloir et contourna la rampe, sautant les quatre premières marches et dégringolant les autres aussi vite qu'elle pouvait. Il fut sur elle bien avant qu'elle n'atteigne le rez-de-chaussée, lui bloquant l'aine avec sa hanche et la saisissant par les cheveux.

– Alors, ma Karen, souffla-t-il, haletant. On s'offre un petit coup de nostalgie, hein ? Rien que tous les deux, comme au bon vieux temps.

*

* *

– Quelqu'un qui, d'après vous, aurait un compte à régler avec Fletcher. C'est bien votre idée, Charlie ?

Resnick acquiesça.

– Une rancune d'ordre personnel ou professionnel ?

– Je ne sais pas, monsieur.

– Au jugé, comme ça, vers laquelle des deux solutions irait votre intuition ?

– Fletcher est encore en bas de l'échelle, en tout début de carrière. *A priori*, rien ne laisse imaginer qu'il ait pu déjà faire de l'ombre à quelqu'un ou pris part à une coterie quelconque. À ce stade de l'enquête, tout au moins.

– Une affaire d'ordre privé alors ?

– Plutôt, fit Resnick avec circonspection.

– Votre type-là, dit Skelton en jetant un œil sur ses notes, ce Carew…

– Il dit avoir passé la soirée à l'Irish Centre…

– Son nom ne fait pas très irlandais, à première vue.

– Même pas du tout, monsieur. Il prétend en être parti sur le coup de 1 heure et demie, 2 heures moins le quart, et être rentré chez lui vers 2 heures et quart.

– Et Fletcher a été agressé à quelle heure ?

– Il a quitté son service peu après 2 heures. L'infirmière de garde est formelle. Il est passé aux lavabos, le temps d'ôter sa blouse et de s'habiller. Ensuite, monter jusqu'à la passerelle est l'affaire de cinq minutes, mettons dix en tout jusqu'au-dehors. Dans la mesure où il avait rendez-vous avec sa petite amie, on peut considérer qu'il n'a pas traîné en route.

– Toute équivoque vous paraît levée au sujet de l'heure un peu incongrue du rendez-vous ?

– C'était convenu entre eux. Fletcher en avait parlé à l'infirmière.

– Quel âge a la fille ?

– Dix-neuf ans.

Skelton glissa un regard en direction des photographies encadrées sur son bureau. Plus précisément sur celle de sa fille, Kate.

– Et comment se présente l'alibi de votre Carew pendant qu'il se trouvait à ce… cet…

– … Irish Centre.

– Voilà.

– Il s'y est rendu seul, il en est reparti de la même façon. Il prétend y avoir rencontré plusieurs connaissances.

– Et vous avez pu vérifier ses dires ?

– Pas complètement. Il dit ne pas connaître la plupart d'entre eux par leurs noms ou leurs prénoms, simplement comme ça, de vue. On a seulement pu parler à deux d'entre eux.

– Ce qui donne ?…

– Un étudiant en médecine, qui pense qu'il est possible qu'il ait vu Carew ce soir-là, mais n'affirme rien.

L'endroit est bondé autour de 11 heures et demie, minuit, et l'éclairage y est plutôt tamisé. L'autre est en revanche formelle, une étudiante diplômée en psychologie. Elle est certaine de ne pas l'avoir vu de toute la soirée.

On frappa discrètement à la porte du bureau, mais Skelton fit comme s'il n'avait pas entendu.

– Vous comptez le faire venir ici, pour un interrogatoire plus poussé ?

– Je préfère attendre encore un peu. Pour le moment, nous n'avons rien de concret et, sans supplément d'enquête, on ne pourrait pas le garder bien longtemps.

– Vous ne craignez pas qu'il nous fausse compagnie ?

Resnick secoua la tête.

– Naylor garde un œil sur lui. S'il le voit sortir avec des bagages, il agira en conséquence.

Skelton joignit les phalanges de ses doigts, tout en acquiesçant lentement, pressant ses index contre sa lèvre inférieure :

– Parfait. Tenez-moi informé, Charlie.

– Oui, monsieur.

Avant que Resnick n'ouvre la porte, la voix du superintendant suspendit son geste :

– Vous avez les yeux fatigués, Charlie. Vous devriez vous coucher tôt et rattraper quelques nuits de sommeil. Pour un célibataire de votre âge, cela ne devrait pas être trop difficile.

*

* *

Resnick aimait laisser le volant à Lynn Kellogg. Il se sentait ainsi libéré des pesanteurs hiérarchiques puisque au-dessus de tout soupçon quant à un éventuel fond de phallocratie et, surtout, il pouvait gamberger tranquillement. Ian Carew vivait à Lenton, où il partageait avec trois autres étudiants en médecine une maison d'où il était relativement simple de gagner à pied le Centre hospitalier universitaire et, par conséquent, la fameuse passerelle. Kevin Naylor avait posté sa Ford Fiesta à l'angle du boulevard et d'une petite rue bordée de maisons de style victorien. Celle qu'habitait Carew était la dernière sur la droite. Lynn s'arrêta à quelques mètres de la voiture banalisée. Son collègue sortit pour les rejoindre avec le même air enjoué qu'il affichait depuis quelque temps.

– Il est sorti il y a environ deux heures, dit-il à Resnick. Il n'est pas encore rentré.

Resnick fronça le sourcil.

– Il était en tenue de jogging, monsieur. Je me suis dit qu'il allait simplement courir un peu et que, de toute façon, le filer dans ces conditions était hasardeux et n'apporterait pas grand-chose. Mais je ne pensais pas qu'il resterait absent aussi longtemps.

– Peut-être qu'il pratique la course de fond de manière intensive, suggéra Lynn.

– Là, ça tiendrait plutôt du demi-marathon, fit Resnick. Vous n'avez rien d'autre à proposer ?

Lynn réfléchit un instant :

– Si, monsieur.

Resnick hocha la tête et, sans lui demander d'expliciter, se tourna vers Naylor :

– Bien, vous, vous restez ici, au cas où il reviendrait.

Lynn mit son clignotant pour tourner à gauche et s'engagea sur le boulevard, direction sud.

*

*   *

Carew avait fini par s'endormir, emprisonnant Karen avec le poids de sa jambe et son bras. Doucement, la jeune femme se dégagea en prenant garde à ne pas le réveiller. Elle finissait de libérer son bras lorsqu'elle entendit sonner. Carew s'étira dans son sommeil et elle parvint à se glisser hors du lit, quitta la pièce sans bruit et tira la porte derrière elle sans la refermer.

Elle prit d'abord l'homme et la femme sur le perron pour un tandem de Témoins de Jéhovah. Juste avant de reconnaître la femme-flic de la veille.

– Détective-inspecteur Resnick, dit l'homme en ouvrant son porte-cartes.

– Bonjour Karen, fit Lynn sans chercher une seconde à dissimuler la manière dont elle dévisageait la jeune fille.

Instinctivement, Karen porta la main à sa joue gauche et grimaça de douleur. Elle ne s'était pas vue dans la glace mais pouvait imaginer sans peine le bleu qu'elle devait avoir sur la pommette. Elle glissa un regard vers son épaule, à l'endroit où son tee-shirt Snoopy était déchiré.

– On peut entrer ?

Sans un mot, Karen leur laissa le passage ; Lynn entra la première, suivie de l'imposant détective-inspecteur.

À l'étage, la porte de la chambre claqua, et tous trois levèrent les yeux vers l'escalier. Carew avait remis son pantalon de training et se tenait pieds nus en haut des marches, se frottant les yeux comme au sortir d'un profond sommeil.

– C'est Ian, dit Karen, plus spécialement à l'intention de Lynn. Ian Carew.

12

Ils formaient un couple étrange, assis à l'avant de la voiture de Resnick, au beau milieu de la matinée, sans s'adresser le moindre regard. En prenant place sur son siège, Resnick avait laissé se relever le col de sa veste et donnait l'impression de l'avoir enfilée avec le cintre. Depuis le matin, sa cravate avait pris le pli tirebouchonné des autres jours, autour d'un col ouvert dont le bouton avait depuis longtemps disparu. À côté de lui, Ian Carew affichait une assise confortable, ses épaules musclées mises en valeur par les larges bandes noires de son maillot. Il pouvait arborer la même expression pendant de longues minutes, sans qu'un trait de son visage ne frémisse. Seuls ses doigts tambourinant sans bruit contre sa cuisse ou jouant avec le cordon de son pantalon de training trahissaient une anxiété contenue.

Carew avait beau avoir fait l'impasse sur son jogging quotidien, il n'en sentait pas moins la transpiration. Jetant un coup d'œil discret à sa montre au-dessous de la menotte qui enserrait son poignet, Resnick continuait de prendre son mal en patience.

*

* *

Lynn Kellogg récupéra à l'aide d'une cuillère le sachet de thé qu'elle avait mis à infuser et tendit la tasse brûlante à Karen. La jeune fille se tenait immobile, assise au bord du lit, à la limite du déséquilibre. Lynn prit sa tasse et s'assit à côté d'elle.

– Essayez de me raconter ce qui s'est passé, dit Lynn.

Karen porta la tasse à ses lèvres, mais sans boire immédiatement.

– Qu'est-il arrivé ? continua Lynn.

Karen ne prit pas garde à sa lèvre enflée et éclaboussa de thé brûlant ses jambes nues.

Aussitôt, Lynn intervint et plaça ses mains autour de celles de la jeune fille.

– Racontez-moi, dit-elle avant de la laisser renouveler l'opération toute seule.

Mais Karen éclata en sanglots et, cette fois, Lynn jugea préférable de lui ôter la tasse et de la poser sur le sol avant de lui passer un bras autour du cou et de la laisser enfouir sa tête dans le creux de son épaule.

– Voilà, c'est fini, murmura-t-elle. Tout ira bien, maintenant.

Très calmement, Lynn écoutait les sanglots de Karen contre son chemisier blanc, songeant à cette situation étrange. Elle avait l'impression de bercer une petite fille, très belle. Meurtrie.

Puis, subitement, Karen ravala ses pleurs, se redressa et balaya les mèches de cheveux collées sur son visage par les larmes. Elle fit attention à l'ecchymose de sa pommette, qui commençait déjà à changer de couleur.

– Ce n'est pas lui, dit-elle en reniflant. Il n'a pas pu faire ça.

– Pas pu faire quoi ?

– S'attaquer à Tim, l'autre nuit. Il est incapable d'une chose pareille.

– Ce n'est pas ce qui nous occupe pour le moment, dit Lynn.

Karen se pencha pour prendre sa tasse de thé, puis se ravisa et la reposa avant de lever les yeux vers son interlocutrice.

– Il faut me dire ce qui s'est passé exactement tout à l'heure.

La jeune fille secoua la tête.

– Ces marques de coups sur votre visage..., insista Lynn avec douceur.

– Ça n'a pas d'importance.

– Bien sûr que si. C'est Carew, n'est-ce pas ? Il vous a frappée.

– Il ne l'a pas fait exprès.

Lynn Kellogg observa l'ecchymose qui virait au violet liseré de jaune, la lèvre inférieure fendue.

– Vous voulez dire que c'est un accident ?

– Je veux dire qu'il ne voulait pas me faire mal.

– Non ? Que voulait-il faire, alors ?

*

* *

Étant jeune, Resnick s'était convaincu un temps que l'on se devait de faire certaines choses pour son propre bien. Quitte à se forcer un peu. C'est ainsi qu'il avait pris l'habitude de se rendre au concert. Le Philharmonia. L'Albert Hall, avec son acoustique flatteuse, son balcon étendu sur trois côtés, en demi-cercle, ses sièges de velours rouge passé, en rangs serrés, véritable calvaire pour les genoux, son orgue classé qui ne jouait que pour les méthodistes, le dimanche. Il lui avait fallu quatre ou cinq soirées pour retrouver assez de confiance en lui-même et accepter que, passé l'ouverture et le premier mouvement du concerto, il s'ennuyait à mourir. Et ceux qui pensaient avoir tout compris au jazz lui paraissaient les pires : Gershwin, Milhaud, Dvorak – avec une mention spéciale pour cette consternante *Symphonie du Nouveau Monde*, ses rythmes prétentieux et son émasculation du gospel.

Ces quelques incursions anciennes, non renouvelées, du vendredi soir l'avaient ramené aux tristes dimanches après-midi de son enfance – télévision éteinte –

avaient-ils déjà la télévision, à cette époque ? Il n'aurait su le dire, d'ailleurs –, radio à l'honneur – ; son père l'exhortant à cesser de remuer sur sa chaise et à écouter religieusement : George Melachrino, Semprini, les anciens, les modernes, les favoris, les oubliés. Sa mère, qui aimait chantonner chaque jour d'une pièce à l'autre de la maison les vieilles chansons du pays, n'avait pour sa part nul besoin d'être rappelée à l'ordre et au silence par le père. Resnick se rendait compte à présent, avec le recul, que cela était valable pour le reste également. Elle avait toujours anticipé ce que son mari attendait d'elle et obéi. C'était le père qui mettait la radio ou le gramophone, choisissait la station ou le disque, réglait le volume et plaçait l'aiguille sur la cire des 78 tours. Le *Concerto de Varsovie*, la *Cornish Rhapsody* ou le Concerto pour piano n° 1 de Tchaïkovski – le premier mouvement seulement – se succédaient tandis que le père de Resnick, les yeux fermés, la tête en arrière, prenait une attitude solennelle, recueillie, et que sa mère reprisait en silence les chaussettes et les bas, versant parfois pour le *Concerto de Varsovie* sa petite larme dans un mouchoir brodé.

Pour Resnick, les trois morceaux se ressemblaient comme des gouttes de pluie. Il les subissait davantage qu'autre chose et laissait vagabonder son esprit vers d'autres préoccupations bien plus intéressantes, comme le football et le sexe, et plus précisément Notts County et la culotte de Denise Crampton. Excédé, son père lui demandait parfois les raisons de ses sourires niais ou de ses ricanements intempestifs, tout comme, des années après, ses amis protecteurs des arts lorsqu'il tentait de trouver une position à peu près confortable pour ses jambes et de cultiver un *a priori* favorable envers des compositeurs qui concevaient le jazz comme quelque chose pouvant se jouer à cinquante instrumentistes habillés en pingouins et suivant des partitions millimétrées, avec une morgue et un sérieux éléphantesques.

Devenu un homme, mais dans des temps où il était plus jeune qu'aujourd'hui, ses pensées avaient continué de vagabonder ainsi, vers d'autres rivages, gardant néanmoins une sorte d'assise, un point d'ancrage au cœur de ces deux mystères originels que demeuraient pour lui le football et le sexe.

Un jour, County menacerait de marquer un but et le monde tremblerait. Sûrement.

Installé dans sa voiture à côté de Ian Carew, il songeait aussi à Ed Silver, probablement en train de cuver du cidre ou du mauvais vin dans quelque recoin. À la manière exacte dont Ian Carew avait occupé son temps entre 1 h 45 et 2 h 15, deux nuits plus tôt. Et à ce que son ex-femme aurait eu à lui dire s'il n'avait pas coupé la communication.

– Vous allez m'inculper ? demanda Carew.

– Sur la base de quel chef d'accusation ?

*

* *

– Il vous a coincée, n'est-ce pas ?

– Quoi ?

– Ian. Ian Carew. Je veux dire : Il vous a fait l'amour ?

– Et après ?

– Mais vous avez couché ensemble ?

– Oui.

– Ce matin ?

– Oui.

– D'un commun accord ?

– Je ne vois pas très bien ce que…

– Vous étiez consentante ?

– Quelle importance ?
– Vous aviez envie de faire l'amour avec lui ?
– Non.
– Vous le lui avez dit ?
– Que je ne voulais pas ?
– Oui.
– Oui.
– Et comment a-t-il réagi ?
– Ça l'a fait rire.
– Et c'est tout ?
– Il a dit qu'il ne me croyait pas et…
– … et ?
– … qu'en fait, j'en mourais d'envie…
– Et puis ?
– Et puis il m'a frappée.
– Il vous a prise de force.
– Il m'a rattrapée dans l'escalier…
– Dans l'escalier ?
– J'ai essayé de m'enfuir, je ne sais pas, dans la rue. Mais il m'a attrapée, traînée jusqu'ici et jetée sur le lit.
– Vous vous êtes débattue ?
– Oui, j'ai crié, appelé au secours. Je lui donnais des coups de pied, de toutes mes forces, mais…
– Et qu'est-ce qu'il a fait ?
– Il s'est remis à me cogner dessus et puis… il m'a prise.
– De force ?
– Oui.
– Il vous a violée.

Elle se remit à pleurer, silencieusement cette fois, le corps immobile. Lynn se pencha pour la réconforter à nouveau mais Karen la repoussa au bout de quelques instants ; Lynn se leva et marcha jusqu'à la fenêtre. Perché sur un muret, un gros chat roux goûtait les pâles rayons du soleil d'automne.

Revenant sur ses pas, elle s'accroupit près de Karen et lui prit les mains :

– Vous allez m'accompagner jusqu'au poste et nous verrons un médecin.

Karen battit des paupières.

– C'est vraiment indispensable ?

– Faites-moi confiance, dit Lynn. Je vous en prie.

*

* *

– Vous n'avez rien à craindre, fit Resnick, un rien sournois. Vous avez un alibi.

– J'ai pas besoin d'alibi, rétorqua Carew.

Il cherchait quoi, cet enfoiré de flic ? En plus, il sentait l'ail.

– C'est courageux de faire ses mots croisés directement à l'encre. Mais c'est pas prudent.

– En tout cas, si vous avez l'intention de me garder avec vous, j'insiste pour être assisté d'un avocat.

Ce soudain rappel au protocole et au bon ton charma Resnick. Le jeune homme bien-né pointait sous le musclé en survêtement. Les manières tentaient de prendre le pas sur le stress. Hampshire ou Surrey pour la naissance et l'éducation, ou quelque environnement de ce genre. Il l'aurait parié.

– Vous connaissez des avocats ?

– Ma famille en connaît.

– Ça m'aurait étonné.

– Qu'est-ce que c'est censé vouloir dire ? fit Carew avec un rictus hautain.

– Rien d'important.

Le rictus se transforma en un bref ricanement méprisant. Resnick ressentit comme une intense démangeaison, mais son envie de retourner une tarte à Ian Carew se trouva aussitôt contrecarrée par l'arrivée de Lynn Kellogg, qui toqua à la vitre. À l'expression de la jeune femme, il préféra descendre de véhicule. Elle avait laissé la porte de la maison ouverte derrière elle. En regardant autour de lui, Resnick constata que leur présence suscitait l'intérêt de nombreux voisins.

Il écouta attentivement le compte rendu de Lynn, puis jeta un coup d'œil vers Carew qui remettait de l'ordre à ses bouclettes en scrutant le rétroviseur. Il réfléchit un court instant avant de prendre l'émetteur passé dans sa ceinture et de pianoter jusqu'à obtenir Naylor sur la fréquence. Il le chargea de passer au plus vite pour assurer le rapatriement de Lynn et de Karen.

– Je pars en avant avec lui, dit Resnick en rangeant son appareil. Appelez le service pour être sûre qu'elle soit prise en charge dès votre arrivée.

Tout en enregistrant la consigne, Lynn attarda longuement son regard sur Ian Carew, revenu à son immobilité initiale, l'œil rivé sur une femme aux cheveux décolorés, en pardessus, jean et baskets, qui traversait la rue.

– Comment va-t-elle ? s'enquit Resnick.

– Elle semble tenir le coup, dit Lynn. Apparemment bien même.

Resnick hocha la tête et remonta en voiture.

– On fait quoi maintenant ? demanda Carew d'un ton oscillant entre l'ennui et l'exaspération.

Resnick ne répondit pas et mit le contact.

13

Depuis l'aggravation spectaculaire des problèmes de communication qu'il avait avec sa fille, Skelton avait renoncé à son jogging matinal et ne courait plus que pendant la coupure de midi. Il pouvait ainsi petit-déjeuner en compagnie de Kate et, tout en beurrant méthodiquement son toast, la regarder écraser à la cuillère, d'un air absent, ses céréales gorgées de lait tiède jusqu'à ce que le contenu de son assiette fasse penser à un terrain de rugby après un match par temps de pluie. Skelton l'interrogeait sur son travail au lycée, ses profs, ses camarades, ainsi que sur quantité de sujets, éloignés le plus possible de ce qui l'obsédait vraiment, à savoir, où et avec qui elle avait passé la soirée précédente. Tout en prêtant une oreille distraite aux réponses vagues et aux phrases inachevées de sa fille, il se demandait si elle buvait de l'alcool régulièrement, si elle retouchait à la drogue ; évaluait les chances pour que, à seize ans et demi, elle fût encore vierge.

Le superintendant quittait le poste lorsqu'il aperçut Resnick ouvrant la portière de sa voiture au jeune type en tenue de sport. Il décida de consentir quelques minutes de son précieux entraînement.

En levant les yeux, Resnick eut l'impression bizarre de se trouver pris en tenailles. Quelquefois, il se sentait la proie d'un complot de névrosés, comme menacé d'encerclement. Lui en tenue de ville, avec son pantalon trop serré à la taille et légèrement en accordéon sur ses chaussures, sa veste dont il ne parvenait à fermer qu'un seul bouton, et puis le reste du monde autour, peuplé de gens unis comme les membres d'une même secte et s'adonnant au culte des haltères, de la course à pied, des trainings multicolores et des chaussures de sport fluorescentes. Ils étaient partout.

– C'est le Carew en question ? s'enquit discrètement Skelton après l'avoir pris à part.

– Oui, monsieur.

– Je croyais que vous souhaitiez attendre un peu ?

– Il est ici de son propre gré, monsieur. Prêt à répondre à toute question susceptible de faire avancer notre enquête.

Skelton loucha vers Carew, qui attendait près de la voiture :

– Seulement guidé par son esprit civique, Charlie ?

– Aussi par l'envie de faire le mariolle, je crois.

– Soyez vigilant, dans ce cas. Tant que le dossier est mince, le moindre détail…

Resnick acquiesça et changea de position, de manière que le suspect ne puisse apercevoir que son dos :

– Justement, monsieur, il se pourrait qu'il y ait un élément nouveau. Il a débarqué chez la fille ce matin, en entrant de force. Il est très possible qu'il l'ait violée.

Il vit se raidir les traits du visage de Skelton.

– Lynn est en ce moment avec la petite Archer. Elle a accepté de se faire examiner. On pourrait repartir de là.

– Carew est son ex-petit ami, c'est bien ça ?

Resnick répondit par l'affirmative.

– Les choses sont toujours difficiles à prouver dans ce genre d'affaires. Embêtant. Il va falloir être malin, Charlie, je compte sur vous, grommela Skelton avant d'esquisser quelques gestes d'échauffement. Je ne serai pas absent bien longtemps. Bon courage.

Resnick le regarda s'éloigner au petit trot et fit mentalement un nœud à son mouchoir pour penser à faire une dizaine de pompes, une fois à la maison, pendant la cuisson de son omelette.

Puis il invita Carew à le suivre à l'intérieur du poste.

*

* *

Un gamin aux cheveux verts fixés au gel et arborant un anneau doré à la narine droite était assis dans le hall face au bureau d'accueil et saignait du nez dans ses mains. Au guichet du box vitré, un homme entre deux âges expliquait au planton où exactement il avait laissé sa voiture et comment il avait pu être assez bête pour laisser sa mallette sur le siège arrière. Auprès des portes donnant sur l'escalier qui menait aux étages, un agent en uniforme se tenait accroupi face à une petite fille de huit à dix ans, essayant de lui faire épeler son adresse.

Le sergent du bloc était pour sa part en pleine conversation avec un détenu au sujet de la conformité ou non-conformité des cellules par rapport à la Convention de Genève. Au fond du couloir, on entendait quelqu'un pleurer et aussi une voix qui chantait *l'Internationale* à tue-tête, mais que Resnick ne reconnut pas comme celle d'un des policiers de service.

En prenant l'escalier, il reconnut le ton péremptoire de Mark Divine qui descendait en compagnie d'un jeune agent et lui expliquait comment les visiteurs nocturnes d'une villa avaient vidé le contenu d'une douzaine de boîtes de fayots à la tomate dans la baignoire et maculé les murs de sauce Worcester.

– Et c'est pas tout, continua-t-il d'un ton excité. Ils ont aussi vidé toutes les réserves de potage en sachets dans le machin sur lequel on s'assoit, là, tu sais...

– Les gogues ? risqua son compère, qui l'écoutait avec une expression partagée entre l'étonnement et le scepticisme.

– Mais non, ce truc pour les gonzesses, là, avec des robinets.

– Le bidet, dit Resnick en croisant le tandem.

– Voilà, c'est ça, merci monsieur, dit-il avec gratitude en tournant la tête, tandis que Resnick indiquait d'un geste le chemin des bureaux à Ian Carew.

La voix de Divine s'évanouit dans le brouhaha du hall tandis qu'il faisait part de ses doutes quant à l'utilité du bidet dans une salle de bains lorsqu'on disposait d'une baignoire.

Resnick fit entrer Carew dans son bureau et l'invita à s'asseoir.

– Ici, nous pourrons parler tranquillement. Thé ? Café ?

Carew secoua la tête.

– J'aimerais qu'on en finisse au plus vite.

– On ne devrait pas en avoir pour longtemps, dit Resnick. Je vais vous demander de m'attendre deux minutes, le temps que j'aille me chercher une tasse de thé.

Il laissa Carew dans le bureau et se mit en quête d'un téléphone discret pour joindre l'officier féminin chargée des affaires de viol.

*

* *

Maureen Madden avait passé son examen de sergent près d'un an avant d'être officiellement gradée. Vingt-neuf ans, mariée, elle songeait à avoir un enfant, non par envie réelle mais anticipant sur un désir dont elle savait déjà confusément qu'il ne cesserait de croître lorsqu'elle aurait passé la trentaine. « Laisse-moi le temps d'obtenir ma promotion », avait-elle dit à son mari, « de franchir le cap de la première année, ensuite nous verrons. » On lui avait d'abord proposé des postes dont elle ne voulait pas, la circulation, la communication et puis, finalement, la section des viols. Un truc pour femme, nécessitant un sens de la psychologie féminine. Elle pensait au nombre de fois où, face à une bagarre générale dans un pub, ses collègues l'avaient enjointe à rester dehors…

Comme si elle était censée avoir peur, ou était incapable de se défendre ou de réagir comme il fallait.

Réagir comme il fallait, elle avait prouvé un soir qu'elle en était capable sans le renfort d'une escouade, justement dans un pub, sur Alfreton Road, peu avant la fermeture. Rentrant chez elle, elle avait vu un type sortir à quatre pattes en hurlant après avoir laissé un gros bout de son oreille à l'intérieur. Elle était entrée et s'était interposée face à trois joyeux compagnons discutant à coups de verres à bière cassés. En présence d'un homme, les belligérants auraient à coup sûr fait l'union sacrée. Devant elle, ils avaient simplement souri comme de grands gosses... Il y avait eu évidemment quelques mouvements d'humeur et quelques grossièretés à maîtriser ou à traiter par le mépris, mais au bout du compte, les trois affreux avaient fini par se mettre en quête du morceau de lobe d'oreille de leur copain tandis qu'elle appelait une ambulance.

En plus de l'esprit d'initiative, elle avait eu de la chance ce soir-là. Elle le savait.

Les choses furent différentes le soir où, prise d'une soudaine envie de crème à la vanille tandis qu'elle regardait une cassette avec son mari, elle était descendue à l'épicerie du coin. Deux jeunes l'avaient attrapée par-derrière et clouée au sol en quelques secondes. Elle avait eu beau hurler, tenter de se défendre, l'un d'eux avait arraché son collant pendant que l'autre la rouait de coups. Contusions au visage, un hématome de la taille du poing juste au-dessous de la poitrine. Un des agresseurs était blanc, l'autre noir, mais elle aurait été incapable de les identifier. On ne les avait jamais retrouvés.

– Bonjour, dit-elle à la jeune femme qui venait d'entrer dans son bureau. Vous devez être Karen. Je suis Maureen, Maureen Madden. Le médecin ne va pas tarder.

*

* *

– Vous voulez dire que je peux partir d'ici quand je veux ? demanda Carew, fixant Resnick dans l'attente d'une confirmation.

– Absolument.

– J'ai juste à me lever et à quitter votre bureau ?

Resnick hocha la tête.

– Et personne ici ne fera le moindre geste pour m'en empêcher ? Vous êtes sûr ?…

– Je viens de vous le dire.

– Bon, dit Carew.

Il resta assis.

*

* *

– Bien, dit le médecin, et elle rajusta ses lunettes. Encore un dernier prélèvement, et c'est fini.

*

* *

– C'est curieux, dit Resnick. J'aurais imaginé quelque chose de plus fort qu'une simple contrariété face à une rupture aussi brusque.

Carew haussa les épaules :

– Après tout, il s'agit quand même de quelque chose d'assez courant.

– Vraiment ?

– Ne me dites pas que ça ne vous est jamais arrivé.

Resnick se contenta de changer de position dans son fauteuil, sans répondre.

– Non ? vous êtes le genre marié et heureux en ménage ? fit Carew avec un petit sourire.

Continue, connard, se dit Resnick.

– Je l'ai été, finit-il par répondre. Comme vous

disiez, c'est quelque chose d'assez courant.

– Alors vous devez comprendre ce que je veux dire. À moins que ce soit vous qui l'ayez larguée.

Resnick ressentit la même démangeaison que dans la voiture. Il avait une envie folle de se comporter comme les mômes qui vendaient le *Socialist Worker* à la criée devant chez Marks pensaient qu'il se comportait à longueur d'interrogatoires.

– Qu'est-ce que vous avez eu envie de lui faire, à l'époque ? demanda Carew, lisant dans le silence de Resnick.

Il revit l'agent immobilier sortant de la maison vide, suivi d'Elaine, juste après qu'ils avaient fait l'amour. Le costume trois-pièces, la Volvo, les clés.

– Le taper, dit Resnick.

– Et vous l'avez fait ?

– Non.

– Vraiment pas ?

– Et non.

Carew sourit :

– Je parie que vous regrettez, avec le recul ?

Resnick sourit à son tour.

– Vous êtes assez satisfait de vous-même, en règle générale ?

Le sourire de Carew s'estompa. En changeant une nouvelle fois de position dans le fauteuil, Resnick sentit son estomac gargouiller doucement et réalisa qu'il était en train de sauter un repas.

– Et Karen, dans tout ça ?

– Quoi, Karen ?

– Vous avez dû avoir envie de la frapper, après tous ces mensonges... ce type qu'elle retrouvait dès que vous aviez le dos tourné.

Carew secoua la tête :

– Je crois que vous n'avez pas compris, inspecteur.

– Pas compris quoi ?
– Je ne frappe pas les femmes.

*
* *

Maureen Madden et Lynn Kellogg, assises chacune d'un côté de Karen, observaient la jeune fille qui, elle, gardait les yeux fixés sur le dessin du tapis et comptait les brûlures de cigarettes dont il était constellé. Moins d'une minute auparavant, elle venait d'en écraser une dans le cendrier et elle en allumait déjà une autre.

– Je ne dépose pas plainte, dit-elle en exhalant une volute de fumée grisâtre.

Lynn et Maureen Madden échangèrent un regard.

– Nous serons là pour vous aider, dit gentiment Maureen. À chaque étape de la procédure.

– Ce n'est pas la question.

– Qu'est-ce qui vous préoccupe ? insista Maureen. Témoigner devant le tribunal ?

Karen secoua la tête.

– Vous redoutez les représailles de Ian ? suggéra Lynn.

– Je ne redoute rien.

– Alors pourquoi ?

– C'est fait, c'est fait, fit-elle, l'éclat de ses yeux voilé par la fumée. Je tourne la page, c'est tout. On n'en parle plus.

– Non ! laissa échapper Lynn en haussant le ton malgré elle, aussitôt rappelée à l'ordre par un simple regard de Maureen.

– Pourtant, vous étiez d'accord pour venir ici ! reprit cette dernière d'une voix calme.

– Je n'ai pas eu le temps de réfléchir, je n'avais pas toute ma tête.

– Vous avez vu comment il vous a amoché la joue ? dit Lynn.

– Et sans parler de votre visage, renchérit Maureen. Songez à ce qu'il vous a fait.

– Hé, dit Karen en lui adressant enfin un regard. Pas la peine de prendre ce ton. C'est à moi que c'est arrivé, d'accord ?

– Alors faites en sorte que ça n'arrive pas à nouveau.

– Et qu'est-ce que j'y peux, moi ?

– Aidez-nous à le coincer.

Karen baissa les yeux et secoua la tête une nouvelle fois.

– S'il s'en tire après avoir fait ça..., commença Lynn.

– Eh bien, empêchez-le.

– Sans vous, sans votre témoignage, dit Maureen, nous n'avons aucune chance. Ça n'irait même pas jusqu'au tribunal.

– Il sortira d'ici libre comme l'air, ajouta Lynn. Et il remettra ça.

– Pensez aux autres femmes, dit Maureen.

Karen écrasa son mégot dans le cendrier et se leva :

– Ça, c'est votre boulot ! Penser aux autres femmes, c'est votre putain de boulot, pas le mien ! dit-elle en allant prendre son manteau, au bord des larmes.

Lynn voulut se mettre devant la porte pour empêcher Karen de sortir, mais Maureen l'en dissuada d'un regard.

– Si vous voulez bien patienter quelques minutes, dit Maureen Madden, je peux demander une voiture pour qu'on vous raccompagne chez vous.

– Pas la peine.

– Je vous ramène, proposa Lynn.

– Je préfère rentrer à pied.

Lynn Kellogg jura intérieurement, mais ouvrit la porte et s'effaça pour la laisser passer.

*
* *

Resnick décrocha dès la première sonnerie, écouta silencieusement quelques instants, puis raccrocha et se leva.

– Je vais vous demander de m'excuser une minute, dit-il à Carew. Un détail urgent.

– Je dois partir, dit Carew, se levant à son tour.

– S'il vous plaît, dit Resnick. Je vous promets que j'en ai à peine pour cinq minutes.

Ian Carew attendit que Resnick ait quitté le bureau avant de se rasseoir. Attablé devant sa bécane, près de la fenêtre de la salle commune, Patel tapait son rapport. Resnick s'approcha de lui :

– S'il essaie de partir, dit-il en indiquant son bureau d'un signe de tête, vous le retenez.

– J'essaierai, monsieur.

– Faites mieux que ça, insista Resnick en baissant les yeux pour tenter de déchiffrer à l'envers le texte du rapport. Où en êtes-vous, avec l'entrepôt ?

– Nulle part, monsieur.

Resnick hocha la tête et sortit. Une fois dans le couloir, il pressa le pas jusqu'au bureau de Skelton, où l'attendaient Lynn Kellogg et Maureen Madden. Il lui suffit de regarder l'expression sur leurs visages pour comprendre.

– Aucune chance pour qu'elle revienne sur sa décision ?

– Si, fit observer Lynn. Elle peut changer d'avis toutes les deux heures, le problème est là.

– Revenons à l'affaire initiale, voulez-vous ? les charges sont plus sérieuses de ce côté-là, intervint Skelton, non sans remarquer l'effet de ses propos sur Maureen Madden. Coups et blessures avec arme pour le moins, sinon tentative d'homicide et…

– Le viol vous paraît un délit mineur, monsieur ? demanda Maureen sans hésiter à l'interrompre.

– Ce n'est pas le moment d'ouvrir un débat là-dessus, répondit sèchement Skelton. Mais pour votre gouverne, je prends le délit de viol au moins aussi sérieusement que vous.

– Vraiment, monsieur ?

– Charlie ? fit le superintendant en se tournant vers Resnick.

– Évidemment, il aurait un mobile, monsieur. Son alibi est bancal et on le sait capable de violence. En dehors de ça, nous n'avons encore aucune preuve directe contre lui.

– Alors, on le laisse partir ?

– Monsieur, insista Lynn en rougissant de colère contenue. Il a frappé cette fille et l'a violée !

– Qui dit cela ? Je veux dire, sur la base de quel témoignage... ?

– Le rapport du médecin..., commença Maureen Madden.

– ... établit qu'il y a eu rapports sexuels, enchaîna Skelton, ainsi qu'une lèvre fendue et quelques ecchymoses, je sais. Mais ça prouve quoi ? Ce genre de choses se produit tous les samedis soir n'importe où en ville entre adultes consentants. Et nous n'avons rien de tangible pour l'empêcher de prétendre que sa partenaire aime les coups et que tout cela fait partie de leur complicité amoureuse.

– Mon Dieu ! soupira doucement Maureen Madden.

Pour sa part, Lynn Kellogg préféra regarder par terre et ne rien dire.

– Cela ne nous empêche nullement de l'intimider un peu, poursuivit Skelton, plainte ou pas, de l'avertir que l'incident sera enregistré, archivé, pris en compte. Ça n'est pas grand-chose, mais nous pouvons au moins faire ça en attendant mieux et continuer la surveillance.

Un lourd silence tomba, à peine troublé par le tic-tac de la pendule murale et leurs respirations à tous quatre. De l'extérieur de la pièce parvenaient des bruits de pas, le son assourdi des conversations des officiers du personnel et une succession de sonneries de téléphones.

– Nous sommes d'accord ? demanda Skelton à la cantonade, en se levant de son fauteuil. Lynn ? Maureen ?

– Oui, monsieur, répondirent-elles presque en même temps, avec la même lassitude dans la voix.

– Charlie ?

– Entendu, monsieur.

*

* *

En voyant Resnick regagner son bureau désert, Patel se sentit pris d'une soudaine bouffée d'anxiété.

– Il est parti, monsieur... J'ai insisté pour qu'il reste, mais il m'a répondu que vous lui aviez vous-même précisé qu'il était totalement libre de ses mouvements. Et je n'ai pas su quoi faire de précis pour l'obliger à vous attendre.

– Pas grave, dit Resnick. Trouvez Naylor et retournez me le chercher. Aucune procédure d'interpellation, simplement, vous me le ramenez ici.

– Bien, monsieur.

L'estomac de Resnick se rappela à son souvenir et il décida qu'il était plus que temps de traverser la rue pour se faire préparer un ou deux sandwichs. Mentalement, il commença l'inventaire des ingrédients correspondant à son humeur culinaire présente. Jambon fumé, emmental et poitrine de dinde feraient l'affaire, agrémentés de moutarde à l'ancienne, d'un doigt de mayonnaise et de quelques tranches de concombre.

En passant, il glisserait deux mots à Lynn. Peut-être aimerait-elle assister à l'avertissement sans frais qu'il destinait à Ian Carew.

14

Quand Karl Dougherty avait fait part à sa mère de son intention d'embrasser la carrière d'infirmier, elle avait simplement montré du doigt l'état alarmant des chrysanthèmes de l'autre côté de la fenêtre de la cuisine et pesté contre la pluie. Lorsqu'il avait annoncé la même nouvelle à son père, celui-ci avait affiché très clairement l'expression d'un homme à qui son fils avoue son homosexualité de manière détournée, en prenant des gants.

– C'est impossible, avait fini par dire sa mère après lui avoir fait répéter trois fois.

– Je ne vois vraiment pas pourquoi.

Tout en attendant la réponse, Karl avait observé sa mère poser trois kilos d'oranges sur la planche de Formica et commencer de les découper. La bassine de cuivre achetée dans une vente aux enchères traînait sur la cuisinière. Bientôt, la cuisine serait envahie par les pots de confitures et de conserves diverses soigneusement étiquetés de l'écriture illisible de Mme Dougherty. Il était arrivé plusieurs fois dans la famille qu'un malchanceux tartine son toast de condiment au petit déjeuner.

– Hein, pourquoi ?

– Parce que tu as des diplômes.

Elle l'avait toisé d'un air effaré, comme si la réponse tombait sous le sens. Et lorsqu'il lui avait montré la lettre d'admission en tant qu'élève infirmier à la Derbyshire Royal Infirmary, elle ne s'était pas démontée une seconde :

– C'est bien ce que je dis. On ne peut plus être élève quand on a une licence, ça n'a aucun sens. Ils ont dû mal comprendre. Il doit y avoir une erreur.

Puis, Karl s'était rendu au sous-sol, où son père était en train de raboter une planche de hêtre. Même enthousiasme.

– Cette fois, on ne pourra pas t'aider à payer tes études. On ne peut pas se permettre de tout recommencer chaque fois.

– Je serai payé, avait expliqué Karl. Pas beaucoup, mais je ne serai plus à votre charge

– Et tu habiteras où ? avait objecté son père.

– Je peux avoir une chambre à l'école, si je le souhaite, avait-il répondu en parcourant des yeux les étagères et le râtelier où chaque outil était soigneusement rangé après usage.

– Dans ce cas…

Puis, au moment où Karl s'apprêtait à remonter, son père lui avait dit :

– Tu sais, moi, je n'étais même pas d'accord pour que tu ailles dans cette foutue université.

– Je sais.

– Du temps et de l'argent de foutus en l'air.

– Peut-être.

– Et, je vais te dire, ça vaut aussi pour ta mère. Parce qu'elle est pas près de comprendre.

Quelques jours plus tard, alors que Karl se trouvait dans sa chambre en train d'écrire une lettre, son père entra, avec à la main une demi-bouteille de whisky et deux verres, du genre de ceux qu'on offrait en prime dans les stations-service.

Il s'était assis sur le bord du lit de son fils et avait versé deux confortables rasades avant de tendre un des verres à

Karl. Ce dernier se souvenait avoir vu son père boire une bière ou deux le dimanche après-midi, du porto, et quelquefois du sherry, à l'occasion des fêtes de Noël. C'était la première fois qu'il le voyait boire du whisky.

Ils étaient restés ainsi près de trois quarts d'heure, à boire à petites gorgées sans échanger un mot. Puis, finalement, son père s'était levé, récupérant au passage la bouteille et les verres.

– Est-ce qu'il y a quelque chose que tu souhaitais me dire ? avait demandé le vieil homme.

Karl avait secoué négativement la tête.

– Non, je ne vois pas.

– Bon. J'avais cru que tu aurais quelque chose à me dire.

– Non, rien de spécial.

Ils n'avaient jamais plus fait allusion à ce soir-là. Tout juste Karl avait remarqué, lorsque les deux hommes se croisaient, une certaine difficulté chez son père à le regarder dans les yeux.

*
* *

Durant sa formation, Karl ne vécut rien de suffisamment rebutant ou décourageant pour qu'il regrette d'avoir choisi cette voie. Bien au contraire, il ne se passa pas une semaine sans qu'un événement, ou parfois un simple détail – notamment dans les rapports humains avec les patients – ne vienne lui confirmer la justesse de sa décision. Il se sentait pour la première fois de sa vie utile aux autres. Son existence avait enfin un but.

– Et voici mon fils Karl, disait sa mère pour le présenter aux invités lorsqu'il faisait une visite surprise à ses parents. Il fait ses études de médecine.

– D'aide-soignant, corrigeait-il chaque fois.

– Enfin, je me comprends, disait la mère en souriant.

Le soir où Karl avait eu confirmation de sa réussite aux examens, il avait téléphoné à son père pour lui proposer de fêter ça. Ils s'étaient retrouvés dans un pub, sur l'ancienne route entre Eastwood et Nottingham, et s'étaient assis autour d'une bière, parmi des jeunes en blousons de cuir disputant leurs parties de fléchettes au rythme de vieux tubes d'Elvis.

– Tu penses que je suis gay, n'est-ce pas ? avait demandé Karl. Homosexuel.

Son père avait paru tout à coup manquer d'air.

– Eh bien, tu te trompes. C'est seulement que je ne suis pas tellement porté sur les femmes, voilà tout. Des amies, des camarades. Pas plus, tu comprends ?

Quand son père avait consenti à rouvrir les yeux, Karl lui avait tendu la main. Le vieil homme l'avait refusée.

*
* *

Après deux ans en médecine générale, Karl avait fait une spécialité en urologie sans préciser en détail à son père ou à sa mère en quoi consistait son travail quotidien. Au bout de trois ans, il était parti tenter sa chance aux États-Unis, travaillant à Boston et San Francisco, très bien payé mais à deux doigts de périr d'ennui. Dans la mesure où ils payaient, les malades trouvaient normal de l'envoyer chercher le journal ou de le sonner toutes les dix minutes pour qu'il réoriente le téléviseur de leur chambre par rapport aux rayons du soleil. Et avant de donner une aspirine ou de couper un ongle de pied, il lui fallait d'abord demander la permission au médecin de garde.

De retour en Angleterre, il avait gardé l'habitude de porter les cheveux courts et de s'habiller, pour autant que la météo le permettait, essentiellement avec des tee-shirts de couleur et des costumes d'été. Il avait conservé pendant des mois une pointe d'accent américain et arboré une montre à chaque poignet, l'une d'elles réglée sur l'heure de la côte Ouest. Au bout de deux années en chirurgie générale, il était une nouvelle fois monté en grade et attendait d'être promu infirmier-chef dans les dix-huit mois.

Karl Dougherty avait exercé son métier pendant neuf ans. En dehors de Noël et de l'anniversaire de sa mère, il n'avait pas dû rendre visite plus de cinq ou six fois à ses parents au cours des quatre années écoulées. Tout juste rentré des États-Unis, il avait débarqué chez eux, costume blanc cassé sur tee-shirt vert, chaussures jaunes, un assortiment de chocolats Thornton's à la main et un énorme bouquet de fleurs dans les bras.

– Vous devez faire erreur, avait dit sa mère en ouvrant la porte.

*

* *

– Bonjour Karl, lança un des malades. Alors, cette soirée de congé ?

– Aussi trépidante que la vôtre.

– Salut Karl, fit une des infirmières, manquant de renverser le bassin qu'elle partait vider.

– C'est un accident ou l'émotion ? demanda Karl avec un sourire.

Il aimait arriver un peu en avance, le temps de reconnaître en détail un terrain qui lui était pourtant familier. Son sens de l'observation était surtout dirigé vers ce que les autres ne remarquaient pas.

– Où est passée Sarah ? demanda-t-il en voyant la porte du bureau fermée.

L'élève infirmière leva les yeux des notes qu'elle était en train de relire sur sa tablette et haussa les épaules.

– Je ne sais pas. Elle s'est absentée il y a un moment.

Il finit par la trouver au chevet de Tim Fletcher, assise sur le lit, en train de lui tenir la main.

– Ce n'est pas ce que tu crois, s'empressa-t-elle de dire en l'apercevant.

– Tu veux dire que tu n'es pas en train de lui prendre le pouls ?

– Absolument pas, dit-elle. C'est une sorte de thérapie.

Karl leva un sourcil.

– Réconfort et consolation, précisa-t-elle en souriant. Tim est triste et abandonné, aujourd'hui. Sa petite amie n'est pas venue.

– Au fond de la salle, fit Karl, il y a un type disgracieux qui a très mauvaise haleine et un problème d'incontinence. Il n'a pas reçu une seule visite en trois semaines. Il aimerait peut-être aussi que tu ailles lui tenir la main.

Sarah Leonard lui tira la langue et se leva.

– Il vaut mieux que je parte avant d'obliger Karl à me mettre aux arrêts de rigueur, dit-elle en gratifiant Fletcher d'un sourire complice et Karl d'une esquisse de salut militaire.

Les deux hommes la suivirent des yeux comme elle s'éloignait dans le couloir.

– Comment te sens-tu ce matin ? demanda Karl. Je veux dire, toute thérapie lascive mise à part.

– De mauvais poil.

– Et à part ça ?

– Ça va à peu près.

– Tu veux quelque chose contre la douleur ?

– Non, merci, ça ira.

Karl lui donna une tape sur la jambe.

– Je te vois tout à l'heure.

En retournant à son service, Karl croisa Helen Minton qui sortait juste de son bureau et elle le salua froidement. Il ne pensait pas que cette attitude distante soit due uniquement à sa prochaine promotion. En fait, Helen Minton avait fait une telle fixation sur son rang et son travail qu'elle avait fini par se convaincre que, sans elle et la force de sa volonté, tout leur univers était menacé de sombrer corps et biens.

Karl la plaignait davantage qu'autre chose. Un soir, il l'avait aperçue en grande conversation avec Bernard Salt devant la voiture du médecin consultant. Et, sans rien avoir surpris de leurs propos, il avait compris qu'ils n'étaient pas en train de parler travail.

– Courage, lui dit-il d'un ton enjoué. Encore quinze minutes, et votre service est terminé. Vous serez une femme libre.

Elle lui lança un regard glacial.

*

* *

Naylor et Patel trouvèrent Ian Carew assis devant un jus de pamplemousse au fond du jardinet à l'arrière de la maison et absorbé par la lecture d'un chapitre sur les tumeurs ventriculaires. Bien que conscient de leur présence, il fit mine de les ignorer aussi longtemps qu'il put. Lorsqu'il leva enfin les yeux, les deux officiers en civil s'attendirent pendant quelques secondes à des insultes, et Naylor resta même sur ses gardes pour prévenir un éventuel geste violent. Mais Carew se contenta de maugréer quelque chose au sujet de l'acharnement et de la dilapidation de l'argent des contribuables, avant d'attraper un pull et de les suivre.

*
* *

– Je n'ai pas à me plier à ça, explosa Carew à l'instant où il entra dans le bureau de Resnick. C'est du harcèlement !

Resnick veilla à garder les bras le long du corps et prit sa voix la plus douce :

– De la part de quelqu'un qui, il y a à peine quelques heures, était en train d'agresser une jeune femme chez elle…

– C'est faux !

– … et de l'obliger à faire l'amour sous la menace…

– Vous n'avez pas le droit… !

– … le terme a quelque chose de savoureux.

– Vous n'avez pas le droit de dire ça !

– De dire quoi ?

Carew s'interrompit, considéra l'inspecteur debout derrière son bureau et Lynn Kellogg à sa droite, en jupe et chemisier blanc.

– J'exige un avocat avant de dire un mot de plus. Tout de suite !

– Vous n'avez rien à dire qui nous intéresse, et pas encore besoin d'un avocat pour le moment, dit fermement Resnick. Contentez-vous de tendre l'oreille.

Carew ouvrit la bouche pour répondre, puis se ravisa finalement.

– Conformément aux instructions du ministère de l'Intérieur, je vous avertis devant témoin assermenté des dispositions prises à l'heure d'aujourd'hui concernant l'incident de ce matin. Karen Archer n'a jusqu'alors pas porté plainte contre vous, ce qui, malgré les résultats de l'examen médical, vous préserve d'une inculpation pour agression et viol.

– Quel vi… ? !

– Fermez-la !

– Mais je…

– Vous écoutez et vous la fermez !

Carew recula d'un demi-pas.

– Cette jeune femme a été frappée à différents endroits du visage. D'autres traces de coups ont également été constatées sur le reste de son individu lors de l'examen. Vous êtes grand, fort, et vous semblez habitué à ce que tout le monde en passe par où vous voulez.

– N'importe quoi ! Un tissu de conneries !…

Resnick contourna le bureau avec une rapidité qui surprit Carew, et même Lynn. Lorsqu'il s'immobilisa face au jeune homme, leurs visages se touchaient presque.

– Chaque ecchymose, chaque blessure a été photographiée au polaroïd et toutes ces photos sont classées dans un dossier à votre nom, et je vous conseille de mettre à brûler un cierge pour que je n'aie jamais à le rouvrir. Vous ne l'approchez plus, vous la laissez en paix, elle ne veut plus rien avoir à faire avec vous ! Vous tirez un trait, vous laissez tomber !

Resnick tourna la tête un instant, avant de planter de nouveau son regard dans celui de Carew :

– Il y a une chose qu'il va falloir vous coller dans la tête : « Non » ne veut pas dire « oui » ni « peut-être ». Non veut dire non. Petite amie ou pas, épouse légitime ou pas. Comprenez ça encore une seule fois de travers, et je vous fais plonger !

Resnick le dévisagea en silence pendant une dizaine de secondes :

– Et maintenant, cassez-vous, dit-il d'une voix calme, empreinte de mépris.

Pour sortir, Carew dut contourner l'imposante carrure de Resnick. Il ne ferma pas la porte du bureau derrière lui et gagna la sortie d'un pas pressé. Lynn

Kellogg réfréna un geste d'enthousiasme pour féliciter son supérieur et se contenta de lui proposer du thé.

Le téléphone sonna avant que Resnick ait eu le temps d'accepter ou de décliner.

– J'ai quelqu'un en bas, qui vous demande, monsieur, dit la voix du planton, à l'autre bout du fil. Je crois que c'est personnel, je…

– Je descends, fit Resnick avant de se tourner vers Lynn : Je crois qu'il va falloir remettre le thé à plus tard.

En descendant l'escalier, il sentit ses boyaux faire des nœuds, ne doutant pas une seconde qu'à l'accueil il trouverait Elaine en personne, perdue, impatiente, prête à le fusiller du regard. *Pour qui tu te prends, à me faire attendre comme ça ?* Dix ans.

– Charlie !

Ed Silver était adossé au mur, sa tignasse clairsemée masquant en partie un avis de disparition qui concernait une gamine de treize ans aperçue pour la dernière fois à Louth, trois mois auparavant. Resnick remarqua une épaisse tache brunâtre sur la veste du vieux musicien.

– Charlie, répéta Silver en s'approchant d'une démarche mal assurée. J'ai perdu mes lunettes, vieux. Je retrouvais pas le chemin de chez toi…

Resnick regarda l'heure à sa montre.

– J'ai bientôt terminé. Je te ramène à la maison d'ici une demi-heure, trois quarts d'heure.

15

– T'as pas de la vraie bouffe, Charlie ?

– C'est-à-dire ?

– Je sais pas, moi, des saucisses, de la viande, une petite côte d'agneau des familles…

Resnick secoua la tête.

– Je peux te préparer un sandwich, si tu veux.

Ed Silver fit la grimace et préféra se donner une deuxième chance avec le contenu du réfrigérateur.

– … ou une omelette.

– Ouais, d'accord, une omelette, fit Silver, de guerre lasse.

Resnick éminça un oignon, coupa une moitié de poivron rouge et récupéra un reste de haricots verts braisés l'avant-veille au beurre et à l'ail.

– Tu as muté végétarien ou quoi ?

Resnick secoua la tête :

– Non, c'est juste que j'achète assez rarement de la viande, spécialement la viande rouge. Ce doit être à cause de l'odeur.

– Et ces bières que tu as là-dedans, tu les gardes pour une grande occasion ?

Aussitôt, Resnick sortit ses deux dernières bouteilles de Budweiser et deux verres, mais Silver l'arrêta d'un geste :

– Non, vieux, merci, mais tu boiras la mienne avec une pensée pour moi. Si je me mets à devenir la proie du confort, je risque de tomber de trop haut quand je me retrouverai le cul sur le pavé…

Il disparut au salon et, au bout de quelques instants, tandis que le beurre commençait à grésiller dans la poêle, Resnick entendit quelques mesures d'intro au piano, puis le son inimitable d'une trompette, satiné, comme un froissement de papier gris, enveloppant la mélodie à pas comptés, mais imprévisibles. Clifford Brown, le *Memorial*. Resnick n'avait pas dû le mettre depuis quelque chose comme dix-huit mois, mais il avait la pochette en tête.

Une plaine de jeux pour enfants
Une trompette sur une balançoire et, au-delà,
une perspective chaotique de toboggans,
de bancs de square, de chaînes déployées
en vaguelettes,
jusque vers des immeubles noyés de brume.
La plénitude.

Il continua de prêter l'oreille tout en remuant la mixture jaune de façon qu'elle aille caresser les bords de la poêle, puis rajouta l'oignon, les dés de poivron et les haricots. Il laissa cuire à feu moyen, le temps de couper quelques tranches de pain de seigle, puis retira la poêle et sépara l'omelette en deux parties égales.

Lorsqu'il apporta le tout au salon, Brownie était sur le point d'achever *Lover Come Back to Me*.

– Ils sont tous morts, Charlie.

– Qui ?

– Tous les grands.

Resnick lui tendit une assiette, posa la sienne sur un exemplaire de *Police Review*, retourna à la cuisine chercher des fourchettes et du poivre, puis remit le disque au début avant de s'asseoir.

– Tu sais quel âge il avait, lui, quand il a rangé son instrument ?

– Vingt-cinq, vingt-six ans ?

– Vingt-cinq.

Moins de la moitié de ton âge, Ed, songea Resnick. Et tu es toujours debout. Bancal, mais debout.

– À dix-neuf ans, continua Silver, tout le monde disait qu'il ne se relèverait pas de son accident de bagnole. Il a passé près d'un an à l'hosto. C'est suffisant pour te finir un bonhomme, à force de passer par les mains d'un tas de bouchers. (Il s'interrompit pour poser un bout d'omelette sur sa tranche de pain et porter le tout à sa bouche.) N'empêche qu'il s'en est tiré quand même. Il a recommencé à jouer, juste le temps de faire un carton, et vlan ! deuxième accident de voiture. Mort sur le coup. Rideau.

– Hum, fit Resnick.

– Vingt-cinq piges.

– Ouais.

– Pauvre gosse.

– Paix à ses cendres.

Quand *Stockholm Sweet'nin'* laissa place à *'Scuse These Blues*, Resnick remporta les assiettes à la cuisine et les posa dans l'évier. Il se dit qu'il était déraisonnable de laisser la bouteille de vodka à l'herbe de bison à portée du regard d'Ed Silver, mais en la voyant ainsi caressée par les derniers rayons de lumière, il se demanda si, au fond...

– Santé.

– À Brownie, toasta Ed Silver.

Ils burent un verre, puis un autre. En regardant les mains enflées, aux articulations en piteux état, de son invité, Resnick se demanda à quand remontait la dernière fois où elles avaient caressé les clés d'un saxophone. Il aurait voulu lui demander s'il comptait jouer à nouveau, un jour, mais, naturellement, il n'en fit rien et regarnit leurs verres vides. Surgi de la pénombre, Dizzy sauta sur les genoux de Silver et renifla avec curiosité la tache sur sa veste.

– Ils sont tous morts, Charlie.

– Qui ?

– Clifford, Sandy, Pete, Lawrence, Vernon, Marshall, Tom. Tous les Brown. Envolés.

Toujours pimpant, bien qu'en sourdine, Clifford Brown amorçait *Theme of No Repeat*.

*

* *

Millington songeait à tous les endroits plus agréables qui pouvaient exister pour passer sa soirée, en dehors de cette aire de repos sinistre des alentours de Burton-on-Trent. L'autoroute était traversée de poids lourds bruyants qui faisaient la navette entre Derby et West Bromwich, de fous du volant qui se croyaient sur le circuit de Donnington, de motards en goguette. Trois nuits plus tôt, un camion transportant un chargement de cigarettes – des Embassy par paquets de vingt – avait fait halte ici même pour souffler un peu, avaler quelque chose de chaud et boire une tasse de thé, mais le marchand ambulant avait fermé de bonne heure ce soir-là. Le temps pour le routier de lâcher un fil sur le bord du champ voisin, et il s'était fait assommer d'un coup de clé à molette. Lorsqu'il avait repris connaissance, ses clés avaient disparu et le camion avec.

Le véhicule avait été retrouvé vide le matin suivant, abandonné un peu plus loin sur l'autoroute. La police n'avait pas tardé à découvrir que le chauffeur avait été condamné deux fois pour vol, ce qui, sans permettre d'affirmer en quoi que ce soit qu'il s'était lui-même cabossé le crâne avec l'objet contondant ou avait autorisé quelqu'un à le faire, avait tout de même piqué la curiosité des enquêteurs. On s'intéressait donc à son environnement amical, on traquait le signe extérieur de richesse incongru genre téléviseur à haute définition et décodeur stéréo Nicam, ou seconde lune de miel à Ténérife sur un coup de tête.

Changer son poste de télévision ou s'offrir un voyage à deux étaient des petits à-côtés qui n'auraient pas déplu à Millington. Las de scruter son rétroviseur afin de déterminer ce que faisait exactement le couple dans l'auto derrière lui, il descendit de voiture pour se dégourdir les jambes et se dirigea vers la caravane du marchand ambulant. Ambulant était d'ailleurs une figure de style, vu que l'engin était dépourvu de roues et calé sur des parpaings. Son propriétaire, originaire de Glasgow, arborait un œil de verre et une balafre d'environ dix centimètres sur la joue. La rumeur voulait qu'il ait été recousu dans une arrière-boutique à l'aide d'un nécessaire à couture et avec un bouteille de Glenlivet en guise d'anesthésiant.

– Vous avez du thé ? demanda Millington en cherchant la monnaie dans sa poche.

– Bien sûr. Et qu'est-ce que vous diriez d'un steak ou d'une galette aux haricots ? Ça va avec tout, ça tient au corps. Bon, côté steak, vaut mieux avoir de bonnes dents, j'vous préviens tout de suite.

– C'est tout ce que vous avez ?

– Oh, en cherchant bien, je dois aussi avoir un ou deux hot-dogs qui traînent, fit-il en faisant couiner ses tongs d'un bout à l'autre de sa roulotte. Ah, et puis je peux vous préparer un hamburger, aussi.

– Va pour le hamburger, fit Millington.

– Bien réfléchi ?

– Oui.

– Non, parce que...

– Vous avez la bosse du commerce, vous.

– Bon. Avec ou sans oignon ?

– Avec, dit Millington.

– C'est parti, fit l'Écossais en lui tendant sa tasse de thé.

Millington remua le sucre au fond du breuvage ambré à l'aide d'une cuillère attachée au petit comptoir par une chaînette et tourna la tête vers les trois motos qui s'approchaient de la caravane et se garèrent finalement en quinconce à quelques pas de sa voiture. Lorsque le premier motard ôta son casque, Millington vit qu'il était totalement chauve et pratiquement squelettique en comparaison de ses camarades, aussi baraqués que gras, l'un d'entre eux arborant même, par-dessus son ceinturon clouté, une bedaine d'envergure équivalente à une grossesse arrivant à terme. Tous trois étaient vêtus, de pied en cap, des mêmes harnachements de cuir, et paraissaient assez vieux pour avoir vu *Easy Rider* – ou même *L'Équipée sauvage* – en première exclusivité. En revanche, les filles qui les accompagnaient paraissaient dix-sept ans tout au plus. Mignonnes, pâlottes et les traits marqués par plusieurs heures de route face au vent glacé.

Le groupe ignora Millington et retrouva immédiatement la complicité d'habitués qu'ils partageaient avec l'Écossais. Le sergent attendit son hamburger, puis l'emporta jusqu'à sa voiture arrosé d'une giclée de ketchup liquide. Une fois assis au volant, il donna un coup d'œil dans son rétro pour constater que le couple de la voiture voisine avait apparemment opté pour la banquette arrière du véhicule. Il examina d'un œil méfiant la couleur grise de son morceau de viande débordant de graisse, mais en testa deux bouchées tout de même, avant de le jeter. Il revit sa femme, assise en tailleur sur le canapé malgré sa jupe, évoquant Mary Wesley et se demandant comment elle pouvait encore penser au sexe à son âge et écrire dessus. Millington s'était contenté d'un grognement neutre en attendant qu'elle change de sujet.

Il savait que *penser* à la chose n'avait jamais été le problème.

*

* *

– Debbie ?

Pour une fois, ils s'étaient couchés de bonne heure, espérant tous deux que la petite ferait elle aussi sa nuit.

– Deb ?

Il effleura la nuque de sa femme par-dessus le col de sa chemise de nuit et la sentit tressaillir.

– Debbie.

– Qu'est-ce qu'il y a ?

– On ne peut pas continuer comme ça.

*

*   *

Ce n'était pas la première fois que Karl Dougherty déplorait de disposer d'à peine quinze minutes pour passer le relais à l'équipe de nuit. Spécialement lorsque, comme ce soir, il leur arrivait deux admissions en urgence. Les administrateurs qui fermaient des services ou réduisaient les effectifs pour raisons budgétaires ne semblaient pas vouloir comprendre que, mesures d'austérité ou pas, le nombre des malades ou des mourants était toujours le même.

Une infirmière attendait déjà près de l'ascenseur.

– Alors ? fit Karl. On s'apprête à retrouver son petit lit glacé et un gros livre chiant ?

– Eh oui, dit-elle. Heureusement, il y a le reste avec.

En se dirigeant vers son arrêt de bus, Karl aperçut Sarah Leonard à quelques pas devant lui. Il la rejoignit en deux ou trois enjambées à l'entrée du passage souterrain.

– Tu prends le bus ?

Sarah secoua la tête avec un sourire :

– Je préfère marcher, ça me vide la tête. Et puis, le temps de poireauter, je serai déjà chez moi, au chaud.

– Je t'aurais bien accompagnée, mais j'ai rendez-vous avec quelqu'un pour boire un verre en ville.

– Pense à moi devant mon bol de cornflakes, dit Sarah lorsqu'ils furent en haut de l'escalier qui donnait sur la rue principale.

Karl éclata de rire :

– Rassure-toi, j'y aurai droit aussi, sauf que moi, je marche au germe de blé. Trois bols à la file pour devenir un grand garçon costaud.

Sarah lui fit un signe de la main avant de tourner les talons :

– Tu regardes trop la pub.

*

* *

Karl attendait toujours son bus quand, cinq minutes plus tard, Ian Carew passa en voiture. À proximité du pont de chemin de fer et du terrain de jeu de Lenton, il ralentit pour observer plus attentivement la femme en imperméable qui marchait du pas décidé des gens qui savent où ils vont. Il se dit que ça ne coûtait rien de lui proposer de la déposer.

*

* *

Graham Millington avait lu son exemplaire du *Mail* de la première à la dernière page, puis en sens inverse. Il ne lui restait guère de possibilités, à part renouveler l'opération de bas en haut, ou bien carrément à l'envers. Le couple dans la voiture derrière lui semblait être parvenu au même genre de conclusion vingt minutes plus tôt. Les amants s'étaient séparés à la sortie de l'aire de repos, chacun baissant la vitre de son véhicule pour un dernier signe avant d'aller retrouver leurs conjoints respectifs. Une ultime tentative de Millington pour glaner quelques informations auprès de l'Écossais, une fois les motards repartis, n'avait donné aucun résultat. Il décida qu'il n'avait pas la fibre pour converser de façon fructueuse avec ce genre de rustre, que c'était comme ça et que, d'ailleurs, il était temps de rentrer.

*
* *

En sortant du Manhattan's, Karl Dougherty parcourut du regard les alentours du Victorian Hotel à la recherche d'un taxi en stationnement ou en maraude et, bien entendu, n'en vit aucun. Toujours la même histoire alors que, quand on en n'avait aucun usage, il y en avait partout. Il traversa la rue en direction de Trinity Square et décida de se rapprocher du centre. Là, il en trouverait forcément un. Passant près du voyant au néon des toilettes publiques, il sentit sa vessie se rappeler à son souvenir, comme chaque fois qu'il dépassait les deux bières. À la limite de la cystite.

Il choisit l'urinoir situé au milieu de la rangée et, tout en s'escrimant sur les boutons de sa braguette, songea qu'il aurait mieux fait d'annuler son rendez-vous et de rentrer se préparer un bon bol de céréales avec du sucre et du lait chaud, comme Sarah Leonard.

Perdu dans ses pensées, il n'entendit pas ce qui arrivait derrière lui.

16

Quelquefois, Resnick se disait qu'il devait forcément exister sur terre des gens pour qui une sonnerie de téléphone au beau milieu de la nuit ne signifie pas obligatoirement une mauvaise nouvelle. Le récepteur sur l'oreille, il déchiffra l'heure au cadran numérique. Près de

4 heures. Il enfila sa chemise mécaniquement, puis son pantalon tout en écoutant la voix à l'autre bout du fil, répondant « oui » par intervalles avant de conclure par :

– J'arrive.

Le trottoir était jonché de papiers d'emballage et de boîtes en polystyrène maculés de ketchup, de sauce au curry et de restes de plats à emporter. Debout sous le lampadaire à l'angle de la rue, Patel ôta les mains des poches de son imper et regarda Resnick venir à la rencontre avec un peu d'anxiété. Une voiture de police était arrêtée près des toilettes publiques et une autre garée devant le fast-food, face à Trinity Square. Un agent en uniforme surveillait les alentours, faisant de son mieux pour ne pas avoir l'air écrasé d'ennui.

– J'ai hésité à vous réveiller, monsieur, dit Patel. Je ne sais pas si j'ai bien fait.

– On va voir ça, répondit Resnick.

Patel avait assuré la permanence de nuit du CID avec un autre agent du Central. Le premier rapport avait seulement fait mention d'un homme de race blanche âgé d'une trentaine d'années. Ce n'est que plus tard que sa profession avait été connue. En entrant, suivi de Patel, Resnick reconnut l'inspecteur Cossall qui pissait tranquillement dans le dernier urinoir de la rangée, tout au fond, tandis que l'équipe de l'Identité remballait son attirail et prenait les ultimes polaroïds pour la postérité.

Sur le sol, un épais tracé à la craie délimitait l'endroit où l'on avait retrouvé le corps, indiquant une étrange position des membres qui lui donnait davantage l'aspect d'un dessin abstrait que celui d'une forme humaine.

– Le jeune homme aurait pu te laisser dormir quelques heures de plus, fit Cossall en refermant sa braguette.

– Il paraît que le type travaille à l'hôpital, dit Resnick en désignant la silhouette de craie blanche.

– Effectivement, confirma l'inspecteur.
– Attaqué à l'arme blanche.
– Oui.
– Alors Patel a bien fait. Il se serait même fait engueuler s'il avait fait autrement.
– À première vue, dit Cossall en regardant par terre, le pauvre mec s'est fait tomber dessus par-derrière. Le type lui a salement charcuté les joyeuses.
Resnick frissonna et porta instinctivement la main à son entrejambe, comme un footballeur s'apprêtant à bloquer un coup franc.
– Allons dehors, dit Resnick. Respirer.

*
* *

Cossall et Resnick étaient plus ou moins de la même promotion. Leur passage de l'uniforme au CID s'était fait à peu près à la même époque, leur accession au grade d'inspecteur était intervenue à seulement quelques mois de différence. Le parcours de Cossall avait bifurqué quelque temps du côté du Norfolk, où il avait passé moins d'un an au grade de sergent, avant de réintégrer la police locale. Un soir, devant un verre, il avait expliqué à Resnick que le Norfolk restait le seul endroit où la vieille vanne sur le mouton animal à poil laineux avait encore un tel succès qu'on la trouvait régulièrement griffonnée sur tous les murs de chiottes.
– Le problème, dit-il, c'est qu'il est resté un bon moment sous son urinoir à pisser le sang. Apparemment, pas mal de gens ont enjambé le corps pour aller lâcher un fil et l'ont réenjambé pour ressortir sans s'affoler ni prévenir personne. Ils ont dû croire que c'était simplement un ivrogne qui avait son compte.
– Et le sang ?

– Ils ont dû se dire qu'il s'était blessé en tombant, ou quelque chose comme ça, enfin, ceux qui y ont fait attention. Parce que c'est presque un miracle qu'on lui ait pas vomi dessus, en plus du reste.

– Où est-il, maintenant ? demanda Resnick.

– À mon avis, ça se joue entre les soins intensifs et la morgue, quelque part par là.

- Quelqu'un s'est occupé de prévenir la famille ?

– Excellente question, fit Cossall un peu gêné, détournant le regard vers la lumière clignotante des gyrophares.

*

* *

Resnick prit à droite et longea le parc de stationnement de Fletcher Gate, avant de s'arrêter devant le Lace Market Theatre. Il éteignit ses phares et laissa tourner le moteur. C'était la situation par excellence où il remerciait le destin de ne pas avoir eu d'enfants. La seule part de son job où il redoutait de se trouver seul. Il se souvint du soir où il avait réveillé Rachel pour lui demander de l'accompagner. Il devait annoncer à une vieille femme à moitié infirme que sa fille avait été retrouvée morte, et Rachel avait fait preuve de toute la délicatesse, de toute l'expérience qu'elle mettait quotidiennement au service de son métier d'assistante sociale. Savoir quand parler, quand se taire, l'instinct du mot juste, du geste adéquat. Ce n'était ni par hasard ni pour ses seules qualités humaines et professionnelles qu'il l'avait tirée du lit ce soir-là. Sans se l'avouer vraiment, il essayait déjà de la faire entrer dans sa vie. Il y était parvenu. Tant et si bien qu'elle avait failli se faire tuer.

Rachel.

Un claquement régulier de talons résonna sur le bitume, derrière lui, et une silhouette féminine familière sortit de l'ombre du porche, vêtue d'un imper sombre, col remonté. Resnick se pencha pour ouvrir la portière.

– Désolé de vous tirer du lit à cette heure, dit-il.

– Pas de problème, monsieur, le rassura Lynn Kellogg. Je vous ai déjà fait le coup, moi aussi.

Resnick remit les phares et démarra :

– Je vous expliquerai en roulant.

*

* *

Wollaton était un de ces endroits oubliés du temps, une banlieue sinistre plantée de bungalows et de petits pavillons avec jardins décorés de nains, blottis dans un bourgeonnement de petites rues en arc de cercle. Le porche de la maison des Dougherty était pourvu d'une veilleuse orangée. Resnick sonna une seconde fois, recula d'un pas et attendit. Une lumière apparut derrière les rideaux du premier, suivie du grincement d'un escalier qu'on descendait à pas lents.

– Qu'est-ce que c'est ?

– Détective inspecteur Resnick, CID.

De l'autre côté du verre dépoli, Resnick distingua une silhouette voûtée, aux gestes hésitants.

– C'est la police, monsieur Dougherty, dit Resnick en veillant à ne pas trop élever la voix, mais pressé d'en finir au plus vite.

La silhouette s'approcha, puis il y eut une succession de claquements de verrous, de clés tournées dans des serrures avant que, finalement, la porte s'entrouvre de quelques centimètres, retenue par la chaîne de sécurité.

Resnick exhiba sa carte de police par l'entrebâillement et se pencha légèrement de côté afin que l'homme puisse voir son visage.

– Et voici l'agent détective Kellogg, ajouta-t-il en désignant Lynn d'un geste. Est-ce que nous pouvons entrer ?

– Qu'est-ce qu'il y a de si grave pour qu'on nous dérange à cette heure ?

– C'est au sujet de votre fils, dit Resnick.

– Karl ?

– Oui, monsieur.

La porte se referma, le temps d'ôter la chaîne d'entrebâilleur, puis s'ouvrit à nouveau sur Dougherty, en pyjama écossais et robe de chambre vert sombre, les cheveux en bataille.

– Il est arrivé quelque chose à Karl ?

Le ton de sa voix et l'expression de son visage faisaient presque de sa question une affirmation.

*

* *

Dans la lumière tamisée d'une petite lampe allumée dans un coin, Dougherty avait écouté Resnick tout en promenant son regard de la petite table en chêne au vaisselier, du vaisselier à la commode sur laquelle reposaient sagement les photos encadrées et le vase rapporté de Hollande quinze ans plus tôt, pour revenir finalement sur l'inspecteur et la jeune femme qui l'accompagnait, assis en face de lui.

Son court récit achevé, Resnick marqua un temps de silence et observa Dougherty qui tripotait la ceinture de sa robe de chambre d'un air sombre. Il n'était pas tout à fait certain que le vieil homme ait compris ce qu'il venait de lui expliquer.

– Voulez-vous que nous vous conduisions à l'hôpital, demanda Resnick, vous et votre femme ?

– Ma femme..., commença Dougherty, le regard angoissé.

– Vous verrez Karl et…

– Ma femme ne pourra pas, dit le vieil homme.

– Elle est ici ?

– Oui, là-haut, elle dort. Il ne faut pas qu'elle sache, elle ne pourra pas…

– Il faudra bien la mettre au courant, monsieur Dougherty, dit Resnick.

– Pas question.

– Voulez-vous que je lui parle ? proposa Lynn.

– Non, elle ne doit pas savoir, je…

– Qu'est-ce qu'il y a, William ? demanda Pauline Dougherty d'une voix craintive et ensommeillée.

Immobile dans l'encadrement de la porte, en chemise de nuit, elle regarda Resnick et Lynn Kellogg, puis son mari :

– Qui sont ces gens ? Je me suis réveillée, tu n'étais plus là. J'ai entendu des voix, j'ai cru que c'était Karl… tu sais, une petite visite-surprise, comme il a l'habitude…

– Quelle visite-surprise ? Qu'est-ce que tu racontes ? fit Dougherty en se tournant vers elle.

– Tu sais bien, quand il…

– Il ne nous rend jamais visite, dit-il en se levant. Entre le jour de l'an et la Saint-Sylvestre, c'est bien le diable s'il se souvient que nous existons…

– Mais si, William, il vient nous voir, simplement, tu oublies et, après, tu crois des choses…

William Dougherty ferma les yeux et soupira face au calme inquiétant de son épouse. Celle-ci le regarda comme un enfant têtu et vérifia la bonne tenue du filet qui protégeait sa permanente :

– William ?…

– Karl est mort, dit Dougherty en rouvrant les yeux.

– Non, intervint Resnick, prêt à se lever de son fauteuil.

– Mort, répéta Dougherty.

– Non ! dit Resnick en veillant à ne pas hausser le ton. Ce n'est pas ce que j'ai dit, Dougherty.

– Tu vois bien, dit sa femme en tournant la tête vers Resnick avant de regarder à nouveau Dougherty. Tu n'as pas bien écouté le monsieur. Je savais bien qu'il y avait une erreur.

*
* *

Le ciel commençait timidement à blanchir et le camion du laitier n'était qu'à deux heures de là. Lynn Kellogg avait pu joindre la sœur de Pauline Dougherty à Harrogate, et celle-ci arriverait par le premier train avec correspondance à York. Une voisine avait elle aussi promis de passer dans l'intervalle, et Lynn assurait l'intérim auprès de Mme Dougherty, lui tenant la main, regardant le manège des oiseaux autour du pommier par la fenêtre de la cuisine. Se rendre à l'hôpital signifiait pour la vieille femme affronter la vérité sur ce qui était arrivé à son fils, et elle n'était pas prête pour cela.

Pendant ce temps, Resnick avait appelé le service chirurgie, le bureau, de nouveau le service chirurgie. Un agent en tenue vint chercher William Dougherty pour le conduire au chevet de son fils qui, sans le savoir, se battait pour donner tort à son père.

Une fois leur mission accomplie, Resnick et Lynn Kellogg trouvèrent un comptoir pour avaler une ou deux saucisses et se faire servir du thé chaud. À travers la vitrine embuée, ils contemplèrent la ville en train de s'éveiller lentement dans les premières lueurs de l'aube, sans échanger un mot.

17

Il était 8 heures du matin, et Karl Dougherty était sous surveillance constante au service réanimation de l'hôpital. Il avait repris connaissance durant quelques minutes aux alentours de 6 heures, puis à nouveau une heure plus tard, pour un laps de temps similaire. Son père était assis à son chevet, mais Karl ne semblait pas l'avoir reconnu. Les plaies et les estafilades au visage et sur les avant-bras avaient été soignées sans problème, mais les blessures au thorax et à l'abdomen avaient réclamé une attention chirurgicale complexe et minutieuse. Malgré tous ses efforts, le chirurgien n'avait pas pu sauver l'un des testicules de Karl.

*
* *

Resnick raccompagna Lynn Kellogg jusque chez elle, affrontant le flot grossissant de la circulation matinale. Le premier bulletin sur Radio Trent fit mention d'un homme attaqué dans le centre-ville pendant la nuit et transporté à l'hôpital dans un état grave. Lorsque Lynn demanda à Resnick s'il pensait ou non que Dougherty avait ses chances, celui-ci répondit qu'il n'en savait rien et se mit à songer à toutes les modifications qui interviendraient dans la procédure si l'infirmier ne s'en tirait pas et que, d'une affaire d'agression, on passait à une affaire de meurtre. Il n'oubliait pas non plus que désormais les agressions étaient au nombre de deux, perpétrées apparemment de la même manière, à quelques détails près, sur Fletcher et Dougherty. Les probabilités pour qu'il s'agisse là d'une coïncidence étaient plutôt faibles. Il mit son clignotant et se rangea sur la file de droite puis, quelques instants plus tard, s'arrêta à l'endroit même où il était venu attendre Lynn Kellogg quatre heures plus tôt.

– Vous montez prendre une tasse de thé, monsieur ?

– Merci, dit Resnick en déclinant l'offre d'un signe de tête, mais si je ne réduis pas ma consommation, on va finir par croire que j'ai des problèmes de prostate.

Il la suivit des yeux jusqu'à ce qu'elle disparaisse à l'intérieur de son immeuble. Quelques éléments de plus comme elle n'auraient pas fait de mal aux forces de police.

*

* *

William Dougherty se leva du fauteuil, dit à l'infirmière qu'il revenait tout de suite et prit l'ascenseur pour descendre au rez-de-chaussée fumer une cigarette. Le tabac était sec et avait un goût amer. Il ne savait plus au juste depuis combien de temps le paquet fripé traînait au fond de sa poche. Il avait pratiquement cessé depuis l'époque où Pauline se plaignait des odeurs de tabac froid dans la maison, fumant seulement une ou deux cigarettes le dimanche, dans le jardin, pendant qu'il taillait les haies et entretenait le gazon. Lorsqu'ils avaient emménagé à Wollaton, Karl marchait à peine et suivait son père partout. « Joue ballon, Papa, joue ballon ! » « William, fais attention à mes fleurs ! » Dougherty prit la cigarette entre le pouce et l'index, arracha la braise et éteignit le mégot avant de le remettre dans sa poche. Faut pas gâcher, demain peut être un jour de merde. *Tu sais, moi je n'étais même pas d'accord pour que tu ailles à cette foutue université. Du temps et de l'argent de foutus en l'air.* À présent, il ressemblait à une espèce de robot ou d'extraterrestre, relié par des fils à toutes ces machines de science-fiction. Pendant un temps, il avait rêvé de devenir astronaute, chevalier de l'espace, style Dan Dare ou les Thunderbirds, quelque chose comme ça. Maintenant, il aurait de la chance s'il restait un légume. Des appareils contrôlaient l'arrivée du sang dans ses veines, de l'air dans ses poumons. Évidemment, William Dougherty ne comprenait pas tout, il n'était pas médecin, mais il avait bien vu les tubes, les pastilles reliées à des fils sur son visage et tous ces compteurs électroniques autour du lit, que les infirmières venaient vérifier, relever toutes les cinq minutes. Elles avaient beau faire des petits sourires à Karl, et l'inspecteur déclarer qu'il n'était pas mort, ça changeait quoi ? Au lieu de prendre l'ascenseur pour remonter, le vieil homme décida de partir. De rentrer.

*

* *

Resnick ne fut pas vraiment surpris de voir Reg Cossall rempiler, en compagnie de son sergent, Derek Fenby, dans la file du self-service pour un deuxième petit déjeuner.

– Alors, Reg, ils te laissent crever de faim, là où tu es ?

Cossall pointa un doigt en direction de l'estomac de Resnick :

– En tout cas, on est moins bien nourri qu'ici, apparemment.

– L'inspecteur-chef a tenu à ce qu'on vienne faire un rapport à votre big boss, expliqua Fenby.

Cossall adressa un clin d'œil à Resnick :

– Skelton tient à ce que l'affaire reste chez vous, avec l'autre. Il a ferraillé comme un malade, comme si c'était l'affaire du siècle.

– Il a comme qui dirait voulu prendre les choses en main, ricana Fenby.

– Il en fait un peu son affaire des bijoux, renchérit Cossall avec un sourire. Il a peur pour nos âmes sensibles.

– Peut-être qu'il est contre la vasectomie, suggéra le sergent, visiblement en verve.

Et ça les fait marrer ! soupira intérieurement Resnick en prenant congé des duettistes.

– Hé, dites donc, fit Cossall à l'adresse de la fille de l'autre côté du comptoir. Vous appelez ça une saucisse ? Mon clebs a deux fois ce calibre entre les pattes de derrière !

*

* *

La veste du complet de Jack Skelton était accrochée derrière la porte à son cintre, et le reste de ses objets familiers à l'avenant, du bloc géométriquement disposé sur le sous-main, perpendiculaire à l'éphéméride, au stylo-plume orienté vers le nord. Seule la photographie encadrée de Kate avait disparu, au profit d'une photo de famille au piqué moins éblouissant.

– Qu'en pensez-vous, Charlie ? On décharge Patel de cette histoire de jeans et on le rappelle en première ligne ?

– Excellente idée. En plus, il va être fou de joie.

– Dans ce cas, nous l'enverrons enquêter à l'hôpital. Il nous faut un élément capable de tact.

– Je me demandais si Graham Millington...

Mais là, Skelton secoua négativement la tête, sans hésiter une seconde :

– Il s'est attelé à une lourde tâche avec ces détournements de camions et il serait bon qu'il la mène jusqu'au bout. Ne serait-ce que pour montrer à nos collègues extrarégionaux que cousins éloignés ne veut pas dire parents pauvres.

Il s'interrompit pour caresser l'endroit, juste au-dessus de la lèvre supérieure, où il avait naguère porté une fine moustache, puis continua :

– Reg Cossall serait ravi de nous mettre le sergent Fenby à disposition.

– C'est bien ce que je craignais.

– Qu'est-ce que vous avez contre Fenby, Charlie ? C'est un bon flic, à l'ancienne.

– Justement.

– Ce serait un élément parfait pour notre affaire. Il y aura des sonnettes à tirer, des quantités de contre-vérifications à faire. Vous lui remontez sa clé dans le dos, et vous l'envoyez sur le terrain.

Resnick se leva en hochant la tête et prit la direction de la porte d'un pas hésitant, sentant venir la classique ultime recommandation de son supérieur lorsqu'il posait la main sur la poignée.

– Vous avez commencé votre journée très tôt, Charlie, dit Skelton en décrochant son téléphone. Tâchez d'aller dormir une heure ou deux quand vous aurez briefé vos troupes. Avant de donner des résultats, je crois que cette histoire va d'abord nous donner de quoi nous amuser.

*

* *

Quand William Dougherty regagna finalement son pavillon de banlieue, ses chaussures étaient trempées et boueuses. Il ne se souvenait plus combien de temps il avait marché exactement.

Dans sa cuisine, il trouva une de leurs voisines, occupée à réchauffer du thé qui avait infusé trop longtemps pour être encore buvable. Sans un mot, elle fit un signe de tête en direction de la fenêtre.

En accompagnant son regard, il vit Pauline debout près du rosier, regardant tomber les derniers pétales. Sa chemise de nuit était chiffonnée et débraillée sur le devant et, surtout, elle était pieds nus.

– Elle refuse de rentrer, dit la voisine. Je lui ai demandé, mais il n'y a rien à faire, elle ne veut pas.

Dougherty acquiesça et sortit rejoindre sa femme par la porte de derrière. Bizarrement, le chant des oiseaux lui parut assourdissant, par-dessus les rumeurs de la circulation.

– Pauline.

Reconnaissant la voix familière, elle tourna la tête et sourit.

– Tu sais, William, il va falloir s'occuper des roses et faire très attention, parce que…

Elle donnait l'impression d'avoir oublié.

Gentiment, Dougherty lui ôta l'arrosoir des mains et le posa sur le bord de l'allée avant de la prendre par le bras pour la reconduire à l'intérieur.

*
* *

Sans son casque sur la tête, l'agent en uniforme qui escortait Sarah Leonard jusqu'aux bureaux du CID avait l'impression d'être plus petit qu'elle. Il lui fit traverser la salle des enquêteurs, toqua à la porte vitrée du bureau de Resnick et fit un bref signe à l'inspecteur avant de s'éclipser. Levant les yeux, Resnick fut aussitôt frappé par la chevelure noire, légèrement bouclée, le nez fort et la bouche charnue de la femme à la porte, et surtout par ce regard intense et sombre qui ne semblait plier devant aucune adversité. Un instant, il se reprit à songer à Rachel, puis se leva et l'invita à entrer.

– Vous êtes l'inspecteur ?
– Je vous en prie, asseyez-vous, dit Resnick.
– Sarah Leonard, dit-elle. Je travaille à l'hôpital.
– Vous êtes médecin ?
– Aide-soignante.
– Et vous travaillez avec Karl Dougherty ?
Sarah hocha la tête.
Resnick se renversa dans son fauteuil, laissant légèrement retomber ses épaules.
– Nous avons fini à peu près à la même heure, hier soir, dit-elle. Aux alentours de 21 heures. Nous avons fait un petit bout de chemin ensemble. Quelquefois, nous rentrons ensemble, à pied. Karl habite à deux pas de chez moi. Mais hier soir, il a pris le bus pour aller en ville. Il m'a dit qu'il avait rendez-vous avec quelqu'un, pour boire un verre.
Resnick sentit ses paumes devenir moites.
– Il vous a dit qui ? demanda-t-il.
– Non. Juste « quelqu'un ».
– Et rien d'autre ?
De nouveau, elle secoua la tête.
– Et vous ne savez pas s'il s'agissait d'un homme ou d'une femme ?
Il crut percevoir une légère hésitation avant que Sarah réponde encore une fois par la négative.
– Il n'a pas non plus précisé le lieu du rendez-vous ?
– Non, mais…
Mais ? répéta intérieurement Resnick, comme un écho.
– … je sais que Karl fréquente régulièrement cet endroit, près du Victoria Centre…
– Un pub ?
– Plutôt un genre de bar à vin ou de club.
– Vous y êtes déjà allée ?
– Oui, une fois. Je crois que c'était pour l'anniversaire de Karl. Un endroit légèrement en sous-sol et…

– Le Manhattan's ?

– Voilà, c'est ça.

Resnick essuya ses paumes contre les jambes de son pantalon.

– Et vous pensez que c'est là qu'il se trouvait, d'après vous, aux alentours de 21 heures ?

– Plus tard. Au moins 21 heures 15, corrigea Sarah. Le temps d'attendre son bus.

– Mais à votre avis, c'est là-bas qu'il se rendait ?

– Je ne sais pas. Je pense que oui, dit-elle avant de se pencher légèrement vers Resnick. D'après ce que j'ai entendu dire, il s'est fait attaquer à quelques pas de là, non ?

– Oui, dit Resnick. C'est exact.

Le regard de Sarah se durcit :

– Qui que ce soit qui ait fait ça, il faut l'enfermer.

Resnick demeura silencieux pendant quelques instants, sans savoir quoi répondre, puis réussit à se fendre d'un sourire et remercia Sarah Leonard d'être venue si vite.

– Un officier va prendre votre déposition, dit-il en la reconduisant à la porte.

Lorsqu'il fut de nouveau seul, il se dit que Rachel n'aurait pas réagi ainsi. Rachel aurait pensé d'abord à intervenir, mais pour protéger, apporter l'aide et le secours nécessaires. Il se remémora la description clinique que lui avait faite le médecin consultant des blessures de Tim Fletcher. Il revit Dougherty sans connaissance, le corps meurtri maintenu en vie par les appareils de réanimation.

Protéger.

18

– J't'ai emprunté une de tes chemises, Charlie. J'espère que ça ne t'ennuie pas ?

Assis sur un tabouret tiré près de la cuisinière, Ed Silver étalait consciencieusement du beurre de cacahuètes sur une tranche de pain de seigle. Sur un coin de la planche à découper, plusieurs sachets de thé viraient au brun orangé après avoir été retirés de la théière. Resnick remarqua que Silver avait aussi passé un de ses vieux pantalons gris et une ceinture à rayures rouges et se demanda si les chaussettes contre lesquelles se frottait langoureusement Dizzy lui appartenaient également. Ce qui était sûr, en tout cas, c'était que Dizzy, grand rôdeur nocturne devant l'Éternel et misanthrope affirmé, s'était découvert un *alter ego* bipède en la personne du saxophoniste.

Témoin de ce bouleversant éveil à la fraternité spirituelle, Resnick regardait d'un autre œil Dizzy le Solitaire, qu'il avait pris à tort, pendant des années, pour une âme noire et glacée ou quelque réincarnation de hooligan selon les moments. Il l'avait mal jugé. Il y avait en Dizzy une dimension grave, tragique. Celle qui faisait les artistes incompris et les ivrognes flamboyants, la différence entre les aristocrates et les parvenus.

– Y en a presque plus, fit remarquer Ed Silver en désignant le pot de beurre.

De la vodka non plus, songea Resnick.

– Tu as eu un coup de fil, signala encore Silver.

– Tu as pris le message ?

– Elle a dit qu'elle rappellerait.

– Elle ?

– Tu m'épates, vieux Charlie. Courir encore le jupon à ton âge, j'admire ta santé.

Resnick regarda l'heure. Il n'avait guère le temps, mais il avait besoin d'une douche. Il se sentait encore poursuivi par l'entêtante odeur d'urine, le tracé à la craie blanche sur le carrelage des toilettes publiques et aussi par le visage souriant de Pauline Dougherty. *Je savais bien qu'il y avait une erreur.* Ces comportements lui paraissaient irréels, ces gens demeuraient pour lui d'angoissantes énigmes, comme d'autres parents qu'il avait croisés au fil d'autres affaires, qui regardaient le corps de leur enfant disparaître au fond d'un trou, sous la terre glacée de quelque banlieue grise, comme le cercueil d'un anonyme. Une formalité ennuyeuse à laquelle il était malséant de chercher à comprendre quelque chose. Y avait-il une lueur de vie, au-delà de la torpeur de l'esprit, au-delà de la douleur ?

Il laissa ses vêtements par terre et tourna les robinets à fond. Les yeux fermés, il confia son corps fourbu aux trombes d'eau brûlante.

*
* *

Assis dans le couloir du service de soins intensifs, Patel regardait le bout de ses souliers, mesurant la nette amélioration de son lot quotidien qui, depuis plusieurs jours, avait consisté à surveiller un entrepôt pour essayer de savoir par quelle filière s'évaporait régulièrement une part importante du stock de jeans destiné au magasins de la région. Ici au moins, on lui avait offert du thé et un biscuit, et, de temps à autre, une infirmière passait près de lui et le gratifiait d'un beau sourire.

Il pouvait contempler, de l'autre côté des panneaux de verre, le complexe appareillage électronique disposé autour du lit de Dougherty et observer en détail le rituel de surveillance de l'état du blessé effectué par le personnel.

Deux médecins en blouses blanches remontèrent le couloir, échangeant des messes basses avec des airs de conspirateurs. Consultants, chefs de service, internes, il connaissait les titres sans différencier exactement les fonctions et les prérogatives. Son père avait longtemps rêvé qu'il fasse médecine, passant des soirées entières à parler de la noblesse et du prestige d'une telle carrière. Dix-huit heures par jour, sept jours sur sept et tous les jours de l'année sauf Noël, son père avait travaillé dans une petite boutique afin d'offrir à ses enfants une vie plus facile que celle qu'il avait eue. Arrivé en Angleterre avec juste un mot et une adresse griffonnés au dos d'une enveloppe, le père avait posé leurs maigres bagages d'émigrants à Bradford. Ici, Diptak, toi et tes frères recevrez une éducation. Vous apprendrez un métier et je serai fier de vous.

Lorsque, une fois sorti de l'école avec son diplôme, Patel avait déclaré son intention d'entrer dans la police, la réaction de son père n'avait pas été une réaction de fierté. Plusieurs de ses propres amis l'avaient rejeté et considéré comme un traître. Ce mot lui avait semblé suinter des murs mêmes entre lesquels il avait grandi et, un soir où il aidait à la boutique paternelle, son meilleur ami était même venu lui cracher à la figure. Cette violence et cette hostilité-là lui avaient collé longtemps à la peau et fait davantage de mal que toutes les blagues racistes servie par ses collègues ou les insultes relatives à son teint bronzé encaissées au fil des patrouilles nocturnes.

– Excusez-moi, dit-il en se levant lorsque les deux médecins traversèrent le couloir en sens inverse. Est-ce qu'il y a du nouveau concernant l'état de M. Dougherty ?

Ils le toisèrent avec étonnement, comme s'il était là par erreur.

– Non, aucune amélioration, finit par répondre l'un d'eux avant d'emboîter le pas à son collègue et de lui demander s'ils prenaient un verre avant ou après le squash.

*
* *

TENUE CORRECTE EXIGÉE, indiquait en grosses lettres le placard sur la porte, sous-titré en caractères plus petits de *Ni chapeaux, ni jeans ni vêtements de sport*. Cette étrange interdiction du port du chapeau intrigua Resnick tandis qu'il poussait la porte, et il se demanda s'il n'y avait pas là une sorte de code [1].

Il descendit les quelques marches qui menaient au milieu de la salle, avec son arc de cercle de sièges et de petites tables disposés sur la gauche, le poste de commandes du DJ sur la droite, et s'arrêta face à la piste de danse qu'il fallait traverser pour atteindre le bar situé tout au fond et qu'une femme blonde, agenouillé sur des patins, passait à la cire.

– Il n'y a personne ? s'enquit Resnick auprès de la femme de ménage.

– Trop tôt, dit la blonde sans prendre la peine de se retourner. Revenez dans une heure.

– Vous êtes toute seule ici ?

– Je viens de vous le dire, soupira-t-elle. Vous êtes dur de la feuille ou quoi ?

Mains sur les hanches, elle se redressa et tourna la tête. Resnick la reconnut :

– Bonjour, Rosie, dit-il.

– Ah, c'est vous. Je me disais bien, la voix…

La dernière fois qu'elle avait entendu sa voix, c'était lorsqu'il avait déposé contre deux de ses fils dans

1. *Hat* : chapeau en anglais. Peut désigner, dans un argot désuet, à la fois une prostituée, une femme aux mœurs légères et un homosexuel. (*N. d. T.*)

l'enceinte du tribunal. Articles 47 et 38. Insultes, coups et blessures aggravés, résistance à arrestation. Les deux jeunes gens sortiraient bientôt et replongeraient probablement très vite.

– Comment va la gamine ? demanda Resnick.

La fille de Rosie était née avec une grave insuffisance cérébro-spinale et, pendant des années, avait passé le plus clair de son temps d'un hôpital à l'autre.

– Qu'est-ce que ça peut vous foutre ? répondit sèchement Rosie.

À l'une des extrémités du bar, une porte s'ouvrit sur un type aux cheveux gominés, vêtu d'une chemise blanche et arborant un nœud papillon marron. Rosie se remit aussitôt au travail.

– Ce n'est pas ouvert, dit-il. Revenez dans…

Mais Resnick avait déjà ouvert son porte-cartes sur le bar.

– … oui, je sais, dans une heure. Malheureusement, je n'ai pas le temps.

L'homme changea aussitôt d'attitude. Impassible, mais attentif :

– En quoi puis-je vous être utile, inspecteur ?

– Vous êtes le propriétaire ou le gérant de la boîte ?

– Le gérant. Derek Griffin.

– Vous étiez là, hier soir ?

– Une grande partie de la soirée, oui. Pourquoi ?

D'un signe du menton, Resnick désigna la table la plus proche :

– Allons nous asseoir, dit-il.

Il s'installa sur la banquette et Griffin sur le tabouret, dans une position inconfortable qui lui donnait un faux air de cacatoès abandonné au milieu d'une volière déserte.

– Vous voulez boire quelque chose ? proposa-t-il en désignant le bar, derrière eux.

– Combien étiez-vous, hier soir ? Je parle du personnel.

Griffin réfléchit un instant :

– Trois derrière le bar, plus le videur à la porte. Quatre.

– Quatre, c'est tout ?

– À moins que vous ne comptiez le disc-jockey en plus.

– Cinq, alors ?

– Cinq.

– Il va me falloir leurs noms et leurs adresses.

– Attendez. Qu'est-ce qui se passe ?

– Vous n'êtes pas au courant ?

– Au courant de quoi ?

– Un homme a été attaqué.

– Pas ici.

– Non, pas ici, dehors, entre 23 heures et 1 heure du matin, il…

– Qu'est-ce que vous entendez par « dehors » ? Devant le club ?

– … il est dans un état très grave et…

– C'est arrivé où, exactement ?

– Dans les toilettes publiques, de l'autre côté de la rue.

Griffin se détendit quelque peu, visiblement soulagé par cette réponse.

– Alors, ça n'a rien à voir avec nous ou le club.

– Si, justement. Nous avons de bonnes raisons de penser qu'il est venu boire un verre ici juste avant.

– Quelqu'un l'a vu ?

– Vous allez me dire ça, répondit Resnick en fouillant dans sa poche.

La photo de Karl Dougherty fournie par ses parents avait été photocopiée. Elle remontait à cinq ans et représentait un jeune homme souriant, vêtu d'un tee-shirt et d'un bermuda, sur fond de palmiers. C'était la photo la plus récente qu'ils possédaient.

Griffin l'examina attentivement puis la reposa :

– Non, fit-il.

Au-dessus d'eux, Rosie avait commencé d'essuyer les tables et semblait vaguement prêter l'oreille à leur conversation.

– « Non, vous ne l'avez pas vu hier soir » ou « non, vous ne l'avez jamais vu » ?

– Les deux.

– Vous en êtes bien sûr ?

– Certain.

– Faites bien gaffe à ce que vous lui dites, conseilla Rosie, parce qu'il pourrait bien faire semblant d'avoir entendu le contraire et de l'utiliser contre vous. Un coup de bol que je sois là comme témoin, en cas…

– Combien de clients y avait-il hier soir, approximativement ? demanda Resnick sans faire attention aux propos de Rosie.

– Environ trois cents, dit Griffin. Peut-être un peu plus. Et, bien sûr, pas en même temps.

– Et pas un seul qui portait un chapeau ?

– Pardon ?

– Rien. Laissez tomber.

– Votre type-là, demanda Griffin. Qu'est-ce qui lui est arrivé exactement ?

Resnick lui expliqua brièvement, sans entrer dans les détails. Ce fut néanmoins suffisant pour que le gérant croise nerveusement les jambes et que la sueur commence à lui perler au-dessus du col de chemise.

– Parmi le personnel présent hier soir, j'ai une chance de voir quelqu'un ici, si je reviens pour l'heure du déjeuner ?

– Maura seulement. Personne d'autre.

– Et ce soir ?

– Ils seront tous là, sauf un.

– Bon, alors adressez-moi cette liste au plus vite, dit Resnick, avec leurs horaires et leurs numéros personnels, si vous les avez. Il faut que nous les interrogions au plus vite.

Griffin acquiesça et se leva pour retourner derrière le bar. Il leva un œil inquiet vers Resnick :

– Dites-moi. Vous ne comptez pas débarquer ici pendant le coup de feu, pour venir ennuyer les clients avec vos questions ?

– Si, répondit Resnick, ça se pourrait bien, mais ne vous en faites pas : je préviendrai mes hommes afin qu'ils soient correctement habillés.

*

* *

À une ou deux reprises, lorsqu'il avait quinze ou seize ans, Kevin Naylor avait été en proie à la panique : une fois au beau milieu d'une rue noire de monde, une autre au Broad Marsh Centre, un samedi après-midi. Autour de lui, les gens allaient et venaient, affairés, se rendant d'un point précis à un autre point précis. Lui était resté là, immobile, incapable de faire le moindre mouvement. Et le flot des passants avait continué de déferler de part et d'autre, sans le voir, sans même le bousculer. Comme s'il n'était pas là.

Il avait vécu une expérience un peu semblable, lors d'un exercice de mise en situation, à l'école de police. D'un côté, une partie des élèves organisée en cordon de brigade anti-émeute ; en face, les autres, en cagoules et en jeans, qui s'amusaient à jouer le soulèvement populaire, qui en étudiant excité, qui en gréviste gueulard et prêt à en découdre. Une sorte de récré, de défouloir en forme d'entraînement, avec slogans rageurs, fausse tension, haine du flic simulée par des flics, colère feinte et accessoires.

Harnaché de son costume de protection, avec bouclier transparent et matraque en caoutchouc, Naylor s'était détaché de son groupe par inadvertance lors d'une manœuvre de repli stratégique et s'était retrouvé au beau milieu d'une danse du scalp avec objets volants, bris de verre et pétards à mèches. Il avait affronté la tourmente totalement immobile, dans un mélange de stoïcisme de façade et de paralysie complète, l'air de dormir les yeux ouverts, jusqu'à ce qu'on vienne l'emmener gentiment sur la touche.

Dans le bureau du psychologue, il avait été question de défaillance nerveuse, d'inaptitude psychologique. Seule la qualité de son travail à l'écrit l'avait préservé d'une mise au rancart.

Aucun incident notable de ce genre ne s'était reproduit sur le terrain, tant durant la période où il avait porté l'uniforme que depuis qu'il faisait partie du CID. La plupart du temps, il suffisait de répondre à une situation donnée par une attitude ou un réflexe adéquats. Il était seulement occasionnel que les choses dégénèrent, menacent de le dépasser et que la peur soit au rendez-vous. Mais cela ne durait en général que quelques instants. Ce qu'il appréhendait surtout était ces hordes de supporters lâchées dans la ville lors des matchs importants.

Pour le moment, c'était l'heure du changement d'équipe au sein du service de l'hôpital où il était venu enquêter. Les aides-soignants se passaient le témoin au milieu d'une confusion apparente d'appels émanant des chambres, de chariots promenés d'un bout à l'autre des travées et des couloirs, de voyants qui s'allumaient et d'un téléphone qui n'en finissait pas de sonner dans le box des infirmières. Naylor entendait le murmure des téléviseurs dans les chambres, égrenant les mêmes séries ringardes découpées en tranches de cake par les flashs de pub.

Il devait s'assurer auprès de la surveillante qu'il pouvait commencer à interroger le personnel en train de prendre son service. De son côté, Lynn Kellogg s'occuperait de l'équipe sur le point de quitter l'hôpital. Helen Minton attrapa Naylor fermement par le bras et l'entraîna vers son bureau.

– Je sais que ce que vous avez à faire est important, mais j'aimerais que les choses soient réglées aussi vite que possible. Ici aussi, nous avons du travail.

*

* *

Peu optimiste quant à ses chances de pouvoir interroger Dougherty, Patel s'était rabattu sur les mots croisés du *Mail* de la veille et séchait sur le 13 horizontal : *de fer et de sang, en onze lettres.* Il essayait toujours de trouver lorsque la tension artérielle de Karl Dougherty chuta dangereusement et qu'il fut décidé qu'une transfusion supplémentaire serait insuffisante. L'hémorragie interne étant probable, il fut aussitôt conduit une nouvelle fois au bloc opératoire.

Hémoglobine. Onze lettres.

Il remplit les cases et passa à la définition suivante.

19

Resnick retrouva Fenby à environ deux cents mètres du Central et lui glissa la liste des employés du Manhattan's, rajoutant lui-même les quelques sous-titres nécessaires à la bonne exécution de la tâche.

– Pour ce qui est de Maura Tranter, précisa Resnick, elle est de service pour le déjeuner, je m'en occupe moi-même.

Fenby hocha lentement la tête, ingérant les consignes les unes après les autres avec l'absence totale de vivacité qui le caractérisait. Originaire du Lincolnshire, le cheveu dru et le teint couperosé, Fenby avait grandi les pieds dans la boue et les oreilles fouettées par les vents sournois venus de la mer du Nord.

– Je vous en réfère directement à vous ? demanda le sergent.

Monsieur. Je vous en réfère directement, monsieur, songea Resnick.

– Oui, dit-il.

Assisté de deux agents en tenue, Divine faisait le tour des chauffeurs de taxis qui fréquentaient la station proche du lieu de l'agression, ainsi que les bars, les pubs et les restaurants du quartier.

La manchette du journal local titrait modestement : UN INFIRMIER ENTRE LA VIE ET LA MORT. Il était seulement fait état d'*une agression sans mobile apparent*, ce qui apaisait momentanément les craintes de Resnick. Il redoutait une couverture de l'affaire dans le registre apocalyptique, façon Balafreur des Midlands ou *Serial-killer* de la Blouse blanche cherchant à battre le record de Kenneth Clarke.

Il prit l'escalier mécanique à l'annexe de la boutique Miss Selfridge et arriva au niveau du marché face à la travée boucherie et poissonnerie. Le temps manquait pour un espresso, et il se contenta d'entrer au premier delicatessen polonais, hésitant entre les trois sortes de cheese-cake, comme d'habitude.

– L'histoire de cette nuit, demanda l'employé de l'autre côté du comptoir, c'est vous qui êtes chargé de l'enquête ?

Resnick répondit par l'affirmative et choisit celui du milieu.

– Et vous perdez quand même du temps à bouffer des gâteaux ?

Il paya et prit le sac en papier blanc sur le comptoir, puis remonta la travée des fleuristes vers l'autre escalier mécanique, celui qui descendait juste en face du Manhattan's.

*

* *

La salle était à présent bondée. Chaque fois qu'il entrait dans un endroit comme celui-ci, spécialement à l'heure du déjeuner, Resnick était surpris du nombre de gens de moins de trente ans capables, non seulement de s'offrir les tarifs prohibitifs de la carte, mais également d'être habillés dans le style luxueux et branché de l'établissement. Il repéra un tabouret inoccupé à l'extrémité du bar et fendit la foule pour s'y installer.

Une des constantes de son job était de côtoyer plus fréquemment les démunis que ceux pour qui le système était censé fonctionner, au point que, parfois, les laissés-pour-compte lui semblaient constituer la norme. Il oubliait alors les privilégiés et se retrouvait surpris de leur nombre.

– Qu'est-ce que c'est ? demanda la jeune femme de l'autre côté du bar en désignant le sac en papier qu'il venait de poser sur le comptoir.

– Un cheese-cake, dit Resnick. Avec un nappage à la cerise.

– Vous ne pouvez pas manger ici ce que vous apportez de l'extérieur.

– Où avez-vous vu que je mangeais ?

– Bon, mettons que je n'ai rien dit.

Elle avait un visage lunaire, des joues d'écureuil affamé et une chevelure dense, dont le désordre avait dû nécessiter des heures de préparation.

– Êtes-vous Maura ?

– Seulement le mardi, le jeudi, le vendredi et le dimanche après-midi. Le reste de la semaine, on m'appelle Leslie.

Resnick craignit que, en demandant des précisions à ce sujet, on ne l'entraîne trop loin :

– Votre patron vous a sans doute prévenue de ma visite ?

– Vous êtes l'inspecteur ?

– Le lundi, le mardi, le mercredi, le jeudi, le vendredi et le samedi.

– Et qu'est-ce que vous faites le dimanche ?

– Je me repose.

Lorsqu'elle souriait, les joues de Maura se gonflaient légèrement, de façon moins spectaculaire, mais dans le style de Dizzy Gillespie soufflant dans sa trompette.

– Derek vous a décrit comme un gros, fagoté comme l'as de pique et frisant la cinquantaine.

– Normal que vous ne m'ayez pas reconnu tout de suite.

– C'est parce que vous n'êtes pas vraiment gros.

– Merci.

– Ici, on en a des vrais. Des sacs de cholestérol avec deux jambes.

– Hé, Maura..., l'appela-t-on de l'autre bout du bar.

– Je suis occupée.

– Voici l'homme en question, dit Resnick en posant face à elle la photo de Karl Dougherty.

– Quatre demis, un panaché, un jus d'orange, un jus de pamplemousse, un jus de tomate à la Worcester, un Cinzano, une limonade et, si possible, vite !...

Maura regarda calmement Resnick :

– Et vous ? Vous prenez quelque chose ?

– Oui, merci. Une Budweiser.

– Bon sang, Maura... !

Elle soupira en étouffant un juron.

– Il y a un problème ? demanda Derek Griffin par-dessus l'épaule de Resnick.

– Non, dit Maura.

– Aucun problème, confirma Resnick.

– Tu te souviens que tu es payée pour servir au bar, Maura ? glissa Griffin.

Maura souleva un sourcil :

– Maintenant que tu me le dis…

Griffin tourna les talons. Tout en regardant attentivement la photo, Maura posa un verre et une bouteille de Budweiser devant Resnick. Elle décapsula puis tapota le visage de l'aide-soignant sur la photocopie du bout de son index :

– Je reviens, dit-elle avant de s'approcher de l'autre barman : Tu m'as dit quoi, déjà ? Quatre bières et puis… ?

*
* *

Resnick avait abandonné son tabouret pour un autre, plus à l'écart, avec vue imprenable sur les autres clients du bar : jeunes commerciaux bien mis de River Island, messieurs grisonnants en complets gris de chez Jessops parlant partenariat, employés de banques des deux sexes, de la Barclays ou la NatWest. Dougherty s'était trouvé là, un peu plus de douze heures auparavant, à boire un verre, tout comme eux, riant peut-être aussi, ou peut-être pas. En apercevant la porte des toilettes tout au fond du décor, Resnick se demanda pourquoi il semblait leur avoir préféré celles, plus sordides, du trottoir d'en face, puis se remémora quelques-uns de ses propres retours au bercail et les propriétés hautement diurétiques de la bière.

– Re-bonjour, fit Maura en prenant place sur le tabouret voisin.

Resnick remarqua des traces de rouge à lèvres sur le verre qu'elle tenait à la main, ainsi que sur le filtre de la cigarette entre son index et son majeur.

– C'est bon, cette fois ? demanda-t-il.

– Ne vous en faites pas.

– Je ne voudrais pas vous attirer des ennuis.

– Le précédent m'a dit ça aussi, fit-elle avec un sourire.

– Vraiment, je suis sincère.

– Lui aussi, enfin, il le disait. Ils le disent tous. Ils savent que c'est ce qu'on attend, mais le plus drôle, dit-elle en exhalant une volute de fumée bleue sans cesser de regarder Resnick, le plus drôle, c'est qu'il prétendait qu'il était flic.

– Et il ne l'était pas ?

– Pas exactement, non. Laitier à Dale Farms.

Resnick sourit.

– Dommage, parce que le côté flic m'avait plu. (Elle marqua un temps avant d'ajouter d'un air coquin :) J'ai un faible pour l'autorité.

– Il faudrait en toucher deux mots à votre patron.

– Derek ? Non, ce n'est pas de ce genre-là dont je parlais. Le genre petit frimeur qui s'amuse à vous peloter dans les coins, mais qui sait à peine se palucher devant sa glace, c'est pas trop mon truc. (Elle but une gorgée de son gin-tonic.) Non, on a besoin d'avoir du répondant en face de soi, vous comprenez, autrement c'est pas drôle. Avec le laitier, là, je croyais avoir trouvé chaussure à mon pied, et puis quand on est allés chez lui et que je lui ai demandé de mettre son uniforme, il y a eu comme un léger flottement…

– Maura ! appela-t-on du bar.

– Oui, je viens ! dit-elle en lampant son verre et en regardant à nouveau la photo de Dougherty. Je me souviens de lui. Il était là hier soir, environ une heure avant la fermeture, avec un autre type, un habitué. Peter, Paul, ou quelque chose dans ce goût-là. Je ne sais pas très bien s'ils s'engueulaient ou quoi, mais ça discutait sec. Je me souviens qu'ils ont haussé le ton à plusieurs reprises.

– Vous avez entendu quelque chose de ce qu'ils se disaient ?

– Non, rien, dit-elle en se levant.

– Et vous pensez qu'un de vos collègues a pu saisir des bribes, en passant ?

Elle haussa les épaules :

– C'est possible, il faudra leur demander.

– Ce sera fait.

– Maura !…

– Je dois y aller.

– Je vous en prie, dit Resnick en se levant à son tour. Merci pour votre aide.

Maura sourit et contourna le bar, puis sembla se souvenir de quelque chose et se tourna à nouveau vers Resnick :

– L'autre gars, Paul ou Peter. Je crois qu'il travaille dans le coin. Il déjeune ici trois ou quatre fois par semaine.

– Vous êtes sûre qu'il travaille ?

– En tout cas, il porte un costard. Personnellement, je n'en voudrais pas, même pour essuyer mes meubles, mais il a l'air d'en être content.

– Et à part son goût vestimentaire, il a d'autres signes particuliers ? demanda Resnick, pensant soudain aux poches à ses genoux de son pantalon, à son revers de veston gondolé.

– Les cheveux. Pour quelqu'un de son âge, il n'en a plus beaucoup, alors il camoufle ça avec ceux qu'il a sur les côtés, style moumoute.

– Maura !…

– J'arrive !

Resnick récupéra la photo et son sac en papier, taché de l'intérieur par le nappage du cheese-cake.

– Repassez un de ces jours, pendant une heure creuse, dit Maura avant de s'en retourner vers le bar.

Dehors, il commençait à bruiner. Pressant le pas pour éviter un bus à impériale qui tournait dans Trinity Square, Resnick sentit le sac en papier imbibé se fendre entre ses doigts mais réagit trop tard. Immobile au coin de la rue, il regarda un peu bêtement son cheese-cake en miettes dans le caniveau, tout en léchant le coulis de cerises qui maculait ses doigts.

20

William Dougherty avait mis près de deux heures à calmer sa femme, lui tenant les mains pour qu'elles s'arrêtent de trembler, l'obligeant à se concentrer sur ce qu'il essayait de lui dire. Pauline l'écouta, hocha la tête et murmura quelque chose qu'il ne saisit pas, avant d'aller jusqu'à l'évier et fouiller dans le petit placard juste en dessous. Elle sortit le tampon et la crème à récurer, ôta le saladier en plastique qui se trouvait dans le bac, le posa à l'envers sur l'égouttoir puis ébaucha un dessin étrange à la crème ammoniaquée sur l'émail parfaitement propre.

– Est-ce que tu as compris ce que je disais ? demanda-t-il. Est-ce que tu as vraiment tout compris ?

Elle ne semblait pas avoir donné le moindre coup de peigne à ses cheveux permanentés.

– Bien sûr, William. J'ai très bien compris.

Dougherty la laissa à son récurage et sortit demander à la voisine de revenir lui tenir compagnie pendant son absence, avant d'aller prendre le bus pour retourner à l'hôpital.

*

* *

Si, au lieu de laisser le numéro où on pouvait le joindre et de retourner au bureau, Patel était resté à attendre dans le couloir, il aurait pu intervenir au moment où Dougherty, découvrant de l'autre côté de la vitre que le lit de son fils était vide, manqua tourner de l'œil.

Il se passa bien dix minutes avant que les infirmières ne le trouvent appuyé contre le mur, livide et flageolant, puis le réconfortent avec un gobelet de thé brûlant et une chaise.

– Karl ?...

– Nous avons dû pratiquer une autre petite intervention, mais tout s'est bien passé. Pour le moment, il récupère et nous allons bientôt le ramener dans sa chambre, monsieur Dougherty, ne vous inquiétez pas. Mais comprenez que nous ne pouvons pas recevoir la famille du malade dans ce service pour le moment, d'accord ? Je vous laisse finir votre thé.

La tête dans les mains, William Dougherty resta un long moment hébété, à regarder le sol, ne sachant trop s'il devait s'inquiéter davantage de son fils ou de sa femme.

*

* *

Pour la troisième fois, le téléphone sonnait dans le vide. Kevin Naylor se dit que Debbie était sans doute chez sa mère, une fois encore. Il ne l'appellerait pas là-bas, de toute façon.

– Tout va bien ? demanda Lynn Kellogg en le croisant dans le couloir.

– Oui. Pourquoi ça n'irait pas ?

– Tu as l'air tendu, c'est tout.

– Tout va bien, dit-il sans s'arrêter, espérant qu'elle n'allait pas le suivre.

– Kevin...

Naylor s'arrêta net, prit une respiration et se tourna vers elle.

– C'est encore Debbie, n'est-ce pas ?

– Laisse tomber.

– Je voulais juste...

– Écoute, Lynn. Rends-nous un service à tous les deux.

– Lequel ?

Naylor pointa un doigt vers elle comme on prend un marteau et des clous :

– Sors le soir et trouve-toi un jules. Et surtout, lâche-moi !

Elle tressaillit, un peu à la manière dont on encaisse un coup, tandis que Kevin Naylor passait son chemin, la plantant là avec le sentiment que quelque chose venait de se casser. Encore un autre homme incapable de se débrouiller de ce qu'il ressentait, de réagir autrement qu'en verrouillant à double tour, jusqu'à ne plus rien ressentir du tout. Elle préféra se rabattre vite sur son calepin, survoler l'ensemble des notes recueillies auprès des collègues de Karl Dougherty. L'avis général donnait de lui le portrait d'un type formidable, généreux, attentif, efficace, plein d'humour et ouvert aux autres. Un infirmier modèle.

De toutes ces déclarations, Lynn retirait pour sa part une étrange impression de superficiel, l'idée qu'au-delà de cette unanimité personne ne semblait connaître réellement Karl Dougherty.

Elle décida de passer voir Tim Fletcher avant de quitter l'hôpital, curieuse des éventuelles nuances qu'il serait susceptible d'ajouter à ce tableau sans histoire.

*
* *

Installé dans le fauteuil à côté du lit, son casque de Walkman sur les oreilles, Fletcher répétait, les yeux mi-clos, ce qui avait tout l'air d'être une phrase d'exercice de prononciation en italien : *C'è una mappa con le cose da vedere ? C'è una mappa*… Il s'interrompit dès qu'il eut pris conscience que quelqu'un d'autre se trouvait dans la pièce.

– Impressionnant, dit Lynn.

Tim Fletcher sourit :

– Même si c'était aussi beau que *La Traviata*, je ne comprendrais toujours rien. Enfin, presque rien.

Lynn se présenta et s'assit sur le bord du lit. Au bout de quelques minutes de conversation polie au sujet des douleurs occasionnées par ses blessures, elle lui demanda s'il avait été mis au courant de l'attaque de Karl Dougherty, puis s'il le connaissait bien.

– Non, très peu, répondit-il.

– Il ne vous est jamais arrivé de travailler avec lui, dans le même service ou sur un cas précis ?

Fletcher secoua la tête :

– Pas depuis un certain temps. Et sur aucun cas particulier dont je me souvienne, *a priori*.

– Mais il serait possible que vous ayez oublié ?

– De la façon dont le service est organisé, expliqua Fletcher, je suis sous la tutelle du médecin consultant, le Dr Salt. Ses patients peuvent être répartis sur plusieurs services, notamment à cause du manque de lits.

Il s'interrompit quelques secondes, en proie à une démangeaison sous l'un de ses bandages.

– Vous recherchez un lien, c'est ça ? Vous pensez que ces deux agressions n'ont rien d'une coïncidence ?

– Je ne pense rien pour le moment, dit Lynn. Je cherche. Nous cherchons. Cela dit, comme coïncidence, ça se poserait là, non ?

Fletcher ne voulait plus en parler, jamais. C'était déjà assez moche de se rappeler ce qui était arrivé chaque fois qu'il essayait de se retourner dans le lit, à chaque faux mouvement effectué sous l'œil du médecin. Au plus fort de la nuit, ses sens ramenaient à ses narines l'odeur âcre du caoutchouc du pont piétonnier avec une précision troublante.

– Toutes ces fleurs, dit Lynn pour changer de sujet, c'est Karen qui vous les a apportées, j'imagine.

– Pas toutes.

– Elles sont superbes. Karen, comment va-t-elle ?

– Je ne sais pas.

– Je pensais…

– Je ne l'ai pas vue.

– Ah ?

– Elle a téléphoné et laissé un message assez vague à l'infirmière, dit-il. Mais elle a envoyé plusieurs petits mots. Je suis sûr qu'elle sera là demain.

– Bien sûr, dit Lynn, dissimulant son scepticisme.

En se dirigeant vers les ascenseurs, elle songea que la dernière chose que Karen ferait dans l'immédiat serait de s'exhiber avec la tête comme un compteur à gaz. La jeune fille avait probablement décidé de garder la chambre, le temps que ses ecchymoses s'estompent et il n'y avait pas lieu de s'inquiéter. Prenant directement l'escalier plutôt que d'attendre, Lynn se surprit néanmoins à jeter un coup d'œil à sa montre. Un petit crochet ne coûtait rien.

*
* *

La rue lui parut étonnamment calme à cette heure de la journée. La pluie avait cessé, laissant cependant planer un front nuageux tirant par endroits sur l'anthracite. Elle retrouva la même bouteille de lait abandonnée sur l'une des marches du perron, ne s'attardant que brièvement sur l'évolution des teintes jaunâtres de son contenu. Lynn avait l'expérience des maisons locatives, des mentalités qui allaient avec, et surtout de ce réflexe du territoire privé qui conduisait les gens à ne plus voir que ce qui les concernait directement, afin d'éviter tout écueil dans la cohabitation. Elle contrôla sa respiration, sonna d'abord puis frappa à l'aide du heurtoir. Se penchant pour regarder par la fente, elle vit la même pile de courrier non réclamé, près du téléphone, sur la petite table, et le silence qui régnait dans la maison lui fit craindre d'avoir fait le détour en pure perte. Puis, à l'instant où elle descendait les marches du perron, elle entendit une porte claquer à l'intérieur.

Elle donna un autre coup de heurtoir, et un homme d'une vingtaine d'années finit par venir lui ouvrir. Pull à col en V, jean à déchirures horizontales travaillées, le jeune homme avait le teint livide et les yeux cernés des étudiants qui révisent tard ou, simplement, des gens qui se tuent au boulot.

Lynn se présenta, mais son portier avait détourné les talons, indifférent aux raisons de sa visite.

– Est-ce que Karen Archer... ?

Le type émit un vague grognement et désigna le premier étage d'un geste. Lynn ferma la porte derrière elle et, montant l'escalier, elle faillit trébucher sur la fameuse marche à surprises. Elle vit immédiatement que le poster de tourtereaux n'était plus sur la porte du fond et que celle-ci était entrebâillée. Un flot de musique monta soudain du rez-de-chaussée, et Lynn sursauta. En avançant vers la chambre de Karen, elle retrouva la sensation familière qui, depuis près de deux ans, l'envahissait chaque fois qu'elle s'apprêtait à pousser une porte sans trop savoir ce qu'elle allait trouver derrière[1]. Le même frisson, les mêmes images. *Une bicyclette sans roue arrière posée contre le mur... La lune voilée par des nuages.* Mary Sheppard. Une jeune femme esseulée, qui avait confié un soir ses deux enfants à sa mère pour s'offrir un peu de bon temps avec un homme rencontré par les petites annonces. Le tout premier cadavre qu'elle avait trouvé. *Des lignes sombres, pareilles à des rubans, prolongeaient sa chevelure.*

La main sur la poignée, Lynn poussa la porte.

La chambre était déserte et nue.

Le sommier taché, débarrassé de son matelas, et la coiffeuse étaient les seuls meubles rescapés de ce qui avait tout l'air d'un déménagement en catastrophe. Une chaussette orpheline, violette à bandes vertes, quelques mouchoirs en papier de couleur traînaient çà et là entre le lit et la fenêtre. Promenant un instant son regard sur la vue tristounette de jardinets clos, de portées de fil à linge et d'allées étroites, Lynn remarqua un bébé endormi dans un landau et un chat au pelage gris et blanc perché sur un toit de cabane à outils. Dans les tiroirs de la coiffeuse, elle ne trouva qu'un ticket de laverie automatique et une boîte de tampons vide, avant qu'une petite bande de papier coincée entre l'arrière du meuble et le mur n'attire son attention. Elle déplaça légèrement la coiffeuse, récupéra le petit ruban blanc ondulé sur le sol et le déplia. Malgré l'application qu'ils

1. Voir *Cœurs solitaires*,

mettaient dans leurs grimaces, Karen Archer ne parvenait pas à dissimuler sa beauté, pas plus que Tim Fletcher la douceur et l'optimisme qui se lisaient dans son regard. Lynn continua de scruter leurs expressions, un rien rêveuse, pendant quelques secondes, puis rangea la petite planche de Photomaton dans son carnet et sortit de la chambre.

Dans la cuisine commune, le jeune homme qui avait ouvert à Lynn était en train de verser le contenu tiède d'une boîte de haricots cuisinés sur des pommes de terre de l'avant-veille.

– Quand est-elle partie ?

– Qui ça ?

– Karen.

– J'en sais rien, moi.

Lynn fut prise d'une soudaine envie de lui coller la tête sous un robinet d'eau froide, histoire de le réveiller un peu.

– Essayez de vous souvenir.

Il tapa du plat de la main sur le cul du flacon de ketchup. La moitié de la giclée tomba à côté de l'assiette.

– Hier, je crois. Normalement, elle aurait dû nous prévenir un mois à l'avance. Maintenant, faut qu'on cherche quelqu'un d'autre. Fait chier…

– Et vous savez où elle est partie ?

Il leva les yeux, se fendant d'un petit rictus :

– Chez sa moman.

– Elle lâche la fac ?

– Sais pas, moi.

– Elle a laissé une adresse ?

– Ouais, ça doit traîner quelque part.

Lynn trouva un compromis à son envie de lui plonger la tête dans sa pâtée et, d'un geste précis, lui confisqua sa fourchette. Médusé, le type la regarda, enfin attentif.

– Voulez-vous être assez aimable pour me la trouver rapidement, demanda-t-elle d'une voix suave, avant que je me mette en colère ?

De mauvaise grâce, il s'exécuta.

*

* *

Parallèlement, Resnick avait fait les vitrines et les magasins, en quête de tout ce qui pouvait ressembler, de près ou de loin, à un jeune chauve complexé et fagoté comme l'as de pique. Il avait ainsi affecté de se passionner avec éclectisme pour les vélos et les Filofax, les battes de cricket et les posters encadrés de James Dean et Marilyn Monroe, les comptes-épargne et les croisières sur l'Adriatique, les bottes de marche et les vestes en tweed à poches plaquées. Il en était à se faire vanter les incomparables vertus de la moquette sur thibaude quand, laissant son regard bifurquer sur un autre vendeur, il pensa enfin avoir trouvé celui qu'il cherchait.

Tout en remplissant un bon de commande pour un couple de clients, le jeune homme s'interrompait par intervalles, le temps d'une question pratique ou d'un sourire commercial. Resnick avait tout de suite remarqué la raie de séparation juste au-dessus de sa tempe et les mèches de cheveux grossièrement ramenées sur le haut du crâne. Le complet croisé qu'il portait eût sans doute fait l'affaire sur quelqu'un d'autrement bâti, mais lui donnait un air ridicule. Patiemment, Resnick attendit la promesse de livraison et la poignée de mains aux clients.

– Excusez-moi, dit-il en arrivant de biais.

Le jeune vendeur recula d'un pas, considérant le nouveau client d'un œil exercé et discret : À vue de nez, un père de famille désireux de changer la moquette de son trois-pièces sans y laisser une fortune.

– Monsieur ?

– Vous devez être Peter… ?

– Ah non, désolé, moi, c'est Paul…

Resnick acquiesça :

– Est-ce que par hasard, vous connaissez Karl Dougherty ?

Paul Groves loucha vers la porte et, instinctivement, Resnick se prépara à contenir toute tentative de fuite. Inutilement :

– Il va sûrement se remettre à pleuvoir, dit Groves. Je prends mon imper et je vous accompagne.

21

Le bref trajet entre le magasin et le coin de rue où les attendait la voiture demandée par Resnick avait eu raison du camouflage capillaire de Paul Groves, dont une partie pendouillait sur son oreille gauche, l'autre rebiquant au-dessus d'un cuir chevelu éclairci et pâle. Assis à côté de lui à l'arrière de la voiture, Resnick l'observait du coin de l'œil tout en feignant de regarder défiler le paysage urbain par la fenêtre. À l'exception d'une espèce de tic qui consistait à pincer nerveusement les plis de son pantalon ou le col de sa chemise, qui semblait subitement un peu trop serré, Groves paraissait serein et contemplait l'extérieur comme le passager d'un taxi d'aéroport qui redécouvre une ville après une longue absence. Aucun signe extérieur ne trahissait l'angoisse de se trouver là.

Resnick invita Groves à le précéder vers le bout du couloir et s'arrêta à la porte de la salle des enquêteurs pour faire signe à Patel de l'accompagner. Le jeune agent abandonna son rapport et se leva.

– Quelles sont les nouvelles, à l'hôpital ? s'enquit Resnick.

– Toujours en soins intensif, état stationnaire, monsieur.

Les trois hommes entrèrent dans une des salles d'interrogatoire donnant sur le parking. Resnick indiqua une chaise à Groves et s'assit en face de lui, laissant Patel en bout de table pour prendre des notes.

– Je me doutais que vous souhaiteriez m'interroger après ce qui est arrivé, dit Paul Groves.

Resnick ne répondit pas directement :

– Vous êtes ici de votre propre gré, pour faire une déposition et vous pouvez partir quand vous le désirez, dit-il en évitant un ton trop protocolaire. Les choses sont claires ?

Groves acquiesça d'un signe de tête.

– À présent, je vous écoute au sujet de la soirée d'hier.

Le vendeur de moquette prit son temps et rajusta méticuleusement son nœud de cravate :

– Karl et moi avions rendez-vous pour prendre un verre ensemble, à 9 heures et demie. Il était en retard, comme d'habitude…

Resnick nota le « comme d'habitude » mais garda la question pour plus tard.

– Il a dû arriver vers 10 heures et nous sommes restés jusqu'à la fermeture, à bavarder. Enfin, plus exactement, à essayer de se parler par-dessus la musique. Deux ou trois verres, pas plus. Ni lui ni moi ne sommes de gros buveurs.

Il s'interrompit et regarda Resnick dans les yeux pour la première fois depuis qu'il avait commencé son récit.

– Nous étions au Manhattan's. Mais ça, je suppose que vous le savez.

– Continuez, dit simplement Resnick.

– Il n'y a pas grand-chose à dire de plus. Karl est parti se promener, mais je l'ai suivi de peu. Je suis rentré chez moi et j'ai pensé qu'il en avait fait autant, jusqu'à ce matin, quand j'ai entendu les nouvelles locales. Ils n'ont pas donné les détails tout de suite, ni même de nom. Il m'a bien traversé l'esprit qu'il pouvait s'agir de Karl, mais en même temps, pourquoi lui particulièrement ? Et puis ils ont fini par citer son nom. Voilà.

Tout en l'écoutant, Resnick avait observé la manière dont ses mains bougeaient tandis qu'il parlait, malgré ses deux avant-bras immobiles sur le bord de la table. Tout cela lui laissait une impression étrange, comme si chaque changement de ton, chaque geste avait été longuement répété.

– J'ai appelé l'hôpital, poursuivit Groves. Ils ne m'ont pas donné de détails par téléphone, mais juste un bref aperçu de son état. Je comptais aller le voir ce soir, après mon travail. Je veux dire, j'y serais allé tout de suite, mais compte tenu…

– Compte tenu ?…

– On m'a dit qu'il était inconscient, en soins intensifs, et qu'il allait peut-être falloir le réopérer…

– Oui, effectivement, c'est ce qu'ils ont fait, confirma Resnick, sentant cette fois une réaction d'inquiétude sincère chez Groves. Et il semble que tout se soit bien passé. Bien sûr, il n'est pas encore complètement sorti d'affaire, mais…

Resnick ponctua d'un geste indiquant qu'avec un peu de chance…

– Vous avez d'autres choses à me demander ?

– Oui, deux ou trois.

– Lesquelles ?

– Vous avez dit que Karl était parti le premier ?

– C'est exact.

– Curieux, non ?

Groves fronça les sourcils.

– Vous avez rendez-vous pour boire un verre. Vous passez près d'une heure ensemble, c'est un peu bizarre que vous ne repartiez pas en même temps, non ?

– Karl était pressé de rentrer chez lui.

– Ah ?

– Oui, il était de service tôt le lendemain. Enfin, aujourd'hui.

– Pas plus tôt arrivé qu'il doit déjà repartir.

– Eh oui.

– C'est l'inconvénient de fréquenter un aide-soignant.

– Pardon ? fit Groves.

– C'est pareil avec un flic. Les horaires font un tort épouvantable à la vie sociale, dit Resnick en se balançant sur sa chaise. Donc, c'est la seule raison pour laquelle il est parti avant vous ?

– C'est ce que je vous ai dit.

– Exact. C'est ce que vous m'avez dit, dit Resnick en fixant son interlocuteur avec un sourire légèrement sournois.

Groves tripota machinalement sa cravate et ses plis de pantalon.

– Je ne vois pas d'autre raison.

Resnick, lui, en voyait plusieurs.

– Il est par exemple faux que vous auriez eu une discussion, disons, plutôt vive ?

– Quelle discussion ?

– Je ne sais pas. Une idée comme ça.

– Une idée de qui ?

– Peu importe. Une idée idiote, peut-être bien.

– Parfaitement idiote.

– Donc, Karl et vous ne vous êtes pas disputés ?

– Non.

– Pas un mot plus haut que l'autre ?

– Non.

Resnick reposa les pieds par terre et mit ses coudes sur la table. Instinctivement, Groves recula.

– Comme je vous l'ai dit, ajouta-t-il, il y avait du bruit, de la musique. Il fallait presque crier pour s'entendre.

– Ce doit être ça.

– Mais autrement, nous ne nous sommes pas disputés, assura Groves avant de marquer un temps et de hausser finalement les épaules : Pourquoi on se serait disputés ?

Resnick le gratifia d'un nouveau sourire d'encouragement.

– Ça, ce serait à vous de me le dire.

*

* *

Environ trois coups sur quatre, Divine collait sa boule de papier dans la corbeille sans toucher les bords. L'entraînement. Le patron était en salle d'interrogatoire et le reste de l'équipe par monts et par vaux, pendant que lui se farcissait un rapport de plus. Deux heures à passer d'un taxi à l'autre autour de Trinity Square. Dans chaque bahut, le même autocollant, *Interdiction de fumer*, et la même odeur de restaurant pakistanais. Sans oublier la paperasse, à cause d'un petit con en survêtement violet qu'il avait interpellé dans la rue, avec un appareil stéréo dans une main et un sac Adidas tout neuf dans l'autre. Divine s'était seulement approché de lui, puis présenté, avec carte officielle et formules d'usage. Et maintenant, le gusse menaçait de porter plainte pour propos racistes devant témoins. Déjà, la semaine précédente, au tribunal, un autre petit con, avocat celui-là, avait essayé de le faire passer pour un nervi du National Front[1] : « Agent-détective Divine, auriez-vous interpellé l'accusé et agi de la même façon s'il avait été blanc ? » Si l'enfoiré avait été blanc, pauvre pomme, il aurait eu déjà moins de dégaine à rentrer chez lui à 2 plombes du mat avec une demi-once de crack et une liasse de talbins tout frais raflés à ses gagneuses de Waverley Street.

Discrimination raciale ! Ça lui restait en travers. S'ils ne voulaient pas se faire discriminer, ils n'avaient qu'à pas mordre le trait. Marcher droit et bosser, au lieu de mettre le pays en coupe réglée et passer leur temps à se plaindre qu'on les persécutait. Si contrôler les basanés ne donnait pas des résultats parlants au niveau des statistiques, la pratique aurait depuis longtemps disparu du folklore. Est-ce que c'était sa faute à lui si c'était comme pêcher le hareng dans un tonneau ? Ils cherchaient un tantinet, aussi.

Il jura et froissa une autre feuille. Geste ample. Panier réussi.

Non, parce que, ça allait un peu, les conneries ! Comme avec l'autre ramassis de fumiers de l'IRA. Moitié tueurs, moitié bonnes sœurs pleurnichardes. Un coup de pâte à modeler, une petite rafale de PM, des femmes et des gosses au cimetière en pièces détachées. Et quand un mec de la SAS avait la bonne idée de s'en prendre un, de lui coller un flingue sur la tempe et de lui mettre la matière grise au balcon, là, on hurlait au crime contre l'Humanité, à la barbarie des troupes d'Occupation, aux pratiques illégales. Parce que l'IRA, c'était légal, peut-être ! ?

---

1. Quasiment en français dans le texte. (*N. d. T.*)

Sans blagues !

Ils n'avaient qu'à tous reprendre le bateau pour chez eux. Ou alors accepter les règles d'ici sans aller chialer toutes les deux minutes à l'atteinte aux droits de l'Homme.

Lui, les chercheurs de merde, les mecs de l'IRA ou les Palestiniens en tout genre, ils avaient plutôt intérêt à s'essuyer les babouches avant d'entrer. Sinon, *Vraoum !* simple comme bonjour, l'ordonnance : alignés par dix contre un mur, histoire de faire réfléchir les autres. Ça les soignerait.

Et qu'on ne vienne pas lui dire qu'il parlait comme un excité, parce que c'était juste le contraire. Ça s'appelait tenir le langage du bon sens.

Le bras levé, il se balança sur sa chaise. Histoire de varier les plaisirs, d'intéresser un peu la partie, il allait tenter d'atteindre la corbeille avec un rebond sur le mur, ce coup-ci. Vendu.

C'est le moment que choisit Patel pour entrer.

– Et merde !

La boule de papier manqua sa cible et roula sur le sol.

– Paul Groves, dit Patel, tendant à Divine une feuille de carnet. Le patron demande si tu peux vérifier au sommier.

– Pose ça là. Je m'en occuperai quand j'aurai une minute.

– Je crois qu'il préférerait maintenant.

Divine attendit que son collègue ait quitté la pièce.

– Et voilà, grogna-t-il. Il lui faut une bonne, à Diptak. Trop de boulot. Il peut pas en même temps remouiller la compresse du vieux et fouiller dans les archives.

*

* *

– Et jusqu'ici, vous n'avez pas d'idée sur l'identité de l'agresseur ? demanda Paul Groves.

– Oh, ça, les idées, c'est pas ça qui manque, dit Resnick avant de se lever et de tendre la main à son interlocuteur.

Après une légère hésitation, celui-ci la serra en se forçant à le regarder en face. Resnick eut la nette impression que Groves s'appliquait à prendre l'air le plus franc et le plus dégagé possible.

– On a fait le tour, je crois, dit le marchand de moquette.

– Pour le moment, dit Resnick, glissant son petit sourire au passage. L'agent-détective Patel va vous reconduire.

*

* *

Divine ne savait pas au juste ce que Resnisk attendait qu'il déniche aux Archives sur le dénommé Paul Groves, mais il tenait en tout cas quelque chose. Un peu plus de deux ans auparavant, Groves s'était fait épingler pour attentat à la pudeur. Les choses avaient été ramenées dans la demi-teinte, et finalement consignées avec la mention *comportement indécent sur la voie publique*, avant de revenir à la surface quand, neuf mois plus tard, on s'était inquiété de l'étrange forme de tourisme que pratiquait le grand garçon dans les toilettes des messieurs.

Drôle d'endroit pour camper pendant les heures de repas, songea Divine tout en lisant.

*

* *

Il trouva Resnick devant la porte des bureaux, en train de parler football avec un agent qui lui conseillait de laisser un peu tomber County et de regarder du côté de Chesterfield et des prouesses de John Chedozie.

– Vous avez peut-être raison, admit Resnick.

Divine attendit poliment un creux dans la conversation pour remettre sa copie à son supérieur avec un sourire triomphant.

– Celui-là, monsieur, vous n'avez pas intérêt à lui tourner le dos. Il est de la jaquette flottante, et pas qu'un peu !

22

En entendant son père marcher au-dessus, Calvin se dressa sur un coude et prêta l'oreille, puis, lorsqu'il fut sûr que les pas se dirigeaient par-delà la porte de l'escalier vers la cuisine, il s'allongea de nouveau confortablement sur le lit et tira sur son joint pour éviter qu'il ne s'éteigne. La bonne came avait les défauts de ses qualités, notamment une odeur délicieuse et entêtante. À la moindre alerte indiquant que son père descendait l'escalier, Calvin se tenait prêt à ouvrir la porte donnant sur le jardin et à vaporiser de la lotion après-rasage pour dissiper les effets de la fumée.

– Une chose, une seule, lui avait un jour dit son père. Je veux bien que tu ramènes des filles à la maison, mais pas dans ta chambre. Et je t'interdis de fumer de l'herbe dans la maison.

Calvin avait acquiescé, sans faire remarquer qu'il n'était pas question d'une seule chose, mais en fait de deux. Quelle importance ? Il suffisait de dire oui gentiment, comme à l'école, et de continuer à faire comme on voulait. L'école, Calvin avait de bonnes raisons de s'en souvenir. Les après-midi interminables, les autres qui se foutaient de lui en gym, pendant les cross.

– Alors, Calvin ? On n'a pas les couilles pour être un vrai Nègre ?

Et, en effet, un vrai Nègre devait être noir de peau. Calvin, lui, avec un père originaire des Bermudes et une mère née dans le Nottinghamshire, était café-au-lait.

– On n'est pas du même monde, lui rappelaient les autres gosses noirs plus souvent qu'à son tour.

Ils avaient tout à fait raison. Calvin n'appartenait à aucun monde.

La tête en arrière et les yeux fermés, il voyait toujours le décor de sa chambre. Les trois murs peints en noir mat, le quatrième – celui de la fenêtre –, en violet ; le plafond bleu nuit et constellé d'étoiles fluorescentes qu'il avait collées lui-même, une par une ; le petit meuble de rangement et la commode, laqués de rayures noires et blanches, la desserte roulante de métal noir, sur laquelle reposait son appareil stéréo et, enfin, le couvre-lit satiné, assorti aux teintes sombres de la pièce, qu'il avait acheté avec l'argent donné par son père le jour où il avait été accepté au City College. Le jour où il l'avait quitté, en revanche, Calvin n'avait eu droit à rien, ni argent ni même une bonne engueulade. Il fallait reconnaître qu'à l'époque son père avait bien autre chose en tête. D'autres soucis.

Il n'y avait pas la moindre photo ni le plus petit poster sur les murs. Seulement son nom, au-dessus du lit, en lettres blanches qu'il avait fabriquées lui-même : Calvin Ridgemount.

La cassette parvenue en bout de course, la tête de lecture regagna son logement dans un claquement sec. Calvin éteignit son joint et le rangea dans la petite tabatière en métal qu'il dissimulait sous son lit. D'une minute à l'autre, son père allait l'appeler pour lui demander s'il avait faim. Il s'assit sur le bord du lit et défroissa le couvre-pieds. S'il y avait une chose qu'on ne pouvait reprocher à sa chambre, c'était d'être mal rangée.

*
* *

Un des changements notables que Calvin avait remarqués dans le comportement de son père depuis ce qui était arrivé, c'est qu'il s'était mis à la cuisine. Auparavant, il n'entrait guère dans la pièce que pour prendre une Red Stripe fraîche dans le réfrigérateur, et rapporter la vaisselle sale avait été le travail de Calvin depuis qu'il avait l'âge de le faire, ou celui de sa sœur Marjorie, de quatre ans sa cadette.

À présent, deux fois par jour, trois le dimanche, son père préparait de vrais repas. Rien d'extraordinaire, mais pas non plus de conserves ou de prêt-à-servir. Aujourd'hui, vu l'odeur, ce seraient des oignons frits et des saucisses aux herbes du Lincolnshire.

– Tu as faim ? demanda son père.

– Pas tellement.

Après deux cuillerées de pois chiches sur le côté de l'assiette, le père mit deux saucisses puis, après un temps d'hésitation, une troisième.

– Papa.

– Oui ?

– Je viens de te dire que je n'avais pas faim.

– D'habitude, ça ne t'empêche pas de manger quand même, dit-il.

C'était un fait, bien que la cuisine maison ne lui ait jamais fait prendre un gramme.

Le père versa la moitié des oignons frits contenus dans la poêle par-dessus les saucisses, suivie d'une cuillerée de sauce tomate.

– Voilà, dit-il en posant l'assiette sur le petit bar où ils prenaient le petit déjeuner.

– Tu as le tabasco à côté si tu veux relever un peu.

Puis il se servit à son tour.

Il y avait une grande table dans la salle de séjour, face à la porte-fenêtre avec vue sur le parc, mais, neuf fois sur dix, ils prenaient maintenant leurs repas à la cuisine. Il avait fallu seize ans pour faire entrer son père dans cette pièce et il semblait à présent que rien ni personne n'arriverait plus à l'en faire sortir.

– C'est bon ?

– Hmmm, répondit Calvin la bouche pleine.

Chaque matin, respectant scrupuleusement le budget établi entre sa pension d'invalidité et leur allocation, le père faisait les courses, vérifiant la qualité de ce qu'il achetait, n'hésitant pas à se lever à 5 heures une ou deux fois par semaine pour se rendre au grand marché de Sneinton sur sa vieille bicyclette tirant la remorque en bois et rapporter les légumes de saison les moins chers.

– Tu sais que c'est la rentrée partout ?

Calvin répondit par un grognement évasif.

– Tu m'avais dit que tu comptais reprendre des études… ?

– C'est ce que je compte faire.

– Quand ?

– Quand j'aurai choisi mes cours.

– Et tu as l'intention d'arrêter ton choix quand ?

– Je compulse les fascicules et les brochures, pour le moment.

– C'est un peu tard, non ?

– Peut-être, mais je n'ai pas envie de recommencer la même erreur.

– Pour ça, il n'y a pas de danger.

Calvin posa son couteau et sa fourchette.

– Qu'est-ce que c'est censé vouloir dire ?

– Si tu ne t'inscris nulle part, tu ne risqueras pas d'échouer quelque part, c'est tout.

Cela ne valait même pas la peine d'épiloguer. Il suffisait simplement de tenir tête à son père chaque fois que celui-ci évoquait le sujet, puis la conversation tombait un court moment aux oubliettes. L'un et l'autre reprenaient le fil de leur vie : les repas à deux, quelques bières le soir, devant un de ces vieux films que le père louait au vidéoclub. *Opération jupons*, *Un soupçon de vison*. Calvin n'arrivait pas à comprendre qu'on puisse se marrer autant à regarder de telles nullités, mais bon ! Vers 10 heures du soir, il regagnait sa chambre et s'allongeait sur le lit, son casque sur les oreilles, pour écouter David Lee Roth ou Eddie Van Halen. Calvin savait qu'il était censé écouter des conneries genre Soul II Soul, New Kids on the Block et Niggers Attitude, mais il se foutait royalement de la mode.

La bouche pleine, il se leva de table.

– Tu ne finis pas ? demanda son père.

– Non, j'ai assez mangé.

La trappe de la boîte à lettres rebondit en claquant et Calvin alla chercher le journal local qu'on venait d'y glisser. Il le rapporta dans la cuisine et le déplia sur la table.

– Tu as vu ça ? dit-il en montrant le gros titre : INFIRMIER AGRESSÉ : ÉTAT STATIONNAIRE

Le père hocha gentiment la tête et poussa le journal sur le côté pour prendre l'assiette de Calvin :

– Je te la mets au frigo, si tu as un petit creux dans la journée.

*

* *

Un quart d'heure plus tard, Calvin était fin prêt. Il avait passé un pull par-dessus son tee-shirt, enfilé ses chaussures de sport noires et pris son sac de toile.

– Bon, j'y vais, dit-il, la main sur la poignée.

– Tu vas où ?

– Je sors.

23

– L'affaire devient hasardeuse, Charlie. Je n'aime pas beaucoup ça.

Skelton ne tenait pas en place, fébrile comme un prédateur en quête de nourriture. Il allait et venait entre son bureau et la fenêtre, son meuble de classement et sa machine à café, tournait en rond. À aucun moment, il ne lui vint à l'idée de proposer une tasse à Resnick. Celui-ci savait le superintendant anxieux de nature et l'aurait par moments soupçonné de s'injecter des surdoses de caféine par intraveineuses s'il n'avait connu l'explication de son état : il manquait simplement à l'équilibre nerveux du grand manitou ses huit kilomètres quotidiens.

Depuis ses ennuis avec Kate, Skelton évoluait entre ce genre d'état et son contraire absolu : soit excité comme une puce, soit mou et sombre comme un dimanche après-midi d'automne en banlieue. De nouveau, Resnick se prit à songer à ce qu'il advenait de Kate. Elle aurait bientôt l'âge d'entrer en fac, et Skelton serait alors bien obligé de revoir la longueur de la laisse. À moins que la jeune fille n'entre d'elle-même dans le moule de la nouvelle moralité revenue à la mode parmi une frange de la jeunesse qui dédaignait aujourd'hui la drogue, le sexe et le rock'n'roll pour dépenser son énergie. Épargne et budget équilibrés pour s'habiller chez Paul Smith. Soirées au coin du feu après huit heures passées à écouter crépiter le fax. Nigel Kennedy ou l'intégrale nouvellement pressée en CD d'Eric Clapton. Excellent guitariste au demeurant. Enfin, Clapton, pas Kennedy.

– À quoi pensez-vous, Charlie ?

– À *Crossroads*, monsieur.

– Ils ne vont pas nous le rediffuser encore une fois ?

– Non, pas ce *Crossroads*-là, monsieur. Un blues. Robert Johnson, Skip James, c'est…

– Quel rapport avec notre problème, Charlie ?

– Aucun rapport direct, monsieur.

Skelton lui lança un bref regard glacial et se remit à faire les cent pas sur le tapis de son bureau. Le grade de superintendant donnait droit à une épaisseur plus grande et au choix des coloris, ainsi qu'à la possibilité de le changer tous les cinq ans lorsqu'on avait les relations nécessaires. Au train où le vieux y enfonçait ses talons, Paul Groves disposerait bientôt d'une monnaie d'échange pour renégocier les menues frasques portées à son casier judiciaire.

– Ce qui m'ennuie dans cette histoire, c'est qu'elle risque fort de nous distraire de notre piste principale.

Resnick tourna la tête pour faire face à son supérieur.

– On ne peut tout de même pas faire l'impasse dessus, monsieur.

– Qu'est-ce que ça apporte, Charlie ?

– À supposer que Groves et Dougherty aient été amants…

– Allons, Charlie, nous n'en savons rien !

– Il semble établi que Groves est homosexuel. Ou au moins bisexuel.

– Et Dougherty ?

– Si on se réfère aux déclarations de ses collègues de travail, en tout cas celles et ceux qu'il voit en dehors de l'hôpital, il ressort que pas une seule fois il n'a fait allusion à une petite amie ou même à une femme.

– Et cela vous paraît faire la démonstration évidente de son homosexualité ?

Resnick haussa les épaules, se demandant ce qui pouvait bien effaroucher Skelton à ce point.

– Non, mais enfin ça pourrait être une indication.

– Une indication de quoi ? Qu'il n'aime pas les femmes ? peut-être est-il timide et réservé, ou a-t-il un problème hormonal. Si notre sexualité était déterminée par la seule fréquence des rapports, où irions-nous ? Vous-même, Charlie, lors des deux dernières réceptions officielles de la police, vous n'étiez pas accompagné. Qu'est-ce que cela prouve ?

Resnick se sentit légèrement mal à l'aise. Skelton semblait laisser entendre qu'il ne sortait pas assez pour un garçon de son âge ou bien qu'il était né infirme. Ou bien était-ce un jeu ? Peu probable, néanmoins. Le vieux ne croyait ni aux vertus du jeu ni en celles de l'humour ou du rire. Il croyait à la rigueur, à la morale, aux lois et au règlement. Pauvre Kate !

– En tout cas, je reste persuadé qu'il y a eu un problème entre eux, insista Resnick. Quelque chose qui fait que Dougherty est parti le premier pour une tout autre raison que ses horaires du lendemain. J'ai parfaitement vu la tête de Groves quand j'ai fait allusion à une dispute.

– Une querelle d'amoureux, Charlie ?

– L'autre a très bien pu le suivre dans la rue. Et l'hypothèse selon laquelle Dougherty connaissait son agresseur pourrait expliquer qu'il ne se soit pas méfié et se soit laissé cueillir aussi facilement.

Skelton réfléchit un instant, puis ouvrit un des tiroirs de son bureau et sortit une chemise bleue renfermant quelques feuillets impeccablement agrafés.

– J'ai ici les statistiques du ministère concernant les agressions sexuelles et les attentats à la pudeur : 5 % d'augmentation depuis deux ans. Et près de la moitié des délits concernent des hommes. Je vous laisse imaginer ce que la presse pourrait s'amuser à faire à partir d'une histoire d'homos qui s'ouvrent le ventre dans des toilettes publiques. En un rien de temps, nous aurions d'un côté la prétendue majorité silencieuse réclamant la vidéosurveillance au petit coin et, de l'autre, tout ce qui se trouve à gauche du Parti travailliste en train d'organiser des manifestations contre la persécution des gays.

Resnick laissa un moment de silence s'installer dans la pièce, souligné par les éternelles sonneries de téléphones et les murmures d'effervescence dans les bureaux voisins.

– Si on peut établir la motivation de Groves, on sait déjà qu'il avait l'opportunité, finit par laisser tomber Resnick.

– Entendu, Charlie, dit Skelton d'une voix plus calme, à l'issue d'un temps de réflexion. Mais alors, profil bas, tout en douceur, je vous le demande ! Et ne perdez pas de vue l'attaque sur Fletcher. L'hôpital, Charlie ! Je suis convaincu que toutes les réponses à nos questions se trouvent là-bas.

– D'accord, monsieur, dit Resnick en se levant.

– Épargnons-nous une publicité désagréable, rajouta Skelton comme Resnick ouvrait la porte. Cela n'apporterait rien de bon.

*

* *

Occupé à trier les informations recueillies à l'hôpital, Patel s'escrimait sur son ordinateur, ouvrant et refermant des dossiers, cherchant à recouper des données, des dates, des actes médicaux. En vain. S'il existait un lien entre Tim Fletcher et Karl Dougherty, il n'en avait jusqu'ici trouvé trace nulle part. La seule chose qu'ils avaient en commun, pour le moment, était d'avoir survécu à leurs blessures. Et encore : le pronostic concernant Dougherty était des plus réservés.

Chacun à un bout de la salle, Naylor et Lynn Kellogg parlaient au téléphone.

– Personne ne se promène dans la rue en poussant un landau pendant huit heures d'affilée ! s'exclamait Naylor. Personne de sensé, en tout cas.

– Et lorsqu'elle est venue nous présenter sa demande, vous a-t-elle dit ce qu'elle comptait faire ? questionnait Lynn. Mm, hm… et elle vous a dit où ?

Debout derrière Patel, Resnick resta un moment immobile à regarder s'afficher sur l'écran une suite de noms, de dates et d'heures. Tous devraient être confrontés à la liste des patients dont Fletcher s'était occupé et que la secrétaire de Bernard Salt tardait à leur fournir. Celle-ci avait réagi à la demande de Patel comme si le jeune homme lui avait fait des propositions scabreuses.

Si Skelton avait raison et si l'hôpital renfermait bien la solution de leur problème, il faudrait reformuler la requête sur un autre ton.

– Je veux bien m'en charger de nouveau, monsieur, dit Patel, mais avec la meilleure volonté du monde, je doute que ça serve à quelque chose. Cette femme, on dirait le Rocher de Gibraltar.

Resnick hocha la tête. Le genre qui, quelques générations en arrière, traversait le Sahara à dos de chameau sans laisser perler la moindre goutte de sueur et sans non plus ressentir le moindre besoin urgent à satisfaire derrière la pyramide la plus proche. Capable de maintenir l'Empire debout d'une main de fer face à la décadence, au système des castes et la difficulté de trouver un quatrième au bridge.

– Peut-être que si vous l'appeliez personnellement, monsieur…, suggéra Patel.

– Je vais dire au superintendant de prendre l'affaire en main, trancha Resnick.

– Je n'en sais rien, était en train de dire Naylor. Dès que je peux. Qu'est-ce que tu veux que ça me fasse que tu sois là ou non quand je rentrerai ?

– Je vous remercie, dit Lynn avant de raccrocher. Et, encore une fois, tenez-moi au courant si jamais elle vous contacte.

Resnick tourna la tête et vit Naylor raccrocher brutalement avant de se précipiter hors du bureau, bousculant au passage un collègue qui arrivait en sens inverse. L'inspecteur lança un regard interrogateur à Lynn Kellogg qui secoua lentement la tête.

Il reprit la direction de son bureau et la jeune femme le suivit.

– Je viens d'avoir l'université, au sujet de Karen Archer, monsieur. Il semblerait qu'elle soit allée voir son directeur d'études et que celui-ci lui ait conseillé de se mettre au vert quelque temps. D'après la secrétaire du département, elle est retournée dans sa famille, mais je n'ai pas encore réussi à les avoir au bout du fil.

– Vous vous inquiétez à son sujet ?

– Une vague intuition, monsieur.

– Elle n'a pourtant pas filé en douce. Elle a prévenu autour d'elle, non ?

– Oui.

– Rien n'indique que Carew soit revenu à la charge, jusqu'ici ?

– Non, admit Lynn.

– Alors vous craignez quoi au juste ? Qu'elle soit dangereuse pour elle-même, c'est ça ?

– C'est une possibilité, monsieur. À cause du viol. D'après Maureen Madden, si elle avait accepté de porter plainte, c'était une manière de faire face à ce qui était arrivé et de se convaincre qu'elle n'y était pour rien. Là, elle essaie de nier la réalité, comme si elle se sentait coupable. C'est dangereux.

– Et ses parents, où habitent-ils ?

– Dans le Devon. Près de Lynmouth.

– Bien. Prévenez la police locale et demandez-leur d'essayer de contacter les parents, dit-il en la gratifiant d'un regard bienveillant et chaleureux. Il faut commencer par là.

– Entendu, monsieur.

Dès que Lynn eut quitté son bureau, Resnick appela Skelton afin de lui demander de peser de toute son autorité sur les services de Bernard Salt. La réponse ne tarda pas et il reçut la promesse que toutes les informations nécessaires à l'enquête seraient mises à leur disposition avant la fin de la journée. Resnick remercia et s'assura qu'il pouvait passer personnellement chercher les dossiers, puis composa aussitôt un autre numéro de téléphone.

*

* *

Peu après 17 heures, Resnick se trouvait encore chez les Dougherty, à Wollaton, en train de boire une tasse de thé dans la lumière déclinante du soir. Près de lui, William Dougherty faisait semblant d'examiner la santé de son gazon, tandis que, dans la cuisine, son épouse nettoyait pour la deuxième fois le service en porcelaine qu'ils avaient reçu en cadeau de mariage.

– Je vous prie de m'excuser, dit Resnick, mais j'ai une question très personnelle à vous poser au sujet de Karl.

24

– Écoute, Helen, ce n'est pas le moment.

– Non ?

– Non.

– Ce n'est jamais le moment, Bernard.

Bernard Salt se passa brièvement les mains sur le visage. Tout en lui devait trahir la fatigue, sauf peut-être son regard. Et encore. Toute la sainte journée en salle d'Op, et maintenant, ça.

– Écoute, dit-il, tendant les mains vers elle, répétant inconsciemment ce même geste apaisant avec lequel il abordait les familles de ses malades. Écoute, Helen. Voilà ce qu'on va faire. Tu prends ton agenda, je prends le mien, et nous essayons de fixer une date dans la semaine pour…

Mais elle secouait déjà la tête avant qu'il ait fini.

– … ailer dîner tranquillement quelque part, à ce restaurant de Plumtree ou…

– Non, Bernard.

– Donnons-nous au moins une chance d'en parler calmement.

– Bernard, j'ai dit non.

– Helen, enfin, regarde-nous. Tu es fatiguée, je suis fatigué. C'est la fin de la journée et…

Helen Minton partit d'un rire amer.

– Pour ça, dit-elle, c'est toujours la fin de la journée.

Il faillit la prendre par le bras, mais se ravisa.

– Helen, je t'en prie !

Mais le rire continua de plus belle, nerveux, glaçant. Salt loucha anxieusement vers le bureau attenant et la silhouette de sa secrétaire penchée sur sa machine à écrire, dont le tempo régulier lui parvenait par la porte entrebâillée.

Le rire d'Helen s'arrêta net.

– Cesse donc de t'inquiéter, dit-elle. Elle ne fait même pas attention. Pour elle, je suis seulement une hystérique de plus, pareille à toutes celles qui défilent dans ton bureau et, tenue d'infirmière ou pas, tu peux être tranquille qu'elle n'ira rien raconter à personne. Je parie même qu'elle est amoureuse de toi.

– Tu es idiote, soupira Salt.

– Bien sûr, dit-elle. Bien sûr que je dois l'être pour que ça finisse toujours comme ça. Pour te laisser me traiter comme ça.

Le médecin secoua la tête et se laissa tomber dans son fauteuil.

– Je ne sais pas quoi faire, dit-il.

– Bien sûr que si, tu sais. C'est tout simple. Il te suffit de me donner une réponse.

Il leva les yeux vers elle, puis les baissa de nouveau.

– Je ne peux pas.

Quelqu'un frappa à la porte. Discrètement.

Ni l'un ni l'autre ne réagirent. Helen fixait Salt d'un air écœuré, presque haineux, l'œil rivé sur la chair flasque qui entourait sa mâchoire. Consciente, néanmoins, qu'il lui suffirait de prononcer les mots qu'elle voulait entendre pour la faire fondre encore une fois.

– Excusez-moi, dit la secrétaire en passant timidement la tête par l'entrebâillement de la porte. L'inspecteur est là, il vient chercher les renseignements demandés et il voulait voir si vous pouviez lui accorder une minute...

Sans un mot, Helen Minton sortit du bureau, ignorant la secrétaire et Resnick qui attendait dans le couloir.

– Bien sûr, dit Salt avec un air de lassitude. Faites-le entrer.

*

* *

La librairie se situait au rez-de-chaussée, tout près de l'entrée de l'école. Au fond du hall, non loin de l'unique téléphone à pièces, se trouvaient les portes menant à la passerelle où Tim Fletcher avait été sauvagement attaqué.

Le slogan imprimé sur le tee-shirt de Ian Carew affirmait que LES TOUBIBS LES ONT PLUS GROSSES, bien en évidence entre les pans de sa veste. Son classeur et son polycopié d'anatomie et de physiologie sous le bras, il s'arrêta un instant pour regarder Sarah Leonard traverser le hall et entrer dans la librairie. Il compta trente secondes avant d'entrer à son tour.

Perdu au milieu des sections d'ouvrages spécialisés se trouvait un rayon composé de livres de poche, des derniers succès de librairie et de quelques pavés à emporter sur la plage. Carew s'y arrêta pour observer Sarah, et surtout la manière dont se tendaient les muscles de ses mollets lorsqu'elle tentait, sur la pointe des pieds, d'atteindre l'étagère du haut.

Puis, soudain, elle se retourna pour lui faire face, comme si elle avait senti sa présence derrière elle. Dès lors, il ne restait guère à Carew qu'à baisser les yeux ou bien s'approcher d'elle. Il opta pour la seconde solution.

– Teasdale *et* Rubinstein, fit-il, tout sourire en regardant les livres qu'elle avait choisis. Même pour une infirmière pleine d'ambitions, c'est un sacré morceau !

Immobile, Sarah le regarda sans rien répondre, l'air d'attendre qu'il s'efface pour la laisser aller à la caisse.

Mais Carew ne bougea pas.

– C'est bien vous que j'ai croisée, l'autre soir, dit-il en glissant un regard sur le badge qu'elle portait au-dessus du sein gauche. Sarah.

– Oui, dit-elle. Et vous, vous cherchiez une auto-stoppeuse.

– Je vous ai proposé de vous rapprocher de chez vous, corrigea-t-il.

– Vous avez essayé de me draguer.

– Oui, admit-il. C'est exact.

– Pourquoi ? demanda-t-elle, comprenant immédiatement que c'était justement la chose à ne pas dire.

À cause de tes cheveux, songea Carew. À cause de leur manière de se soulever doucement quand tu marches. De ta démarche, aussi. Mais, bien entendu, il n'était pas assez sot pour lui dire de telles choses. Pas maintenant.

– Vous comptez vraiment vous farcir les deux ? fit-il en désignant les deux gros livres qu'elle tenait dans ses bras.

– Ce n'est pas pour moi, dit-elle. Un de nos internes…

– Ne me dites pas qu'ils vous envoient faire leurs courses.

– Il ne peut pas se déplacer actuellement.

– Il n'a pas une minute à lui, c'est ça ?

– Non. Il a été grièvement blessé il y a quelques jours.

– Vous parlez de Fletcher ? Tim Fletcher ?

– Vous le connaissez ?

Carew secoua la tête.

– J'ai lu les journaux. Pauvre vieux.

– Oui…

– Et comment va-t-il ? Il se remet ?

– Doucement. Mais il se rétablit, oui.

Carew inclina légèrement la tête et son regard se fit plus intense. Sarah sentit venir la proposition de prendre un verre après le travail ou quelque chose du même genre. Un minuscule nœud se forma au fond de sa gorge.

– Bien, dit finalement Carew. Content de vous avoir revue. À un de ces jours, peut-être.

Elle le suivit des yeux tandis qu'il gagnait la sortie.

Une tignasse épaisse et bouclée, un corps d'athlète, la démarche légèrement chaloupée. Sarah se dit qu'elle avait peut-être été un peu cassante avec lui. Il n'était peut-être pas si antipathique, après tout.

*

* *

Certains jours, qui commençaient à se faire de plus en plus fréquents, Bernard Salt ne sentait la pression se relâcher un peu que lorsqu'il se trouvait en salle d'opération. Là, tout était simple. Anesthésié devant lui se trouvait un problème qu'il savait comment résoudre à l'aide de gestes mesurés, précis. Et les imprévus qui survenaient parfois ne faisaient qu'apporter au rituel un indispensable souffle de vie. Il savait comment les surmonter. Il avait les connaissances, les réflexes, l'expérience et l'agilité des doigts. Immobile, concentré, il n'avait qu'à attendre que l'on pose dans sa main l'instrument adéquat, effilé, stérilisé. Et s'il se trouvait face à quelque morceau d'entrailles pourri, il le coupait. Tout simplement.

Mais, pour ce qui était du reste...

Vingt-quatre années de mariage, auxquelles il avait fini par mettre un terme à peu près décemment. Vingt-quatre ans de suffocation et d'ennui qui l'avaient conduit à chercher une aventure pour laquelle il n'avait plus aujourd'hui ni désir ni besoin. Pourquoi refusait-elle de l'accepter ? Tu avais promis, tu avais promis, gémissait-elle à longueur de temps. Bien sûr qu'il avait promis, qu'est-ce qu'il était supposé faire d'autre ? Marié, chirurgien consultant. Sept ou huit ans plus tôt, lorsque tout avait commencé entre eux, il lui aurait promis n'importe quoi. Et, d'ailleurs, il lui avait promis n'importe quoi. À présent, il était prêt à recommencer, simplement pour qu'elle lui fiche la paix, mais elle ne le croyait plus. Elle réclamait des preuves, un engagement, une signature. Les dividendes des promesses mises entre parenthèses jusqu'au jour où il retrouverait sa liberté.

Il avait retrouvé sa liberté. Et il était bien décidé à ne pas la perdre à nouveau.

Elle était encore là, à l'attendre devant sa voiture. Il pensa aussitôt à rebrousser chemin et sortir par l'autre côté pour héler un taxi. Deux secondes trop tard, malheureusement. Elle l'avait vu.

– Helen, dit-il en posant sa mallette sur le toit de la voiture, l'autre main dans la poche de sa veste, taquinant nerveusement les clés. Helen, est-ce qu'on va continuer longtemps comme ça ?

– Aussi longtemps qu'il le faudra.

Elle avait abandonné son uniforme d'infirmière pour une jupe plissée et un chemisier blanc, un gilet bleu marine et son manteau beige.

– Et si je te dis non une bonne fois ?

– Dans ce cas-là, c'est tout simple, dit-elle, les poings serrés. Tu sais parfaitement ce que je ferai.

Salt prit une respiration et se concentra sur le visage d'Helen, sur ses traits flétris accentués par la faible lumière du parking.

– Très bien, dit-il. Alors c'est non. La réponse est non, définitivement non.

Helen Minton vacilla légèrement et dut s'appuyer contre le côté de la voiture. Elle ouvrit la bouche, exhalant un souffle rauque, visiblement douloureux, puis tourna les talons en manquant de glisser avant de retrouver toute l'autorité de sa démarche et de s'éloigner d'un pas furieux entre les rangées de voitures en stationnement. Un instant hésitant, Salt s'élança pour la rattraper, puis se ravisa en la voyant franchir les portes qui donnaient sur les ascenseurs.

Voilà, c'était fait. Il l'avait dit.

Ce ne fut qu'à ce moment-là qu'il prit conscience de l'accélération soudaine de ses pulsations. Il resta sans bouger près d'une minute, au milieu du parking, avant de retourner à sa voiture.

Il tâtonna pour glisser la clé dans la serrure puis, au moment d'ouvrir la portière, se redressa brusquement, sentant une présence derrière lui. Il tourna la tête mais ne vit rien, hormis le jeu immobile des lumières et des ombres sur les véhicules sagement alignés. Aucun bruit ne troublait le silence du parking.

– Il y a quelqu'un ? lança-t-il d'une voix inquiète.

Sa première pensée avait été pour une volte-face d'Helen, revenant faire la paix, s'excuser, mais rien ne bougeait.

Puis une silhouette se profila dans la pénombre, que Salt identifia immédiatement : un de ses confrères consultants qui s'apprêtait à grimper dans sa Rover.

– Salut Bernard, dit l'homme avec un signe de la main. Prêt pour ta ration d'oxyde de carbone ?

Salt s'installa dans sa voiture et, le temps d'un soupir de soulagement, démarra en marche arrière avant de rejoindre la sortie derrière la Rover de son collègue.

*

* *

Il était déjà tard lorsque Calvin Ridgemount rentra à la maison. Il laissa son sac de sport en haut de l'escalier puis se rendit à la cuisine. L'un des deux cartons de lait qui se trouvaient dans le réfrigérateur était entamé et il ouvrit l'autre, avalant son contenu en quatre longues gorgées. Du salon lui parvenaient des voix sur fond de bande sonore et le rire de son père. Calvin étala de la confiture de prune sur deux biscuits, les posa l'un sur l'autre et remonta le couloir en mâchant sa première bouchée.

Son père était vautré sur le canapé, une bière à la main et une jambe par-dessus l'accoudoir, riant aux éclats à une réplique que Barbara Streisand venait de balancer à l'autre-là – comment c'était son nom, déjà ? Celui dont la fille avait épousé ce joueur de tennis que Calvin ne pouvait pas sentir. Pas grave. Il avait déjà vu ce film, un truc complètement débile où il était question de boxe. Son père l'avait loué une fois à la boutique du coin. Une livre les deux cassettes si on les rapportait le lendemain matin. Mais là, le film passait à la télévision.

– Où es-tu allé ? demanda le père, encore hilare.

– Je t'ai dit, dit Calvin. Je suis sorti.

– Et là, qu'est-ce que tu fais ?

– Je vais me coucher.

Une fois dans sa chambre, Calvin jeta le sac contre le mur du fond, sous la fenêtre et, sans même prendre la peine d'allumer, sortit la cassette de *Fair Warning* de son boîtier et la glissa dans l'appareil stéréo. Puis, allongé sur son lit, il laissa ses yeux s'habituer à l'obscurité, scrutant le plafond.

Une par une, les étoiles commencèrent à apparaître.

25

C'était sans doute le fait d'entrer au Manhattan's à cette heure-là qui remémora à Resnick *The Joint is*

Jumping. L'association d'idées, le parfum d'une autre époque. Un autre de ces petits bouts d'Amérique qui s'était insinué dans sa vie à travers un label de microsillon. 37 ou 38, Herman Autrey à la trompette, Gene Sedric au ténor. Fats Waller and his Rhythm. Quelques mois avant que la guerre n'éclate, un des oncles de Resnick, tailleur de son état, avait préféré prendre le bateau pour les États-Unis plutôt que d'immigrer en Angleterre et avait habité avec les six membres de sa petite famille dans un minuscule taudis en lisière d'Hester Street. Après la victoire des Alliés, l'oncle avait changé d'idée et traversé à nouveau l'Océan, convaincu que ses doigts de fée auraient davantage de chances dans un pays plus petit. L'avenir lui prouva qu'il se trompait, mais c'était une autre histoire.

Enfant, Resnick avait passé des après-midi entiers tout seul, dans le grenier de la maison de St. Anne, fasciné par l'énorme pile de 78 tours, noirs et rutilants dans leurs pochettes de carton beige, vierges ou imprimées de noms mystérieux. Vocalion, HMV. Assis en tailleur, il inventait des histoires à partir des prénoms étranges inscrits en petits caractères sur les étiquettes centrales. Count, Duke, Fats, Willie the Lion, Kid, King.

Lorsqu'il avait commencé à écouter leur musique, sa génération découvrait Tommy Steele, Bill Haley and the Comets. Assis devant une tasse de thé noir et un morceau de cake rassis, Resnick regardait son oncle coudre à la main des boutonnières et des ourlets tandis que sa cousine se dandinait timidement au son des Ink Spots et des Mills Brothers. Puis, au bout d'un moment, l'oncle pianotait de son dé sur le bois de la table et lançait un clin d'œil complice à Resnick. Ils écoutaient alors Mildred Bailey, Billie Holiday, *Call of the Freaks* de Luis Russell, Fats Waller and his Rhythm.

The Joint is Jumpin'.

– Vous revoilà, dit Maura en voyant Resnick jouer des coudes pour s'installer au bar.

Les cheveux de la jeune femme semblaient comme en suspension autour de sa tête, façon barbe à papa. Depuis la dernière fois, leur couleur auburn avait légèrement viré à l'orange. Elle portait un corsage noir imprimé de fleurs exotiques, arborait des bagues aux doigts et des pendants d'oreilles qui effleuraient doucement ses épaules lorsqu'elle tournait la tête.

Elle posa une bouteille et un verre devant lui et l'invita à suivre son regard en direction des tables qui entouraient la console du DJ. Ce dernier lança un morceau que Resnick fut soulagé de ne pas reconnaître.

– Oui, j'ai vu, acquiesça Resnick.

Il avait repéré Groves en entrant, attablé dos à la porte en compagnie de deux autres jeunes gens.

– Vous ne comptez pas l'arrêter ici, devant tout le monde ? s'enquit Maura.

– Pourquoi ?

Elle haussa les épaules, faisant tinter ses pendants d'oreille.

– Je ne sais pas. Je n'ai jamais vu quelqu'un se faire arrêter. À part à la télévision.

– C'est là que ça arrive le plus souvent.

Elle retourna s'occuper des autres clients et Resnick versa posément sa bière dans son verre avant de s'écarter du bar sans perdre de vue le crâne luisant de Groves au milieu de la masse des consommateurs. Il resta à l'observer du coin de l'œil, le temps de finir sa Budweiser, puis, ne discernant aucun signe de départ imminent à la table du fond, traversa la piste de danse et s'approcha du jeune homme.

– Finissez votre verre, dit-il en lui tapant sur l'épaule. Il faut que nous parlions.

Groves ne parut pas avoir saisi les mots exacts dans le vacarme musical, mais comprit immédiatement ce que lui demandait Resnick et s'exécuta. L'un des deux hommes attablés en face de lui dévisagea l'inspecteur et ouvrit la bouche, mais Groves l'arrêta d'un regard avant de se lever et de suivre Resnick vers la sortie.

– J'ai parcouru votre dossier, dit celui-ci tandis qu'ils marchaient vers la rue piétonne menant derrière le Council House.

– C'était à prévoir, dit simplement Groves.

Devant le McDonald's, ils contournèrent un dessin de Vierge à l'Enfant réalisé avec des craies de couleurs sur les dalles du trottoir.

– Vos mœurs ne me choquent pas, cela ne fait aucune différence, dit Resnick.

– Alors pourquoi… ?

– Sauf, ajouta-t-il, si ça a un rapport avec l'enquête que nous menons.

– Et, d'après vous, il pourrait y avoir un rapport ?

– C'est justement ce que j'aimerais savoir.

– Vous voulez dire, s'il y avait quelque chose entre Karl et moi, c'est ça ? Si nous étions tous les deux homos ?

– Par exemple.

Ils passèrent les lions de pierre auprès desquels des filles en jupes étriquées attendaient, le regard anxieux, puis les petits groupes de skins et de faux hell's angels adossés au mur qui surplombait les fontaines et firent halte sur un banc de square humide, bientôt cernés par une demi-douzaine de pigeons pleins d'espoir, les plumes ébouriffées par la dernière averse.

– Vous le connaissez depuis combien de temps ? demanda Resnick

– Un an. Oui, un an à peu près.

Resnick avait appris quand poser les questions et quand écouter. Il attendit.

– Nous nous sommes rencontrés au cinéma, un jour, en fin d'après-midi. C'était mon jour de congé et j'imagine que c'était la même chose pour Karl, à moins qu'il ait été de service tôt le matin. Bref, nous étions dans la plus petite salle, juste nous et une petite vieille qui avait passé la moitié de la séance à bouffer des sandwichs et l'autre à dormir.

Il s'interrompit pour lancer un bref regard à Resnick et poursuivit :

– Je précise que nous n'étions pas assis l'un à côté de l'autre. Même pas dans la même rangée. C'est seulement en sortant de la salle que Karl a fait tout haut une réflexion à propos du film, je ne me souviens plus exactement laquelle. Nous marchions dans la même direction et il a dit qu'il avait bien envie d'une pizza et que, pendant tout le film, il s'était senti gêné à l'idée qu'on entende le bruit que faisait son estomac, tellement il avait faim. Il a même dit qu'il avait pensé un moment à aller piquer un sandwich à la petite vieille. Ça m'a fait rire et, finalement, on s'est retrouvés assis devant un Coca chez Pizza Hut, à discuter duquel de nous deux commanderait la salade la plus copieuse.

Un groupe de jeunes femmes aux vêtements bigarrés passa près d'eux, chantant à tue-tête, agitant des congas, en direction de l'autre extrémité du square. Paul Groves glissa les deux mains sous les revers de son manteau.

– Après ce soir-là, nous avons pris l'habitude de nous voir environ une fois par semaine. On allait voir un film, on mangeait une pizza ou, si Karl était retenu à l'hôpital, on prenait seulement un verre, ça dépendait. De temps en temps, quand l'un de nous touchait sa paie, nous allions dîner dans un vrai restaurant. Karl voulait tout le temps aller à ce truc japonais, à Lenton, où on mange du poisson cru et qui coûte les yeux de la tête.

Resnick commençait à sentir une crampe monter dans sa jambe droite mais ne bougea pas, de peur de distraire Groves de son récit.

– Une fois, j'avais presque réussi à le convaincre de partir en vacances, sur une petite île grecque, et puis au dernier moment, ça ne s'est pas fait.

La chorale féminine de congas à peine envolée, apparut un groupe de supporters de Forest braillant et tapant dans leurs mains.

– J'ai dû aller une ou deux fois chez lui. Des murs tapissés de posters et de photos de son séjour aux États-Unis, des bouquins partout, plus que n'importe qui de normal peut lire pendant toute une vie. Il mettait un point d'honneur à griller ses hamburgers et à boire du vin californien à table. Il n'est jamais venu chez moi, pas une fois. Il trouvait toujours des prétextes, jusqu'à ce que je cesse une bonne fois de le lui proposer.

Groves glissa ses mains le long de ses cuisses et les referma autour de ses genoux.

– Je l'ai touché juste une fois et vous, vous croyez que j'aurais été jusqu'à lui planter un couteau dans le dos.

*

* *

– Attends une minute, bon sang ! fit Mark Divine. Relax. T'es pas aux pièces.

Naylor hésita suffisamment pour laisser à son collègue le temps de commander deux autres pintes.

– On est vendredi soir, bordel, ajouta Divine par-dessus son épaule, l'invitant à le suivre vers une place libre, près de la porte des toilettes. Tu l'appelles, et tu lui dis qu'on est de surveillance. Point. Qu'est-ce que tu veux qu'elle dise ?

– Je l'ai appelée.

– Et tu lui as dit ce que je viens de te dire ?

– Je lui ai dit que j'en avais encore pour une demi-heure.

Divine secoua la tête d'un air dégoûté :

– Bandes de salopes. Elles croient qu'on est leur propriété.

– Mais non, c'est pas ça, dit Naylor.

– Non ? Alors, dis-moi ce que c'est d'autre ?

Naylor prit une gorgée de bière. Il ne se sentait pas davantage en mesure d'expliquer à Divine ce que c'était d'autre qu'il n'arrivait, malgré ses efforts, à faire parler Debbie de ce qui n'allait pas.

– Bon, allez, dit Divine en administrant une bourrade à son acolyte. On descend ces deux-là et puis on bouge. La nuit commence seulement, mon pote !

Naylor ne répondit pas et tenta de ravaler son amertume avec une gorgée de bière.

*

* *

Malgré l'humidité qui s'insinuait dans ses muscles, Resnick était resté assis à la même place bien après que Paul Groves se fut éloigné à l'autre bout du square pour s'engouffrer dans un taxi et rentrer chez lui, à Mapperley Top. Karl Dougherty n'avait cherché qu'une simple camaraderie et Paul Groves attendait bien plus, mais en vain. Il était difficile d'imaginer que l'infirmier ait pu ignorer les penchants du jeune homme et les sentiments qu'il avait pour lui. Quelle avait été sa réaction ? Des phrases toutes faites, creuses ou idiotes, défilèrent dans l'esprit de Resnick. Il l'avait mené par le bout du nez. Il avait joué avec le feu. Tiré sur la corde.

À partir de quel degré de provocation ou de frustration quelqu'un comme Paul Groves pouvait-il être à bout, vraiment à bout ? Resnick l'avait bien observé au cours de leurs deux entretiens, et Groves ne lui faisait pas l'effet d'un homme violent ou dangereux.

Il se souvint de ce paisible retraité qui s'était occupé des années durant de sa femme infirme avant de la rendre aveugle avec le contenu d'une théière brûlante. De ce gamin de quinze ans qui avait frappé son beau-père de quarante-deux coups de couteau à pain avant d'essayer de lui trancher la tête avec une bêche rouillée. Aucun des deux n'était naturellement violent ou dangereux.

Seulement des gens poussés à bout. Par d'autres, par la vie. Par une corde de piano, tendue et tendue et retendue à l'intérieur d'eux-mêmes, avant de casser dans une explosion de rancœur et de violence.

*

* *

En passant devant les toilettes publiques où avait eu lieu le drame, il pensa à Reg Cossall et se dit que celui-ci avait dû sentir le vent et remercier sa bonne étoile que l'affaire atterrisse sur les bras de Resnick sans lui éclabousser le plastron.

Resnick se souvint du jeune sergent Cossall, fulminant contre le manège notoire des homosexuels aux alentours d'autres toilettes publiques situées près de Talbot Street. Ils échangeaient un simple regard en arpentant le trottoir qui longeait le mur du cimetière et se retrouvaient, parfois à trois, à l'intérieur. Ils garaient leurs voitures à proximité, afin de pouvoir s'éclipser rapidement en cas d'alerte ou simplement gagner un autre point de rendez-vous plus discret. De temps à autre, un agent de ronde donnait un coup de sifflet pour avertir de son approche et balayait rapidement les lieux du faisceau de sa lampe-torche. Parfois, lorsque les plaintes de contribuables indignés affluaient en trop grand nombre, on multipliait les descentes de police pendant un temps, ce qui, une fois le mot passé, entraînait une désaffection provisoire du lieu jusqu'à ce que les choses se calment et que le manège puisse reprendre comme avant.

À plusieurs reprises, il était arrivé que des petits groupes de citoyens, plus pointilleux sur le chapitre des bonnes mœurs que sur ceux du taux d'alcoolémie et du port d'armes prohibées, se substituent à la police pour faire respecter l'ordre et la morale dans les lieux publics.

En l'une de ces occasions, Resnick avait vu Cossall maîtriser d'un « calme-toi, petit » un jeunot tondu et armé d'une baïonnette que son père avait rapportée de Chypre, tandis que lui s'occupait de ses deux victimes, l'une blessée superficiellement mais saignant abondamment, l'autre attendant d'être transportée d'urgence.

– Ils le cherchent, aussi, avait dit Reg Cossall une fois les choses rentrées dans l'ordre, ponctuant sa réflexion en crachant dans le caniveau. Devrait y avoir une loi pour castrer tous ces malades ; comme ça, on n'en parlerait plus.

Resnick revoyait parfaitement la lueur de colère dans les yeux du sergent Cossall lorsqu'il avait dit ça, comme il revoyait le rictus satisfait de l'inspecteur Cossall refermant sa braguette au sortir d'une autre pissotière, quelques nuits auparavant. Ce soir-là, il n'avait exprimé aucune arrière-pensée précise, sinon peut-être dans l'ironie tranquille en filigrane de son exposé des faits. Pensait-il toujours que c'était un pédé de plus qui l'avait bien cherché et à qui ça servirait de leçon ?

Il revit Karl Dougherty, inconscient sur son lit d'hôpital, entouré par les murmures électroniques des appareils chargés de le maintenir en vie. Aux blessures qui lui avaient été infligées.

Tout en marchant, Resnick pensa aux « bonnes leçons », aux cons transpirant de haine et de bière qui prétendaient les donner, pour s'occuper le vendredi soir, aux basanés et aux homos censés les recevoir pour que ça leur serve.

À mi-chemin de Mansfield Road, il se retourna un instant vers les lumières de la ville et se dit que rien ne servait de leçon à personne.

26

La seule trace laissée par Ed Silver était un peu de verre brisé miroitant dans la lumière du porche. Les débris d'une bouteille. Resnick dispersa son quatuor de chats fébriles et affamés, ouvrit la porte et les suivit à la cuisine où il s'empressa de garnir les quatre écuelles de couleurs de leur pâtée du soir, avant de ressortir sur le perron muni d'un vieux journal, d'une pelle et d'une balayette. Après s'être assuré à quatre pattes qu'il ne subsistait plus le moindre éclat susceptible de se ficher dans un coussinet félin et d'entraîner une visite chez le vétérinaire, il ramassa le courrier et retourna à la cuisine préparer du café. En regardant les paquets de poils que Pepper recommençait à semer derrière lui, il se dit que la visite au vétérinaire serait de toute manière au programme dans les prochains jours. Quarante-cinq minutes à patienter parmi des mémères flanquées de caniches abricot et de levrettes indisposées par les miaulements, comme la dernière fois.

L'une des lettres venait de l'Association polonaise, qui lui rappelait qu'il devait verser sa cotisation annuelle et qu'il était convié à l'anniversaire d'un des membres actifs, en passe de souffler ses quatre-vingts bougies. Un petit mot avait été rajouté en haut de la page, tenu par un trombone. *Viens, Charles, tout le monde sera heureux de te voir. Marian.* Marian Witczak et son drapeau polonais ornant le balcon du premier étage. Marian et son atlas ouvert sur la carte de l'Europe de l'Est comme sur le centre du monde. Quinze minutes de taxi, et on avait l'impression de se trouver en plein cœur de Varsovie.

En versant le café, Resnick songea aux gens qui se réfugiaient dans le passé pour mieux nier le présent. À toutes les nuits où Marian Witczak s'était endormie en rêvant de robes de bal et de mazurkas. À la dose d'alcool dont Ed Silver avait besoin avant de se sentir remonter sur scène chez Ronnie Scott, décapuchonner son alto et battre la mesure avec son talon avant d'attaquer *Dexterity*.

Il découpa la saucisse qui était dans le réfrigérateur, caressant le projet de la faire frire avec quelques pommes de terre et un bouquet garni, mais décida d'avaler auparavant une petite douceur avec son café. Le cruel souvenir de son cheese-cake répandu dans le caniveau lui revint à l'esprit pendant une seconde, puis il sortit le pot de miel et mit une tranche de pain à griller. Il dégusta le tout au salon, bercé par la trompette de Miles Davis, goûtant son premier moment de détente de la journée jusqu'à ce que monte en lui l'intuition que le téléphone allait sonner avant la fin du morceau.

Ce qui ne manqua pas de se produire.

*

* *

Postés autour de la piste de danse, prêts à intervenir, les videurs surveillaient le strip-tease désordonné qu'exécutait un môme hirsute sur un tube de Madonna.

– Et voilà, dit Naylor, ça commence.

– Quoi ?

– Le bordel.

Divine partit d'un rire tonitruant :

– Putain, on est vendredi soir ! Tu espérais quoi ?

Discrètement, il jeta un regard en direction des trois filles qu'il avait repérées près de l'escalier en colimaçon et qui affectaient de regarder ailleurs.

– C'est bon, dit-il.

– Quoi ?

– Là.

– Où ça, là ?

– Là, t'es miro ou quoi ? On a un ticket.

Tout ce que voyait Naylor, c'était un trio de filles que rien ne différenciait des autres filles de la boîte. Maquillage outrancier, bronzage artificiel, coiffures sophistiquées, jupe et corsage symboliques.

– Au jugé, je dirais une culotte pour trois, en étant optimiste, risqua Divine.

L'une des trois attarda son regard sur lui, finit par sourire et glissa quelque chose à l'oreille des deux autres. Les trois pouffèrent de concert.

– Quand j'te disais que c'était dans la poche…, fit-il en gratifiant Naylor d'un coup d'œil complice.

Sur la piste, l'effeuilleur en était à exhiber un caleçon satiné, coupe boxeur, tons psychédéliques, tandis qu'une bonne moitié de l'assistance applaudissait en rythme, décourageant temporairement les videurs qui mouraient néanmoins d'envie de donner du muscle avant le nu intégral.

– On devrait peut-être intervenir avant que ça chauffe, dit Naylor.

– Mon cul, oui. Laisse-les se démerder.

– N'empêche que ça va dégénérer.

Et, en effet, un des gorilles maison se décida à fendre la foule.

– Là où on va intervenir, c'est déjà en train de chauffer à feu doux, fit Divine en obligeant Naylor à faire un demi-tour sur lui-même pour se retrouver face aux trois filles qui les regardaient à présent droit dans les yeux.

Une fois franchi le cordon de supporters, les videurs se mirent à deux pour empoigner le danseur suggestif qui avait presque complètement fait glisser son short sur ses chevilles.

– Laisse tomber, j'te dis ! siffla Divine entre ses dents comme Naylor jetait un regard par-dessus son épaule, juste à temps pour voir le nudiste se faire rapatrier à l'aide de quelques coups vicelards et discrets jusqu'à la sortie la plus proche, dans l'indifférence de la foule.

– Ces demoiselles prendront bien quelque chose ? fit Divine avec un sourire des plus suaves.

*

* *

– Il a menacé de découper quoi, ce soir ? demanda Resnick.

– Jusqu'ici, rien, répondit Jane Wesley. Il s'est disputé à propos d'une question de football avec un des pensionnaires. Ils se sont battus et c'est votre ami qui a eu le dessous.

– À ma connaissance, dit Resnick, Ed ne connaît strictement rien en football.

– Je crois que le problème vient justement de là.

Resnick soupira. Une odeur de moisi et de Old Holborn, relevée de vagues relents d'urine, lui chatouilla le nez.

– Où est-il ?

– Dans le bureau. J'ai proposé d'appeler une ambulance, mais il n'a pas voulu.

– Et il sait que vous m'avez appelé ?

– Non.

Le sourcil froncé, Resnick s'apprêtait à la fusiller du regard.

– Je me suis dit que vous auriez plus de chances de lui faire entendre raison qu'un ambulancier qui ne le connaît pas.

– Vous avez raison, admit-il. Merci.

En entrant dans le bureau, il trouva Ed Silver assis par terre, à côté de la chaise que lui avait proposée Jane, les bras autour de la tête, la tête entre les genoux.

– Vous pensez que ça ira ? demanda Jane.

Resnick hocha la tête et elle sortit en refermant la porte.

– C'est un enculé, Charlie !

– Qui ça ?

– L'enculé qui m'a cassé le nez.

Même lorsqu'il ôta les mains de son visage, la voix de Silver semblait filtrée par une bande de coton hydrophile. Entre le sang séché et celui qui coulait toujours, il parut difficile à Resnick d'évaluer l'étendue des dégâts.

– Viens, dit-il. Je vais t'emmener à l'hôpital.

– Non, grogna le musicien en secouant la tête malgré la douleur.

– Tu ne peux pas rester avec un nez cassé.

– Si, j'peux très bien.

– Il faut qu'on te soigne.

– Me soigne tout seul, tiens, r'garde !

Silver plaça ses index de chaque côté de sa cloison ensanglantée et appuya.

– Nom de Dieu, mais arrête !

– Arrêter quoi ?

– Tu es assez amoché comme ça sans en rajouter.

– Barre-toi, si t'es une petite nature.

Resnick ne bougea pas, mais ferma les yeux tout de même, nullement effrayé par la vue du sang, mais plutôt par la douleur que s'auto-infligeait Silver. Un grincement affreux précéda un craquement sec. Un flot de sang gicla.

– Voilà, déclara Silver. C'est fini.

– Quoi, qu'est-ce qui est fini ?

– Maintenant, 'l'est vraiment cassé, mon nez.

*

* *

Naylor eut du mal à croire ce qu'il voyait, mais au bout de deux minutes de conversation avec les quatre jeunes gens attablés, Divine réussit à les faire lever, et libérer ainsi la table offrant la meilleure vue sur la piste.

– Qu'est-ce que tu leur as dit ?

– C'est entre eux et moi, répondit Divine avec un clin d'œil appuyé.

La conversation s'était engagée avec les filles, mais l'essentiel de ce qu'elles disaient se perdait dans le vacarme de la musique et de l'agitation du dessous.

Divine passa un bras autour des épaules de sa voisine, qui accueillit le geste avec une vague réticence, puis s'empressa d'adresser un signe triomphant à son acolyte en espérant profiter d'un instant d'inattention de la fille. Mais celle-ci n'en perdit pas une miette.

– Qu'est-ce que tu attends pour tenter ta chance ? glissa-t-il à Naylor.

– Occupe-toi de tenter la tienne.

Les deux autres étaient en fait deux sœurs, descendues en ville par le car de Kirkby-in-Ashfield. Naylor se demanda comment elles prévoyaient de rentrer chez elles et, en les observant plus attentivement, arriva à la conclusion qu'elles ne devaient guère avoir plus de seize ou dix-sept ans.

– Mandy a été reine de beauté, déclara l'une d'elles

en désignant la voisine de Mark Divine, laquelle s'empressa aussitôt d'ajuster son port de tête.

– Et Kevin, que vous voyez là, a été champion du monde des poids moyens. Une vraie machine à tuer ! Et je ne vous dis pas tout…

Naylor baissa les yeux, un peu gêné, tandis que les deux sœurs pouffaient dans leurs daiquiris.

– Vous ne voulez pas me croire, n'empêche que c'est vrai, assura Mandy.

– Oh ?

– Parfaitement. Miss Amber Valley. Deux ans de suite, même.

– Et finaliste l'année d'avant, ajouta une des sœurs.

– Elle a aussi été sélectionnée pour le titre de Miss East Midlands à Skeggy.

– Je marche pas, fit Divine en se levant. Je reviens, je vais à la vidange.

– Il est un peu mal élevé, votre copain, glissa une des deux sœurs à Naylor.

– Eh, Kev ! lança Divine en se retournant. T'es gentil, tu nous les laisses pas refroidir.

*

* *

La voiture n'était pas restée garée plus de vingt minutes devant l'Aloysius House, mais cela avait suffi pour que quelqu'un gerbe contre l'aile arrière droite.

– Le quartier va finir par nous faire mauvaise impression, dit Jane Wesley en les raccompagnant.

– Pensez-vous ? dit Resnick

Quand ils eurent installé Ed Silver sur le siège avant, Jane Wesley prit Resnick à part.

– Si un incident de ce genre se reproduit, vous êtes sûr que vous tenez à ce que je vous appelle ?

– Non, fit Resnick avec un léger haussement d'épaules.

– Cela veut dire que vous préférez que je ne vous appelle pas ?

– Je n'ai pas dit ça.

Jane Wesley hocha la tête et sourit :

– Voila la réponse claire et sans détours que j'attendais, dit-elle.

Sans rien ajouter, Resnick lui adressa un signe de la main et contourna la voiture pour s'installer au volant. Encore quelques nuits de ce genre, et il abandonnerait complètement l'idée de dormir.

– Joli brin de fille, dit Ed Silver.

– Tu l'as déjà dit.

– Quand ça ?

– La dernière fois.

Silver se gratta la lèvre supérieure, faisant aussitôt couler un filet de sang jusque sous son menton :

– Tu veux dire que j'ai déjà vu cette fille, avant ?

– Un soir où tu voyais à peine clair, oui.

Ed Silver resta un moment silencieux, l'air de réfléchir, puis, tandis qu'ils longeaient le bureau central de probation, son œil s'alluma :

– C'est une blague, c'est ça ? s'exclama-t-il.

– Pas du tout, dit Resnick.

– Putain, c'est pas ma soirée. C'est comme ce connard, tout à l'heure. Il était en train de déblatérer sur le football, l'Angleterre, tout ça. Et puis, à un moment, il commence à parler d'un nommé Parker, il dit qu'il est pas mal, mais qu'il jouerait mieux s'il était pas noir. Tu vois le genre ? Alors moi, je dis que justement, le fait qu'il est noir, ça fait partie des raisons pour lesquelles il joue comme un dieu ! Putain, je parle de Charlie Parker, et, lui, tout ce qu'il est foutu de faire, c'est de m'balancer un coup de genou en pleine tronche. Et puis il me traite de pauvre con d'ivrogne, que je sais même pas écrire mon nom et tout…

En s'arrêtant au feu, juste avant Broad Marsh, Resnick regarda le nez en bouillie de son compagnon. Le sang continuait de pisser sur ses joues et son menton.

– Évidemment, j'savais bien qu'il causait pas de Charlie Parker, mais d'un autre Parker…

– Paul, dit Resnick. Paul Parker.

– C'était juste histoire de blaguer.

– Bien sûr.

– Quel con !

– Eh oui.

Silver posa une main sur le pare-brise et plissa les yeux pour essayer de se repérer.

– Où on va ?

– Aux urgences.

– Mais j't'ai dit que…

– Ed ?

– Oui ?

– Ferme-la.

*

* *

Tout en collant Miss Amber Valley au son d'un vieux tube de la grande période Motown, Mark Divine se trouvait fort aise de la taille de sa cavalière, qui lui épargnait de se pencher trop bas pour lui mordiller le lobe de l'oreille.

– On y va ? susurra-t-il.

– Où ?

– Fais pas l'innocente. On file.

– Non.

– Allez, dit-il d'un ton agacé, l'attrapant par le poignet.

– Mais non.

Ils s'étaient arrêtés de danser.

– Ben pourquoi ?

– Parce que je ne peux pas.

– T'en fais pas pour tes copines. Kev va s'occuper d'elles.

– Ce n'est pas la question.

– Alors c'est quoi ?

– Mon fiancé…

– Ton quoi ?…

– Mon mec. On a rendez-vous ici. Il doit passer me prendre. Il est sorti en célibataire avec des copains.

Divine leva les yeux au ciel.

– Ben, justement. S'il est parti en bordée avec ses potes, on a la nuit devant nous, dit-il en la prenant par la taille, ses doigts explorant fébrilement le bas de son dos, soulignant l'élastique de sa culotte à travers la jupe. Tu le reverras pas avant demain matin.

– Qu'est-ce que tu racontes ?

– Tu parles que s'il est en train de faire la fiesta, il va pas tout planter là pour venir faire le taxi !

– Je ne vois pas pourquoi…

– Parce qu'à l'heure qu'il est, il doit être déjà rond comme une pelle à feu. Il ne sera pas en état de conduire, voilà pourquoi !

Mandy se dégagea vigoureusement de son étreinte et le fusilla du regard. Voyant venir la soirée foutue, Divine se dit qu'il était temps d'employer les grands moyens avant la bérézina.

– O.K., fit-il en lui saisissant le bras. Alors, prévenant comme il est, il doit déjà t'attendre avec la portière ouverte devant la boîte. Viens, on va pas le laisser poireauter. Un gentil garçon comme ça.

Malgré ses protestations, Mandy se vit aussitôt entraînée vers la sortie et, de mauvaise grâce, consentit finalement à accompagner Divine sans que celui-ci n'ait à la tirer de force. Ils passèrent devant le duo de videurs qui surveillaient l'entrée et se retrouvèrent sur le terre-plein faisant office de parking.

– Alors, où il est, ton chauffeur en livrée ?

– Je ne sais pas.

– Tu vois bien.

À nouveau, Divine l'attira contre lui et se mit à l'embrasser dans le cou, une main remontant jusqu'à sa nuque, l'autre plongeant dans son décolleté. Mandy se cabra.

– Eh, dis donc ! Tu vas pas jouer les vierges militantes maintenant. Fallait dire ça tout à l'heure, avant de boire des cocktails à l'œil…

– Tu m'as invité, rétorqua-t-elle. Qu'est-ce que j'étais supposée faire ?

– Ça, par exemple, fit Divine avant d'essayer de l'embrasser à pleine bouche, l'empêchant de gigoter d'une main tandis qu'il tâchait de glisser l'autre sous la jupe.

Comme il ne pouvait être partout à la fois, il ignora d'abord la main qui lui tapait sur l'épaule. Puis, la seconde fois, il se retourna brusquement vers l'importun.

Le fiancé de Mandy était antillais. Il devait peser dans les quatre-vingt-dix, cent kilos. Essentiellement du muscle.

*

* *

Resnick avait envisagé de déposer Ed Silver devant la porte et de le laisser se débrouiller, mais ne put finalement s'y résoudre. Il l'accompagna jusqu'à la réception et attendit avec lui devant le comptoir. Promenant son regard parmi les gens assis dans le hall, en attente de soins, il remarqua aussitôt deux silhouettes familières.

– Qu'est-ce que vous foutez là, tous les deux ? demanda-t-il, ébahi, à Naylor et Divine.

27

– Bien sûr que je les ai écoutés sur disques, enfin, quelques-uns des enregistrements. Mais j'peux te dire, Charlie, la première fois que j'ai vu Bird et Dizzy sur scène, j'étais comme fou !...

Parmi les nombreux inconvénients que présentaient les alcooliques, il y avait leur totale inconscience que, passé une certaine heure, il était préférable d'aller se coucher. La visite aux urgences avait été relativement courte et pratiquement indolore, comparativement à d'autres. Ed Silver était sorti de là avec un visage bien plus net qu'en entrant, un nez légèrement remodelé et de bonnes résolutions. L'incident, avait-il déclaré, était comme un signe sur sa route. Il allait freiner sévèrement sur sa consommation de spiritueux, « mon vieux Charlie, tu es témoin et je te demande solennellement de m'aider à tenir bon parce que, cette fois, c'est décidé ». Une demi-heure plus tard, lorsqu'ils avaient regagné la maison, Ed avait commencé à ouvrir frénétiquement buffets et placards à la recherche de quelque fond de bouteille. Un serment était un serment, il n'y avait pas à revenir là-dessus, mais s'arrêter d'un seul coup était ce qu'il y avait de plus dangereux. L'organisme risquait de ne pas supporter le voyage.

Resnick dénicha une boîte de saucisses, une autre de choucroute, ainsi qu'une bouteille de vin blanc achetée quelque temps plus tôt en vue de préparer un petit plat de derrière les fagots dont il avait oublié la recette.

Rendu un peu nerveux par tout ce remue-ménage nocturne, Bud errait d'une pièce à l'autre, s'immobilisant par moments, perplexe, un peu comme le lapin blanc d'*Alice*, catastrophé d'être en retard, mais sans parvenir à se rappeler pourquoi ni à quel rendez-vous.

– Les premières Dial Sessions, Charlie, celles avec Miles et Max Roach, tu dois bien avoir ça quelque part ?

Et ils restèrent assis au salon, à écouter le Charlie Parker Quintet égrener dans la nuit *The Hymn*, *Bird of Paradise*, *Dexterity* tandis que, tout autour, les voisins de Resnick avaient depuis longtemps offert leur sommeil à des rêves raisonnables, à l'abri de la plus infime notion de ce que pouvait être une quinte diminuée.

Ed Silver avait fait ses premières armes dans le jazz comme clarinettiste au sein d'un petit orchestre rétro de Glasgow, et tâché du mieux qu'il pouvait de retrouver un son approchant de celui de Johnny Dodds dans les années 20. Le déclic qui allait changer sa vie était survenu un soir où il se produisait en compagnie de sa formation au Hot Club de Londres. Un grand type maigrichon l'avait abordé et engagé la conversation, avec un accent à cheval entre l'autre côté de l'Océan et Aldgate. Musicien lui aussi, l'homme avait joué dans les clubs d'officiers des bases de l'US Air Force installées durant la guerre, avant de se recycler dans la musique bien élevée pour dîners dansants sur un bateau long-courrier qui assurait la liaison Southampton-New York. C'est dans son appartement de l'East End que Silver entendit pour la première fois le phrasé de Charlie Parker, sur un disque enregistré avec la formation de Jay McShann. À chaque solo de Bird, l'ordinaire se déchirait dans une fulgurance pour atteindre au sublime.

Le jour suivant, Ed Silver troquait sa clarinette pour un alto et démarchait pour se faire engager à son tour dans un orchestre de paquebot. Destination l'Hudson, Big Apple et sa 52e Rue, le « Three Deuces » et le « Royal Roost ».

– Ce groupe-là, dit Silver sans cesser d'écouter et s'y reprenant à trois fois avant de fourchetter une tranche de concombre, je les ai vus pour la première fois au « Deuces ». Sidérant. J'y suis retourné trois soirs de suite, jusqu'à larguer mon dernier dollar. Et chaque fois, c'était encore plus fort que le soir d'avant. Et puis, le jour du départ, je devais rempiler à bord sur le coup des 7 heures et demie, et qui je vois en train de traverser juste en face de moi, son étui à sax à la main ? Bird. Alors moi, Charlie, première réaction, je me dis, non, c'est pas lui. C'est pas possible. Et puis, bon, je lui cours après, je lui tape sur l'épaule et je lui sers la main, en lui bredouillant que je suis venu d'Angleterre exprès pour l'entendre, que tous ses solos des trois derniers soirs, c'était comme un putain de miracle…

« Bird me regarde, un peu étonné et puis il sourit. Et il me demande : "Hé, mec, t'aurais 50 dollars à me prêter ?" Moi, tu parles, je lui aurais donné ma chemise et tout ce que j'avais sur le dos, s'il me l'avait demandé, mais j'avais même plus 5 dollars sur moi, alors 50, t'imagines ? Et, tout d'un coup, je ne sais plus quoi dire et je reste là, comme une truffe, à le regarder descendre jusqu'au studio, environ deux blocs plus bas dans la rue et aborder un autre mec pour lui demander la même chose. L'histoire dit que chaque fois qu'il enregistrait, il s'enfermait avant dans les toilettes pour se défoncer… »

Ed Silver s'interrompit et se renversa dans le canapé, paupières closes, au moment où, dans le bruissement des cymbales de Roach, l'alto de Parker prenait son envol.

– *Dexterity*, signala-t-il.

« L'histoire dit aussi qu'il est mort avant l'âge de quarante ans, le cœur démoli, l'estomac comme une passoire et le foie bouffé par la cirrhose », ajouta Resnick.

Silver ne répondit pas et, les yeux fermés, sirota le reste du vin blanc par petites gorgées.

*

* *

Samedi. Assise dans l'un des fauteuils du salon, Debbie Naylor essayait de nourrir le bébé, tandis que, de la salle de bains, lui parvenaient les raclements de gorge de Kevin qui était en train de vomir. Sans ressentir plus de satisfaction que cela, elle trouvait néanmoins que c'était bien fait.

*

* *

– Comment tu appelles ça ? demanda Graham Millington en regardant d'un œil inquiet le contenu de son assiette.

Grignotant un toast de pain complet accompagné de thé à la camomille, son épouse parcourait le supplément féminin du *Mail*. Si elle arrivait à persuader Graham de la déposer à Asda et de repasser la prendre, elle aurait le temps de finir ses exercices pour les cours du soir avant que les garçons n'empruntent la voiture pour se rendre à leur surprise-partie à West Bridgford.

– Ce n'est pas la même chose que d'habitude, persista Millington.

– C'est de l'Extra-Bran, dit-elle. 15 % de fruits et de noix en plus. Sans ajout de sucre ni de sel. J'ai pensé que ça nous changerait de l'ordinaire.

Graham Millington marmonna quelque chose et continua de mâcher.

*

* *

Assise dans sa voiture face à la rue déserte, Lynn Kellogg se versa une nouvelle rasade de café dans le gobelet blanc de son Thermos. Elle songeait aux dimanches après-midi de son enfance, lorsqu'elle avait sept, huit ans et que ses parents se rendaient en voiture jusqu'à la mer, sur la côte Est, pour aller voir galoper les chevaux dans les prés de Newmarket. Sa mère emportait du lait et du sucre dans des Tupperware, des friandises pour donner aux chevaux, plus un paquet de biscuits au gingembre et un autre de gâteaux fourrés. Elle pouvait encore sentir le goût parfumé de la confiture sur sa langue, la douceur chocolatée du premier coup de dents.

*

* *

– À quelle heure est-elle rentrée, hier soir ? demanda la femme de Skelton en nouant la ceinture de sa robe de chambre. Deux tours et un double nœud.

– Je ne sais pas.

– Bien sûr, que tu sais.

Skelton secoua la tête. En prenant la bouilloire pour l'apporter près de la théière, il se rendit compte qu'il n'avait jamais de sa vie porté la théière près de la bouilloire. Incroyable, se dit-il, à quel point les rites de nos aînés président à l'organisation de nos existences.

– De toute façon, ça n'a pas d'importance, finit-il par répondre.

Sa femme ouvrit le buffet et sortit deux tasses en porcelaine accompagnées de leur soucoupe.

– Si ça n'a pas d'importance, alors pourquoi as-tu passé une moitié de la nuit à tourner en rond, et l'autre allongé sans arriver à t'endormir ?

*
* *

Divine plissa son œil valide pour examiner l'état de l'autre dans la glace de la salle de bains. Liseré d'agrafes qui ressemblaient à des traits de stylo à bille, le cocard virait au jaune.

– Chierie ! grinça-t-il avant de se racler la gorge et de cracher dans le lavabo.

Il ne savait pas trop ce qui, du gnon encaissé en pleine tronche, de l'humiliation, ou de la tête de Resnick, avait été le plus douloureux à digérer. Le jaune violacé de son œil et les agrafes, tout cela ne serait l'affaire que de quelques jours. Mais le regard de ses collègues, et surtout celui du chef, promettait de rendre ces quelques jours interminables.

– Pouffiasse ! gueula-t-il en frappant le mur avec le plat de la main. Qu'elle me retombe sous la main, juste une fois, cette morue. Juste une putain de fois !!!

*
* *

L'odeur du bacon en train de frire réveilla Calvin Ridgemount et suffit à lui rappeler quel jour on était. Il se brossa les dents et s'aspergea le visage à l'eau froide, remit son jean noir de la veille, mais sortit un tee-shirt propre. STONE ROSES. Il préférait le dessin imprimé au groupe lui-même. Il pénétra dans la cuisine au moment précis où son père cassait le premier œuf contre le bord de la poêle.

– Tu vois ta mère, aujourd'hui ?

– Tu sais bien.

– Parfait. Je te demanderai juste deux ou trois choses avant que tu partes.

– Sans problème, fit Calvin en prenant une tartine beurrée dans l'assiette.

– Et puis, j'ai un petit mot pour ta mère, aussi. Tu pourras le lui donner et faire en sorte qu'elle le lise ?

– Bien sûr.

Tous les quinze jours la même chose, le même petit mot à peu de choses près, les mêmes phrases griffonnées maladroitement au crayon sur des feuilles lignées en bleu. À force de les voir finir de la même façon lorsqu'il les remettait à sa mère, Calvin avait fini par les déchirer lui-même et les glisser sous le siège du bus.

*

* *

Helen Minton avait d'abord envisagé d'écrire les lettres à la main, puis elle avait décidé finalement de les taper à la machine, malgré sa frappe hésitante. Elle avait ressorti pour l'occasion la petite Silver Reed portable achetée chez Smith's des années auparavant et le Tipp-Ex, que son manque de maîtrise l'obligeait à utiliser toutes les deux lignes. Levée bien avant le jour, elle avait entrouvert les rideaux du salon, préparé les quatre enveloppes timbrées et branché une petite lampe pour éclairer son ouvrage. Le fond de thé depuis longtemps refroidi dans sa tasse, elle relut la première lettre.

Chère Mme Salt – À présent que Bernard et vous êtes divorcés, peut-être jugerez-vous que tout ceci ne vous concerne plus. Néanmoins, pendant les huit dernières années de votre mariage...

*

* *

Cher Père, écrivait Patel, se préparant à donner les habituelles nouvelles de sa santé, de son travail et de ses révisions studieuses en vue de l'examen pour passer au grade de sergent.

*
* *

Chère Maman, écrivit Paul Groves. *Surtout ne t'inquiète pas, mais je ne pourrai pas venir te voir la semaine prochaine. Il y a eu un imprévu et...*

*
* *

Chère Helen, commença Bernard Salt, avant de déchirer la feuille.

*
* *

Dans sa chambre du service de soins intensifs, Karl Dougherty ouvrit les yeux en entendant la voix de l'infirmière. Pour la première fois depuis qu'il avait été hospitalisé, il manifesta une parfaite conscience de qui il était et de l'endroit où il était.

*
* *

Amanda Hooson, étudiante en deuxième année de sciences sociales, transpirait sur le plancher de sa chambre, sans savoir qu'elle exécutait ses mouvements de gym quotidiens pour la dernière fois.

28

– Vous me suivez ?

– Non.

– Alors qu'est-ce que vous faites là ?

– Je ne suis personne. Vous voyez, je suis simplement assise.

– Assise.

– Oui.

– Dans une voiture.

– Oui.

– Garée au bout de ma rue ?

– Votre rue ?

– Vous arrêtez ce petit jeu ?

– La rue où vous habitez, rectifia Lynn, songeant par association d'idées à une chanson de son enfance sur un des rares disques que possédait sa mère, constellé de taches de graisse et de cercles orange laissés par des tasses de thé.

– Qu'est-ce qu'il y a de si drôle ? demanda Carew, une veine saillant à sa tempe entre les filets de sueur.

– Rien, dit Lynn, jugeant inutile d'expliquer l'allusion à Rex Harrison et *My Fair Lady*.

– Alors pourquoi ce sourire niais ?

Le visage de Lynn se rembrunit aussitôt.

– Vous êtes juste là pour profiter du paysage ?

– Votre jogging s'est bien passé ?

– Très bien.

– Combien en vingt minutes ? Trois kilomètres ?

– Six.

– Bravo ! Bon rythme.

– Vous voulez me donner des cours ou quoi ?

– Ça dépend dans quel domaine.

Il se pencha dans l'encadrement de la portière,

quelques gouttes de sueur dégoulinant sur le bord de la vitre baissée.

– Vous pensez à quoi ?

– Oh ! ça, je ne sais pas, dit Lynn. Ce doit être difficile d'apprendre quelque chose à un homme tel que vous.

Il la regarda froidement, se redressa et tourna les talons. Malgré la température en chute libre, il portait un short moulant qui mettait en valeur les muscles de ses jambes et leur pilosité abondante.

– Quand avez-vous vu Karen Archer pour la dernière fois ? lança Lynn dans son dos.

Instantanément, Carew s'immobilisa, puis revint sur ses pas. Pendant une seconde, Lynn crut qu'il allait ouvrir la portière et tenter de la tirer hors de la voiture, mais il n'en fit rien.

– Vous savez très bien que je n'ai pas le droit de l'approcher.

– Ce qui ne veut pas dire que vous ne l'avez pas vue.

– J'ai reçu un avertissement, vous étiez là.

– Tout le monde ne tient pas compte des avertissements.

– Peut-être que moi, si.

Lynn en doutait fort.

– Donc, vous ne lui avez pas adressé la parole depuis le poste de police ? Vous ne l'avez pas revue ni eu d'autres contacts avec elle depuis ?

– Non, pourquoi ?

– Parce qu'elle a disparu.

– Ah, d'accord, fit Carew avec un geste grandiloquent. Et alors, évidemment ça ne peut être que moi. Si on retrouve Karen dans une malle d'osier, fatalement, ce sera Ian Carew. Pas d'autre explication possible, hein ?

– Il y en a une autre ?

– Une autre quoi ?

– Une autre explication.

– Il y en a même des dizaines. Seulement, vous, vous avez un gros faible pour celle-ci.

– C'est idiot, voyons. Pourquoi ?

– Parce que c'est la facilité. Ça vous dispense de réfléchir plus loin que le bout de votre nez, dit-il, ponctuant d'une tape machinale sur le devant de son short. Tout ça parce que vous m'avez pris dans le collimateur.

Lynn décida de ne pas perdre le fil et, sans relever :

– Pourquoi une malle d'osier ? demanda-t-elle.

– Comment ça ?

– Vous avez parlé de retrouver Karen dans une malle d'osier…

– Je vais finir par attraper froid, si je reste à discuter bêtement, dit-il. Il faut que j'aille prendre ma douche.

– Et pour la malle d'osier ? insista Lynn.

Carew sourit :

– C'est sans doute là que j'ai mis le sac qui contient les morceaux de Karen. Pourquoi vous n'entrez pas jeter un coup d'œil ?

Lynn, pour sa part, n'avait aucune envie de sourire.

– À moins que vous n'ayez pas de mandat pour perquisitionner chez moi ?

La jeune femme mit le contact :

– Si par hasard Karen vous donnait de ses nouvelles, prévenez-nous. Et dites-lui de nous appeler. De m'appeler, moi.

Carew marmonna une réponse à peine audible, mais que Lynn comprit parfaitement. Un regard dans son rétroviseur, puis elle démarra. Lorsqu'elle rejoignit l'artère principale, en direction du poste, elle tremblait toujours.

*
* *

Il s'était remis à pleuvoir. Un voile ténu de bruine glacée, désespérément anglaise, qui s'insinuait jusqu'à l'intérieur des os. Sur une scène de fortune installée au centre du square, le Burton Youth Band enchaînait une sélection de vieux standards pour un public clairsemé, en partie composé de parents et d'amis qui avaient voyagé avec l'orchestre dans le car de tournée. À une extrémité de la scène, légèrement décalés des autres, un garçon et une fille dans les onze, douze ans, qui ne portaient pas l'uniforme de la troupe, comptaient les mesures, les doigts en position sur leurs cornets à piston, prêts à intervenir.

D'où il était, Resnick pouvait apercevoir le banc où, quelques heures plus tôt, Paul Groves avait évoqué ses relations avec Karl Dougherty. *Je l'ai touché juste une fois et vous, vous croyez que j'aurais été jusqu'à lui planter un couteau dans le dos.* Une fois, quand Elaine et lui vivaient encore sous le même toit, finissant de détruire leur ménage, ils étaient passés juste à cet endroit et, machinalement, Resnick avait effleuré l'intérieur de son bras, là où la peau était la plus douce. Il revoyait encore la lueur d'hostilité qui avait traversé le regard de sa femme, le geste de dégoût presque instinctif.

L'orchestre à peu près synchrone sur la dernière note de *Some Enchanted Evening*, Resnick applaudit, effrayant au passage quelques pigeons en maraude. Une vieille dame traînant une roulette pleine de victuailles jeta une pièce dans l'étui à contrebasse où toute contribution à la tournée d'hiver en Allemagne de l'orchestre était la bienvenue, puis le chef annonça le numéro final. Il était temps de partir, mais Resnick voulut attendre de voir les deux petits débutants à l'œuvre, encouragés par un paternel mouvement de baguette du maestro. Leur première occasion fut gâchée par un malencontreux coup de vent qui balaya leur partition hors du pupitre et les contraignit à se mettre en place avec plus de trac encore pour attendre le chorus suivant. Resnick ne consentit à reprendre sa route que lorsqu'ils se furent acquittés de leurs seize mesures. Les larmes lui étaient montées aux yeux dans l'intervalle.

*

* *

Carew avait pris son temps sous la douche et se détendait à présent dans sa chambre, le chauffage à fond, vêtu d'un simple pull de laine à col en V et d'un short à rayures bleues et blanches, en parcourant d'un œil distrait la rubrique littéraire du *Times*. À portée de main, sur la table, se trouvaient le manuel de neurochirurgie qu'il devait rendre à la bibliothèque et le travail qu'il aurait dû remettre la semaine précédente mais qu'il désirait encore peaufiner.

Il replia le journal et le posa sur le sol, avant de se lever et d'aller pieds nus jusqu'à la fenêtre. La voiture banalisée était de retour au bout de la rue. Il distinguait la silhouette brune au volant. La petite conne pouvait aller se faire foutre. Il enfila un jean délavé propre, une chemise blanche, et décrocha son blouson de cuir pendu sur un cintre. La porte de la cuisine donnait sur une petite cour et des toilettes extérieures que plus personne n'utilisait. Un muret à enjamber, une grille de maison voisine à franchir discrètement, et l'on n'avait plus qu'à remonter l'allée étroite débouchant sur une rue adjacente. Au retour, il aurait deux possibilités : passer ostensiblement devant la voiture de la fille pour lui faire remarquer qu'il pouvait circuler à sa guise et décourager ainsi toute velléité de surveillance, ou bien regagner ses pénates par le même chemin sans être vu, ce qui offrait d'autres avantages, plus subtils.

Il déciderait plus tard de la solution à adopter. En fonction de l'humeur du moment, ou tout simplement de la manière dont auraient tourné les choses là où il se rendait.

*

* *

Lynn Kellogg changea de position derrière son volant, afin de préserver ses jambes de tout risque d'ankylose et de faire circuler le sang dans ses pieds. Elle avait acquis sans peine les techniques adéquates en se contentant d'observer son ex-petit copain cycliste qui, en dehors d'un sommeil lourd, n'avait de goût réel pour la position horizontale que lorsqu'il s'agissait de s'acquitter de ses exercices de gym.

Elle essaya de ne pas regarder sa montre, mais finit par céder à la tentation, puis fit un effort pour se vider la tête et se concentrer, oublier sa vessie et la perspective de devoir se payer la corvée d'une visite dans le Norfolk un des prochains week-ends. Surtout, elle évita de penser à ce que lui dirait son supérieur si jamais elle devait s'expliquer sur ce qu'elle était en train de faire.

29

Cheryl Falmer donna un nouveau coup d'œil fébrile à sa montre et retourna au comptoir de réception. Amanda avait vingt minutes de retard à leur rendez-vous et elle commençait à se sentir idiote et mal à l'aise en tenue de tennis au beau milieu du foyer du Centre sportif, à faire semblant d'ignorer le défilé de rugbymen de retour de l'entraînement qui mataient férocement ses jambes.

– Excusez-moi, demanda-t-elle. Le court de Badminton était bien retenu pour 16 heures ? La réservation est au nom de Hooson.

– 16 heures, c'est exact. Elle n'est toujours pas là ?

– Non.

– Elle a peut-être oublié.

Cheryl secoua la tête et retourna attendre. Amanda n'était pas du genre à oublier quoi que ce soit. Elles jouaient chaque semaine depuis l'an dernier, et son amie inscrivait le rendez-vous en vert, suivi d'un 4, sur le petit agenda qui ne la quittait jamais. Le bleu était pour les devoirs, le jaune pour les entrevues avec son directeur d'études. L'utilisation de la couleur rouge parlait d'elle-même. De tout le groupe, Amanda était la plus sérieuse et la plus organisée, pas le genre militante féministe exaltée tricotant ses pulls et roulant ses cigarettes. Un peu plus âgée et plus mûre que les autres, elle avait choisi sciemment de suivre un cursus de sciences sociales et ne faisait pas les choses en dilettante.

Pourtant, le fait était là : Il était vingt-cinq et aucun signe de vie. Si elles avaient pratiqué le squash, elle aurait pu au moins l'attendre sur le court et s'entraîner, mais au badminton, travailler seul son service en expédiant des volants de l'autre côté du filet n'avait rien de bien excitant. Elle décida finalement de retourner se changer au vestiaire, puis d'essayer d'appeler la résidence d'Amanda pour savoir de quelle nature était l'empêchement de dernière minute.

*

* *

Jazz Record Requests se terminait juste au moment où Resnick entra dans la maison. En entendant l'indicatif familier, il comprit qu'Ed Silver était encore là et le trouva dans la cuisine, plongé dans la lecture du vieil exemplaire corné de *The Horn* qu'il avait déniché sur une étagère, à tel point absorbé qu'il ne leva même pas les yeux. Allongé sur ses genoux, Pepper se détendit comme un ressort et fut le premier devant son écuelle.

– Je croyais que tu ne pouvais pas encaisser les chats ? fit Resnick.

– C'est absolument vrai, confirma distraitement Silver, le nez dans son bouquin.

Le temps de se débarrasser de son imper et de ranger le sac de commissions dans le réfrigérateur, Resnick se retrouva cerné par le reste de la petite bande, sauf Dizzy. Il s'acquitta donc de ses devoirs de père nourricier avant de mettre du café à moudre.

– Une tasse ? proposa-t-il.

Silver ne répondit pas.

Examinant ses jambes de pantalon trempées et le cuir noirci de ses souliers marron, Resnick imaginait sans peine l'état de ses chaussettes. Il était bon pour se changer.

– Le gugusse qui a écrit ce bouquin ne distinguerait pas un musicien d'une vache laitière, soupira Silver.

Resnick s'en souvenait comme d'un bon livre sur le jazz et la drogue à New York. Romancé, mais lisible. En tout cas, rien d'aussi épouvantable que *Le Jeune Homme à la trompette*.

– Tiens, ça par exemple, écoute un peu.

Mais Resnick n'était pas d'humeur à se faire lire un passage. Il laissa Ed Silver ânonner un ton au-dessus de Radio Three et gagna la salle de bains. Une fois ses vêtements ôtés, il considéra un instant l'idée de monter sur la balance, puis décida que les mauvais jours allaient rarement en s'améliorant et renonça. Avant d'ouvrir les robinets de douche, il jeta un coup d'œil au papier peint noirci et gondolé et se dit que, puisqu'il avait abandonné l'idée de vendre la maison, il était plus que temps de refaire la salle de bains. Il régla la température de l'eau et orienta son visage face au jet.

– Dis donc, au fait, elle est plutôt opiniâtre, ta p'tite camarade…

Resnick tourna la tête et ouvrit les yeux. Ed Silver, son bouquin sous le bras, se tenait dans l'entrebâillement de la porte.

– Quelle petite camarade ?

– Est-ce que j'sais moi ? 'tout cas, c'était la même que la dernière fois. Enfin je suppose.

– Comment ça, tu supposes ?

– J'crois avoir reconnu la voix.

– Et qu'est-ce que tu lui as dit ?

– J'lui ai proposé de se retrouver quelque part, pour qu'elle m'offre un verre.

– Et elle a répondu quoi ?

– Des gros mots. J'ose même pas répéter.

– Elle a laissé son nom ?

– Non.

– Un numéro ?

– Non plus. Elle était trop occupée à me raccrocher au nez.

Resnick hocha la tête et se replongea sous le jet, se savonnant vigoureusement. Il crut d'abord Silver reparti pour la cuisine, mais sa voix lui parvint à nouveau :

– Y a un autre type qui a appelé. Lui, il a demandé que tu le rappelles le plus tôt possible.

– Formidable. C'est tout ?

– Ben oui, pourquoi ?

– Tu ne pouvais pas me dire tout ça quand je suis arrivé ?

– Ça m'était sorti de la tête.

– Tellement tu étais passionné par ce bouquin effroyable ?

– C'est pas si terrible, faut pas exagérer.

– Le type qui a demandé que je le rappelle, il a laissé un numéro ?

– Ouais, j'l'ai noté quelque part, fit Ed Silver en fouillant dans ses poches. Skelton, il a dit qu'il s'appelait. Qu'est-ce que j'ai fichu de ce truc ?...

Mais Resnick avait déjà attrapé la serviette-éponge.

*

* *

Organisée autour d'une cour intérieure, la résidence présentait une façade de brique sombre percée de fenêtres uniformes dominant un terre-plein de gazon avec une allée centrale. Seules les voitures de police garées à proximité troublaient la poésie du lieu. Saluant au passage un officier du service médico-légal qui sortait du bâtiment, Resnick suivit les indications de l'agent en faction chargé de décourager les badauds.

– J'ai un flic dans le champ, grinça l'officier de l'Identité chargé de filmer les lieux en vidéo lorsque Resnick entra dans la pièce.

Celui-ci s'écarta pour laisser Alfred Hitchcock terminer son court-métrage avant-gardiste, puis rejoignit Skelton qui emballait un pantalon blanc dans une housse de plastique.

– Navré, monsieur, dit Resnick. Je suis venu aussi vite que possible.

– Pas de problème, Charlie. Je suis à vous tout de suite.

La chambre semblait avoir été ravagée par une tornade. Étagères arrachées du mur, livres, parure de lit, vêtements jonchant le sol. Des feuillets de dossiers éparpillés hors de leurs classeurs un peu partout dans la pièce présentaient la même écriture méticuleuse et des encres de couleurs différentes utilisées pour des diagrammes et des graphiques impeccables.

– Une chance que sa camarade l'ait trouvée à temps, dit Skelton, mais elle avait déjà perdu beaucoup de sang.

Cette dernière précision était inutile. L'état des oreillers et de la housse de couette, les éclaboussures sur le papier peint et le lavabo de porcelaine étaient suffisamment éloquents.

– Le saccage a eu lieu avant ou après ? demanda Resnick.

– Pendant. Il semble qu'elle se soit défendue âprement.

– Elle va s'en tirer ?

Skelton fit la grimace.

– Allons dehors, proposa-t-il.

Ils s'arrêtèrent au centre de la cour intérieure. Deux hommes entre deux âges, en imperméables, sous le regard de dizaines d'étudiants qui les observaient de l'autre côté des fenêtres. Skelton songeait qu'à quelques mois près Kate aurait pu habiter cette résidence universitaire. Et refusait de laisser errer son imagination plus avant.

– Combien de temps s'est écoulé, avant qu'on la trouve ? demanda Resnick.

– Environ deux heures, trois au plus. Elle avait retenu un court de badminton pour 16 heures. En ne la voyant pas arriver, sa partenaire s'est inquiétée et a décidé de faire un crochet par chez elle. Le Centre sportif est juste à côté. Elle a été retrouvée un peu après 16 h 30. D'après ce que nous avons appris, elle a été aperçue pour la dernière fois aux alentours de 12 h 30. Elle se dirigeait vers l'université, par ce chemin.

D'un signe de tête, il désigna les bâtiments entourés d'arbres se découpant dans l'horizon de nuages noirs.

– Et personne ne l'a vue en revenir ?

– Apparemment non.

Resnick tourna la tête en direction de la fenêtre de la chambre.

– Quelqu'un a forcément dû entendre quelque chose, de toute manière.

Skelton répondit négativement.

– Avec – combien ? – au moins une soixantaine d'étudiants dans l'immeuble ?

– La plupart d'entre eux sont partis pour le week-end. Les autres se promènent en ville ou travaillent en bibliothèque.

– Et l'arme ?

– On ne l'a pas retrouvée pour l'instant. Je vais faire organiser des recherches dans le secteur.

– Vous avez pu examiner ses blessures ?

– Elles ne ressemblent pas à celles des deux précédentes agressions, si c'est à cela que vous pensez. La victime a été frappée au hasard, sans retenue ni précision apparente. Du travail de dément. Et, à mon avis, l'arme utilisée comportait une lame beaucoup plus épaisse.

À moins que l'agresseur n'ait été en proie à une fureur plus intense ou à la panique. Dément n'était pas un mot que le superintendant utilisait couramment. Resnick lui lança un regard et Skelton anticipa la question :

– Je ne sais pas, Charlie. Dans l'état où nous l'avons trouvée, c'était impossible à déterminer avec certitude. Ce que je peux vous dire, en revanche, c'est qu'elle n'était qu'à moitié vêtue. Seulement le haut.

– Peut-être était-elle en train de s'habiller quand son agresseur est entré.

– Où peut-être était-il déjà là.

Les deux hommes savaient qu'il était inutile d'épiloguer. Jusqu'à ce que la victime soit en état d'expliquer ce qui était arrivé, ou qu'ils aient eu le temps de mettre les choses bout à bout pour le faire à sa place, ils n'en sauraient pas davantage.

– Que Dieu nous vienne en aide, Charlie, mais j'ai un mauvais pressentiment : Une intuition me dit qu'il n'y a là aucun rapport avec notre autre affaire. Cette pauvre fille n'était pas médecin ou infirmière. Juste une étudiante.

– *Était*, monsieur ? releva Resnick.

Skelton baissa les yeux.

– Simple figure de style, Charlie, ma langue a fourché. Enfin, j'espère que c'est seulement ça.

Resnick acquiesça. Il espérait aussi.

*

* *

Son carnet sur les genoux, Patel était assis dans la salle commune face à Cheryl Falmer. Les rideaux étaient tirés en partie et personne n'avait encore songé à allumer. Il avait été entendu que la jeune femme pourrait revenir plus tard faire sa déposition, une fois passé l'état de choc. Mais elle avait insisté.

Avec sa patience coutumière, Patel avait recueilli les bribes de phrases entrecoupées de sanglots et de longs silences, tenté de reconstituer les événements. Cheryl avait d'abord frappé une fois, deux fois et, au moment de repartir, sans trop savoir pourquoi, avait tourné la poignée. Puis elle avait fait ci, ensuite fait ça. Trouvé Amanda à l'intérieur.

– Voulez-vous que je vous fasse raccompagner ? proposa le jeune homme quand l'histoire lui parut enfin complète.

Cheryl secoua la tête :

– Je crois que je préfère rester là encore un peu.

– Bien, dit Patel avec un regard compatissant, tandis qu'autour d'eux il faisait de plus en plus sombre.

*
* *

Derrière les fenêtres, les visages inquiets avaient depuis longtemps disparu, remplacés çà et là par quelques lampes éclairant des photos de famille ou de fiancés, des affiches de films ou des posters de Green Peace. D'en bas, on distinguait quelques halos bleutés de téléviseurs. Dans les chambres, les étudiants se préparaient à une soirée de repos, ou bien à sortir, comme tous les samedis soir. Le passage au peigne fin du secteur, à la recherche de l'arme, s'était interrompu avec la nuit et reprendrait aux premières heures du jour. Resnick n'avait plus rien à faire sur place et se dirigea vers sa voiture. En chemin, il fut rattrapé par un agent en uniforme qui venait de capter un message radio. Il comprit simplement à l'expression sur le visage de l'officier quel en était le contenu. Amanda Hooson venait de mourir.

30

Il aurait voulu qu'Ed Silver soit encore là, en train de dévorer son bouquin pour mieux râler à tous les paragraphes. Un peu de compagnie, de conversation et d'éthylisme contrôlé lui auraient convenu tout à fait. Mais tout ce qu'il avait trouvé en rentrant chez lui tenait en quelques verres et quelques tasses sales dans l'évier, sa porte d'armoire ouverte sans qu'il pût déterminer exactement quels vêtements de sa garde-robe allaient revenir le lendemain matin froissés par l'humidité et bons pour le nettoyage. Resnick passa mentalement en revue les gens qu'il pouvait appeler et dont la liste n'était pas longue. Il y ajouta Graham Millington qui, moins d'un mois plus tôt, lui avait proposé, sur les instances de son épouse, de venir dîner chez eux quand il voulait. Mais il se souvint que Millington était de service ce soir, en planque sur quelque aire de repos de l'A 1, à se demander sans doute ce qu'il lui avait pris de faire une carrière dans la police si c'était pour se farcir des corvées pareilles.

Dans la matinée, les différentes phases de la procédure relative aux homicides se mettraient en branle. Cellule de crise, effectifs supplémentaires, traitement des informations recueillies par l'ordinateur central, le tout parallèlement à l'enquête sur les deux agressions de l'hôpital, avec en plus le sommet de la hiérarchie qui viendrait souffler dans le cou, demandant des résultats. Mais demain était un autre jour et, ce soir, Resnick n'avait pas envie d'être seul.

Il ne prit même pas la peine d'ôter son imperméable, sortit et s'arrêta quelques instants à mi-chemin du portail. Il s'enferma dans sa voiture pendant quinze ou vingt minutes, le temps que la nuit soit vraiment là. Un moment, il crut entendre le téléphone sonner, à l'intérieur de la maison, mais ne réagit pas. Enfin, quand tout fut calme, il fit quelques pas jusqu'au muret, tendant la main vers Dizzy qui s'avançait pour le laisser caresser son poil noir. Les yeux du chat brillaient d'une lueur vive et étrange chapardée parmi les derniers feux du crépuscule. La nuit était son royaume. Resnick rêvait pour sa part d'un endroit calme, douillet, ennuyeux au besoin.

Viens, Charles, tout le monde sera heureux de te voir.

Les mains dans les poches, il décida de rejoindre à pied l'artère principale.

*
* *

À travers le triptyque en verre teinté à gauche du porche, Resnick distingua une faible lumière aux reflets orangés. Il pressa une seconde fois le bouton blanc et, cette fois, entendit des pas à l'intérieur. Quelques crissements de verrous, un tour de clé, et la lourde porte de bois s'ouvrit sur Marian Witczak. Derrière elle, provenant de plusieurs pièces à la fois, différents carillons se firent entendre, à contretemps.

– Charles.

La voix était mêlée de joie et de franche surprise.

– Je sais que j'aurais dû répondre à ton invitation, mais…

– Charles ! Vraiment, tu viens ? Comme c'est gentil, dit-elle en lui prenant les mains, l'invitant à entrer. Comme ça me fait plaisir ! J'espérais, bien sûr, mais je ne m'attendais pas…

– Je sais, je ne suis pas un ami très fidèle.

– Tu as toujours été un ami fidèle. Trop occupé, voilà tout.

Resnick hocha la tête et se fendit d'un sourire, déjà en train de se demander s'il avait bien fait de venir. Marian s'était mise sur son trente et un, en robe orange cintrée à la taille, retombant en plis jusqu'aux chevilles et ornée d'une broche d'argent au-dessus du sein gauche. De minces rubans dissimulaient à peine ses clavicules décharnées. Les cheveux tirés en arrière accentuaient les traits anguleux de son visage. Elle avait chaussé des escarpins à boucles d'argent.

– D'autres que moi seront heureux de te voir. Tout le monde trouve que tu te fais trop rare parmi nous.

– S'il te plaît, Marian, fais-moi grâce du doux parfum de la culpabilité. Je suis venu te voir, toi, pas jouer les enfants prodigues revenant dans le sein de la communauté.

Elle lui adressa un regard désapprobateur, auquel il répondit par un sourire plus chaleureux que le premier.

– Ton invitation parlait d'une soirée dansante. Je me suis souvenu combien tu aimes danser.

À nouveau, Marian lui prit la main et le conduisit au bout du vestibule carrelé, jusqu'à une pièce meublée de chêne et décorée de fleurs séchées qui avait à peine changé depuis la toute première fois où il y était entré, quelque trente ans auparavant.

– Tu vas m'attendre ici, dit-elle. Je ne serai pas longue.

Marian s'éclipsa quelques secondes et revint avec un petit verre en cristal d'alcool de prune, qu'il sirota tranquillement près des portes-fenêtres, regardant la nuit au-dehors. Franchir le seuil de cet endroit et retrouver Marian lui donnaient – outre une désagréable conscience de son âge – le sentiment d'être dans un autre monde. Un monde qui n'entretenait que peu de rapports avec une quelconque réalité. Fût-elle polonaise.

Au cours des événements qui avaient précédé l'entrée du pays dans la démocratie, Marian et ses amis n'avaient voulu manquer aucune image diffusée par la télévision. Ils avaient épluché les journaux et les magazines à la recherche d'un visage connu, d'un coin de rue, d'un café. Resnick n'était jamais allé là-bas. Et lorsque Marian parlait de leur pays, de leurs racines, lui voyait St. Anne plutôt que les remparts de Varsovie, la Trent plutôt que la Vistule.

– Voilà, Charles, dit Marian, réapparaissant après une courte absence. Je suis prête.

Elle avait passé un superbe châle de dentelle noire autour de ses épaules et orné sa taille de quelques fleurs blanches. Un léger parfum de muguet flottait autour d'elle.

– Tu sais, Charles, entre nous, je suis vraiment heureuse que tu sois venu, mais je vois les choses. Je t'ai adressé d'autres invitations par le passé et je sais que tu es là ce soir moins pour me voir que pour fuir quelque chose.

Elle le débarrassa du verre en cristal et glissa sa main gantée sous son bras.

– Tu verras, dit-elle, ça va être une belle soirée. J'ai mis mes chaussures de danse.

*

* *

Dans un premier temps, Resnick resta en retrait, au fond de la salle, sa bière à la main, tandis que Marian se promenait de table en table, saluant, avec un enthousiasme solennel, des gens qu'elle n'avait pas vus depuis la semaine ou l'année dernière. Les jeunes gens présents lançaient vers lui des coups d'œil gênés ou méfiants. Tous savaient qui il était, et surtout quel était son métier.

Au bout de la plus grande des tables se tenait l'invité d'honneur, buvant de la vodka parfumée à la menthe et fumant l'un après l'autre de minuscules cigares, entouré de ses gendres et couvé de leurs regards un rien sournois. Ses filles lui avaient présenté le gâteau ourlé de chocolat noir et planté de bougies sur le glacis à bandes rouges et blanches. Il s'était fendu d'un petit compliment avant d'allumer un autre cigarillo.

Puis Resnick et Marian dansèrent valses et polkas, et se risquèrent à un fox-trot juste le temps de mesurer le caractère aléatoire de l'entreprise vu le nombre de bambins sautillants qui fréquentaient la piste.

Tandis qu'ils mangeaient leurs *pirojki*, le trésorier vint taper sur l'épaule de Resnick, qui sortit son chéquier.

– Tu vois, Charles. Tu devrais venir plus souvent à nos fêtes. Tu n'aurais plus cet air triste, dit-elle, caressant sa joue. Ici, c'est un havre de paix. On peut oublier.

L'accordéoniste s'acquitta d'une version passable du *Johnny B Goode* de Chuck Berry, puis l'orchestre revint aux choses sérieuses et entama une vieille danse traditionnelle polonaise où les hommes devaient mettre alternativement le genou gauche et le genou droit à terre, soulever leur partenaire et la faire tourner.

Marian applaudit jusqu'à ce que ses mains lui fassent mal.

Quelqu'un s'approcha de leur table, murmura quelque chose à l'oreille de Marian qui rosit légèrement, s'excusa auprès de son cavalier et monta sur scène. Elle régla la hauteur du micro, puis, d'une voix forte et haut perchée, entonna une chanson qui parlait d'une jeune fille abandonnée par son amoureux et qui l'attendait indéfiniment au bout d'un champ, près d'une rangée d'arbres.

Quand mes cheveux auront blanchi
te souviendras-tu
de leur couleur d'antan ?
J'attendrai que tu reviennes
jusqu'à ce que la mort me prenne.

La chanson achevée, il y eut un temps de silence, puis un tonnerre d'applaudissements. L'orchestre enchaîna une valse et Marian descendit de scène, tendant les bras vers Resnick qui ne put que répondre à l'invitation. Ils dansèrent sous des applaudissements renouvelés, bientôt rejoints par une partie de l'assistance.

– J'ai chanté cette chanson une fois, quand j'avais douze ans, dit Marian. Tout le monde était là. Ma famille, ta famille. Mon père m'avait fait monter sur une chaise et, quand j'ai eu fini de chanter, ta mère t'a poussé vers moi pour dire merci. Tu te souviens ?

– Oui, fit Resnick, qui ne se souvenait de rien.

Comme ils regagnaient leur table, il croisa quelques regards éloquents braqués sur eux, que Marian remarqua également.

– On ne peut pas empêcher les gens de jaser, dit-elle.

– Surtout quand on a fait ce qu'il fallait pour, intervint une voix derrière eux.

Ils se retournèrent en même temps, pour voir une femme brune avancer vers eux, une lueur incendiaire dans le regard.

– Parce que là, tu as mis le paquet.

Il y eut un instant de complète surprise avant que Resnick reconnaisse son ex-femme.

Elaine.

La peau était plus marquée, le cheveu terne. Ses joues avaient fondu. Le regard planté dans le sien était le même, mais semblait appartenir à un autre visage.

– Eh oui, fit Elaine. Comme au bon vieux temps. Cet endroit. Toi, moi et Marian.

Elle remuait les bras, dissimulant mal un équilibre précaire. Un instant d'immobilité et elle risquait de s'écrouler.

« Beau décor, bien éclairé. Joli couple. On aurait dit Ginger Rogers et Fred Astaire. Compliments, Marian, toi au moins, tu as réussi à le faire sortir de sa coquille… »

Braqués sur Resnick, les yeux de Marian lançaient des appels de détresse. Autour d'eux, les gens s'étaient tus et observaient la scène, sans plus chercher à n'avoir l'air de rien.

« Moi, je n'avais guère droit qu'à un tour de piste… »

Elaine fit un pas en avant. Son pied glissa et Resnick avança une main vers elle, qu'elle écarta avec mépris.

« … en fin de soirée, et encore, dans les bons

jours… continua-t-elle avec un sourire amer, gratifiant Marian d'un faux regard de complicité. C'est toujours comme ça, les derniers temps. Ils ne te regardent plus, ils ne font plus attention. Tous, autant qu'ils sont. Tu verras… »

Marian détourna le regard, bien que les propos d'Elaine ne lui fussent pas destinés directement.

– Elaine, je t'en prie, dit Resnick.

– J'ai bien entendu, Charlie ? *Je t'en prie* ? Et comment est-ce que tu m'en pries ?

Resnick soupira et baissa les yeux.

– Allons, Charlie. Ne prends pas cet air de chien battu. C'est juste une petite conversation entre filles. Entre Marian et moi…

– Elaine…

– Oui.

– Ce n'est ni le moment ni l'endroit.

– Et pourquoi donc ? tu es là, elle est là…

– Elaine, arrête…

– Enfin, Charlie, tu ne vas pas jouer les embarrassés maintenant ? Pas après avoir écouté Marian chanter ses amours enfuies et jouer les jeunes filles pures, et applaudi avec le reste de l'assistance !

Rouge de honte, les larmes aux yeux, Marian se précipita vers la sortie. Resnick voulut courir derrière elle, puis s'arrêta et se retourna vers Elaine.

– Pas facile, hein ? ricana Elaine. Ton pauvre cœur meurtri balance. Ta femme ou ta maîtresse…

– Marian n'est pas…

– Ta maîtresse ? Quelle importance ? Je ne suis plus ta femme non plus…

L'orchestre avait cessé de jouer. Il n'y avait plus dans la salle la moindre rumeur susceptible de couvrir la voix d'Elaine, qui fit deux pas en arrière sur la piste pour faire face à l'assistance.

– Mais tout le monde est au courant, ici, n'est-ce pas ? Le tragique divorce du pauvre Charlie. J'en vois d'ailleurs quelques-uns qui étaient présents au mariage. Vous devez vous souvenir des mots prononcés ce jour-là. Un lien sacré que nul ne saurait rompre ! Que nul ne saurait rompre, sauf Charlie, qui a non seulement rompu le lien et fait ensuite comme si rien n'avait existé. Et vous savez pourquoi ? J'imagine que vous en connaissez tous la raison, mais juste au cas où…

– Elaine…

– Juste au cas où vous n'auriez pas tout su…

– Elaine…

– La véritable raison, c'est que je ne voulais pas d'enfants.

– Bon sang, Elaine !

– De beaux bébés qui l'auraient rendu fier et appelé « Mon papounet »…

Le sang aux tempes, Resnick fit un effort sur lui-même pour se contenir et se passa les mains sur le visage.

– Qu'est-ce qu'il y a, Charlie ? demanda Elaine en se tournant vers lui. Ce n'est pas la vérité, peut-être ?

Il leva les yeux vers elle, livide, furieux.

– Tu préférais que tout le monde croit que tu m'avais virée après m'avoir surprise en train de me faire baiser par un autre ?

Resnick s'avança.

– Ne t'approche pas, Charlie. Ne me touche pas ! Laisse-moi finir d'expliquer à ces braves gens quel genre d'homme attentionné et compatissant tu es. Leur parler des lettres que je t'ai écrites et auxquelles tu n'as jamais répondu ! De toutes les fois où j'étais mal, où j'ai tenté de t'appeler et où tu raccrochais sans un mot !

Il avait envie de la frapper, de la faire taire par n'importe quel moyen. Mais il se retint et tourna les talons.

– Ne t'en va pas, Charlie, reste ! Dis-leur comme tu as été formidable, combien tu m'as aidée pendant tout ce temps !!...

*
* *

L'air froid du dehors le fit tressaillir. Un véhicule à remorque qui gravissait la colline manqua son changement de vitesse et le fit se retourner. Il aperçut ainsi le taxi en maraude qui, juste derrière, remontait du centre-ville, et leva la main pour l'arrêter.

– On va où ? s'enquit le chauffeur tandis que Resnick s'installait sur la banquette arrière.

– N'importe. On roule.

31

Calvin étouffa un juron en marchant dans la petite flaque que son père avait laissée près de la cuvette des W.-C. Même pas fichu de pisser droit, à son âge ! Il essuya ses pieds nus avec une serviette, puis nettoya le sol et le bord de la cuvette avec quelques feuilles de papier hygiénique avant de tirer la chasse et de se laver soigneusement les mains. La dernière chose dont il avait besoin était d'attraper une saloperie quelconque qui l'enverrait à l'hôpital. Quand on tombait entre les mains des toubibs, n'importe quoi pouvait arriver.

Son père était assis dans la cuisine, devant son thé noir au citron du dimanche, en train de parcourir *News of the World*. Quelqu'un parviendrait peut-être un jour à expliquer à Calvin l'intérêt que présentait *Sunday*

Sport, ses bonnes femmes avec 150 cm de tour de poitrine et ses bébés à trois têtes.

– Tu as faim ? demanda le père sans lever les yeux.

– Un peu.

– Crêpes ?

– Crêpes.

Chaque semaine, le rituel était le même. La pâte était prête, ainsi que le morceau de graisse de porc qu'on passait dans la poêle. Le sucre, les citrons et la confiture de fraise étaient posés sur la table. Après un coup d'œil au réfrigérateur pour s'assurer qu'il ne restait plus de jus de fruit, Calvin sortit la boîte de Nescafé que son père avait eue en offre spéciale.

– Tu es rentré tard, hier soir, dit le père en refermant son journal.

– Et après ?

– Rien. C'était juste une remarque.

– Garde tes remarques, fit Calvin en tournant énergiquement sa cuillère pour disperser la poudre de café qui flottait encore à la surface de sa tasse.

Le père fredonna quelques mesures d'une vieille chanson que Calvin crut reconnaître, puis se leva et alluma le gaz sous la poêle.

– Comment allait ta mère ?

– Comme d'habitude, répondit Calvin en goûtant son café.

– Ta sœur ?

– Pareil.

– Tu fais chier, Calvin !

– Quoi ?

En tournant la tête, il rencontra le regard furibond de son père, traversé d'un éclair de rage peu coutumier chez lui. Cela ne dura que quelques secondes avant qu'il ne se concentre à nouveau sur la préparation de la première crêpe.

– Ta mère et moi, nous avons vécu des années ensemble. Je veux juste savoir comment elle va. C'est si difficile à comprendre ?

– Oui.

Le père secoua la tête, remuant la poêle d'un mouvement de poignet aussi adroit que mécanique.

– Elle t'a quitté. Laissé choir. Maintenant, elle vit avec un autre type qui refuse qu'on prononce ton nom dans sa maison et qui, dès que je mets les pieds chez eux, se tire dans le jardin ou sort promener la chiure de mouche qui leur tient lieu de clébard. Alors, non, je ne comprends pas.

– Ta mère avait ses raisons.

– Mais oui !

– Calvin…

– Ouais ?

– Marjorie. Est-ce qu'elle a demandé de mes nouvelles ?

– Bien sûr, dit Calvin. Je lui ai dit que tu allais bien.

– Tu lui as dit qu'elle manquait à son père ?

– Oui.

– Bien. Tiens, donne ton assiette, dit-il en faisant glisser la première crêpe de la poêle.

Marjorie avait effectivement demandé de ses nouvelles, le temps de passer la tête dans l'embrasure de la porte et de prononcer les mots. Calvin avait entrevu sa nouvelle coiffure, qui avait certainement nécessité des heures de préparation, mais il avait à peine eu le temps de demander à sa sœur comment marchait l'école qu'elle avait déjà disparu. « Elle a beaucoup d'amis, maintenant », avait expliqué sa mère, avant d'ajouter qu'il s'agissait de « jeunes gens charmants ». Un film vu avec son père, qui racontait l'histoire d'une jeune métisse à la peau assez claire pour passer pour une Blanche, était alors revenu à l'esprit de Calvin. Il avait failli demander à sa mère si les jeunes gens charmants en question étaient noirs, ou bien si, depuis le déménagement à Burton Joyce, on sélectionnait les fréquentations.

Il pressa une moitié de citron au-dessus de sa crêpe et ajouta du sucre. « Et comment va ton père ? avait-elle demandé. Il a toujours ses crises ? – Quelles crises ? – Tu sais bien, ses cauchemars si tu préfères. – Non, avait répondu Calvin. Il va beaucoup mieux, maintenant. »

– Tu en veux une autre ? demanda son père, la louche pleine à la main.

– Pas tout de suite. Prépare-t'en une.

Calvin avait menti. Il ne savait plus rien de la fréquence des hurlements nocturnes de son père. Chaque soir, il s'endormait avec Aerosmith ou Led Zeppelin dans les oreilles et n'ôtait le casque stéréo qu'à son réveil, le lendemain.

*

* *

Bien que persuadé qu'il ne trouverait pas le sommeil après cette confrontation avec Elaine, Resnick s'était endormi pratiquement à l'instant où il avait posé la tête sur l'oreiller. Il avait été réveillé par l'opiniâtreté des chats et le bruit infernal du taille-haie d'un voisin. Ses cheveux étaient collés par la sueur, les draps humides et enchevêtrés.

Il s'était préparé aussi vite que possible, repassant malgré lui dans sa tête la soirée de la veille, qui ressemblait à un mauvais rêve, mais n'en était pas un. À présent, lorsqu'il entendrait le téléphone sonner, il frémirait encore davantage à l'idée d'entendre la voix de son ex-femme au bout du fil. Pire : Un soir, un taxi s'arrêterait devant la maison, et ce serait elle. Il était quasiment sûr qu'elle viendrait... Mais quand ? Où était-elle rentrée, après son esclandre ? Dans quel quartier avait-elle posé ses valises ? Autant de questions auxquelles il faudrait apporter des réponses dont il ne voulait pas. Avant d'ouvrir la porte pour aller jusqu'à sa voiture, il retint sa respiration, puis regarda à droite et à gauche. Il se raisonna en tournant la clé de contact, songeant qu'elle n'était tout de même pas tapie dans les buissons à le guetter. Enfin, pas pour l'instant. L'avoir vue ainsi déverser toute cette rancœur longuement macérée lui laissait espérer un temps de répit. Très court, probablement. Elle n'avait fait que briser la glace. En s'engageant sur le boulevard, il pensa à tout ce qui pouvait rester emprisonné dans la glace, pendant dix ans, de suffocant et de noir.

Il se gara devant la maison de Marian et alla presser le bouton blanc.

Les rideaux étaient tirés au premier étage. Le silence lui répondit. Il était bien sûr en mesure de comprendre que Marian refuse de voir quiconque, après la soirée précédente, mais il sonna tout de même une seconde fois et attendit. Si elle n'était pas à l'intérieur à attendre qu'il parte, elle pouvait être à la messe. À l'issue d'un court instant de réflexion, il renonça à aller l'attendre devant l'église polonaise. La retrouver entourée d'une bonne partie des visages de la veille ferait déjà tourner sa démarche au gag de mauvais goût. Chatouiller en plus les curiosités malsaines au sortir d'une action de grâces tiendrait carrément de la perversion.

Il remonta en voiture et prit la direction de l'hôpital. Là-bas, il pourrait acheter un bouquet de fleurs et revenir le déposer devant sa porte avec un mot. *Chère Marian...* Et dans six mois, peut-être qu'elle ne lui raccrocherait pas au nez s'il l'appelait. Mais, pour le moment – Dieu merci –, il avait son boulot de flic à accomplir.

Karl Dougherty n'était plus en soins intensifs et avait été descendu au même étage que Fletcher, bien que dans une aile différente. Une infirmière au sourire las s'apprêtait à refouler Resnick jusqu'aux heures normales de visite, mais il ouvrit son porte-cartes en répondant au sourire de la femme en bleu et se fit escorter au chevet du blessé. On le pria de ne pas rester trop longtemps. Pour tiré d'affaire qu'il fût, le malade était encore très faible.

Dougherty avait le teint pâlot, mais parut content d'avoir un visiteur et posa son gobelet de jus de pamplemousse sur la tablette.

Après s'être acquitté des formalités d'usage et enquis de la santé de l'aide-soignant, Resnick en vint au but de sa visite :

– J'ai eu une conversation avec un ami à vous, dit-il.

– Paul.

Resnick acquiesça.

– Oui, il m'en a parlé. Apparemment, il est votre principal suspect.

– Je n'irais quand même pas jusque-là.

Dougherty esquissa un sourire :

– Je pense aussi que vous pouvez trouver mieux. Du moins, je l'espère. Ça m'ennuie de penser que celui qui m'a fait ça peut récidiver d'un jour à l'autre.

– Quand j'ai avancé l'hypothèse d'une dispute entre vous deux, juste avant que vous ne quittiez le Manhattan's, il n'a pas démenti.

Dougherty ne répondit rien. Un chariot transportant des plateaux-repas passa à proximité. Resnick se demanda s'il s'agissait d'un dernier service – plutôt tardif – de petit déjeuner ou du premier service du déjeuner.

– À quel sujet vous disputiez-vous ?

– Les mêmes que d'habitude.

– C'est-à-dire.

– Nos broutilles habituelles. Qui, de Jung ou de Freud était le plus grand ? Mère Teresa, Bob Geldof et Lady Di montent en ballon. Qui jette-t-on par-dessus bord en premier ?

– Sérieusement.

– Geldof, dit Dougherty. C'est de loin celui qui chante le plus mal.

– Non, je veux dire sérieusement.

– On parlait de sexe.

– Où, quand ou comment ?

Dougherty secoua la tête et sourit.

– Nous n'avons pas dépassé l'hypothèse d'école.

– Paul en avait envie et vous pas, c'est bien ça ?

– En gros.

– Pourquoi continuer de le voir, alors ?

– Parce que je l'aime bien, parce que, en temps ordinaire, il est d'une compagnie agréable. Parce qu'il n'est pas aide-soignant. Parce que tout ça vaut bien d'affronter les cinq minutes embarrassantes qui achèvent souvent nos rendez-vous. « Pourquoi tu ne viens pas à la maison ? Pourquoi ne veux-tu pas que je vienne chez toi ? » etc.

– Et, ce soir-là, votre dispute a eu lieu pendant ces cinq dernières minutes embarrassantes ?

– Paul a du mal à renoncer à certaines habitudes.

– Et pourquoi êtes-vous parti avant la fin, ce soir-là ?

– Comment ça ?

– Vous avez quitté la table le premier et Paul est resté seul après votre départ. Pourquoi, si cette dispute était la même que les autres fois ?

– Parce que ce soir-là, dit Dougherty après un instant de réflexion, Paul s'est montré de plus en plus insistant. Il a dit que je me comportais comme si j'avais honte de lui, que je me servais de lui et puis un tas d'autres choses encore. J'ai préféré interrompre la conversation.

– Et vous l'avez planté là ?

– On peut voir les choses comme ça, oui.

– Pensez-vous que c'est ainsi qu'il a vécu la situation ?

– C'est très possible.

– Il était en colère après vous. Frustré par votre attitude.

– Ce n'est pas lui qui m'a fait ça, dit fermement Dougherty, laissant glisser son regard un peu plus bas sur la couverture. Il n'aurait pas pu.

Resnick songea aux blessures de son interlocuteur et chassa aussitôt la pensée de son esprit.

– Il a très bien pu vous suivre quand vous avez quitté le club et voir où vous alliez.

– Ce n'est pas ce que je veux dire. Je voulais dire qu'il n'a pas pu faire ça psychologiquement.

– Vous vous basez sur les théories de Freud ou sur celles de Jung ?

Dougherty faillit sourire :

– Les deux, probablement.

– Et physiquement, vous l'en jugez capable ?

– Sous l'effet de la colère, il aurait sans doute pu trouver la force, mais je suis certain qu'il aurait été incapable de s'approcher de moi sans que je l'entende.

– Je crois plutôt que vous voulez en être certain. Il est la dernière personne que vous voudriez voir coupable.

– Je vous l'accorde. Mais qui que ce soit qui m'ait attaqué, il est arrivé directement dans mon dos. Probablement d'une des cabines de W.-C.

– Vous l'avez donc entendu ?

Dougherty hésita :

– Je ne suis pas sûr. Mais quelquefois, quand je me remémore la scène, il me semble entendre un cliquetis sourd. Comme un verrou.

– Et vous avez vu quelque chose ?

– Pratiquement rien. Une botte ou une chaussure noire. Un pantalon, noir aussi.

– Vous dites un pantalon. Pas un jean ?

– Non, un pantalon. Enfin, je crois.

– Une idée de la taille, de la corpulence de votre agresseur ?

– À peu près ma taille. Fort, évidemment, mais je ne pense pas que c'était un culturiste, ou quoi que ce soit de ce genre.

L'infirmière revint et se planta face au lit, faisant comprendre à Resnick qu'il était près d'abuser. L'inspecteur se leva et donna une tape sur le pied du lit.

– Reposez-vous, Karl. Vous avez besoin de récupérer. J'enverrai quelqu'un prendre votre déposition.

Dougherty acquiesça d'un sourire douloureux.

Resnick décida de passer voir comment allait Tim Fletcher et si celui-ci s'était par hasard souvenu d'un détail ou deux dans l'intervalle.

*

* *

En dehors des inquiétants Yorkshire puddings baignant dans la sauce de rosbif, le déjeuner dominical s'était bien passé. Les pieds sur la chauffeuse, Naylor regardait James Hunt et Murray Walker confronter leurs points de vue sur qui serait en pole position pour le championnat du monde, goûtant ce qui risquait d'être un de ses derniers moments de loisirs dans les semaines qui allaient suivre, avec le meurtre qui venait de leur tomber sur les bras. Pour une fois, la petite avait dormi une heure d'affilée sans se réveiller en pleurs. Ça ne se refusait pas.

Il entendit Debbie entrer au salon, mais ne leva pas les yeux.

– Il va falloir qu'on y aille, dit-elle.

Il ne répondit pas, l'œil rivé sur la voiture de Mansell qui tentait de doubler par l'intérieur.

« Kevin. »

Bon sang, que sa voix pouvait être aiguë !

– Kevin !

– Oui.

– Je viens de dire…

– J'ai entendu.

– Oui, mais tu n'as pas bougé.

– Parce que je ne viens pas.

– Tu quoi ?

– Tu as très bien entendu.

– Mais maman nous attend.

Belle-maman et ses remarquables sandwichs au corned-beef. Il se redressa pour se rapprocher de l'écran et ne répondit rien.

– Tu ne vas pas rester enfermé toute la journée à regarder ça ?

– Et pourquoi pas ? Mais je te rassure, je ne vais pas rester enfermé. Je dois sortir.

– Où ça ?

– Si tu veux tout savoir, je vais voir dans quel état est Mark.

– C'est vraiment gentil.

– C'est normal.

– Ah, ça, pour passer le plus clair de ton temps avec tes copains, on peut compter sur toi. Mais dès qu'il s'agit de ta famille…

– Ce n'est pas ma famille, Debbie, c'est la tienne. C'est ta mère, alors tu vas prendre le thé avec elle si tu veux, mais moi j'ai autre chose à faire que l'écouter déconner pendant des heures.

Elle sentait venir les larmes, mais fit tout ce qu'elle pouvait pour les retenir. Naylor la regarda, puis regarda vers la porte en faux bois avant de retourner vers son écran de télévision au moment précis où Mansell accélérait dans la ligne droite pour conquérir la deuxième place.

32

Lynn Kellogg était du service du matin, et les dossiers dûment constitués attendaient Resnick environ un quart d'heure avant son arrivée. Parmi la série habituelle de vols avec effraction censés retenir l'attention de la jeune femme, un se détachait nettement du lot : un monte-en-l'air imaginatif avait balancé du WD 40 par la fente de la boîte aux lettres pour endormir deux rottweilers menaçants, puis crocheté la serrure et dérobé pour plusieurs milliers de livres de fourrures et de bijoux, emportant même en souvenir les colliers cloutés des molosses. La propriétaire affolée avait trouvé la porte d'entrée grande ouverte à son réveil et ses deux chérubins errant dans le jardin avec une expression béate plutôt insolite. Le premier coup de fil avait été pour la SPA, le second pour la police.

Graham Millington fit son entrée, la démarche hésitante et courbatue, après une partie de la nuit passée à l'arrière d'un van inconfortable à surveiller la sortie n° 29 d'un dépôt de poids lourds par un trou à peine plus large qu'une pièce de 5 pence. Il dérouillait maladroitement ses jambes pour faire circuler le sang lorsque Resnick arriva à son tour, avec une migraine et un sandwich au brie et à la confiture d'abricot.

– Vous vous mettez au hip-hop, Graham ?

– Non, monsieur, pas exactement, répondit Millington, légèrement embarrassé, mais risquant tout de même un coup d'œil pour voir si Resnick avait une nouvelle fois mis des chaussettes dépareillées, avant de lui emboîter le pas jusque dans son bureau.

– Votre week-end s'est bien passé ?

– Oui, monsieur, très agréablement. Ma femme et moi…

Resnick parcourut les rapports de la nuit, bercé par le captivant récit du dimanche après-midi des Millington. Le secret d'un mariage heureux et solide tenait-il surtout au manque d'imagination ?

Lynn Kellogg arriva à point avec le thé pour abréger le catalogue du sergent.

– Ces opérations de surveillance, ça donne quoi, Graham ?

– Pas grand-chose, monsieur. Cette nuit encore, on perdait notre temps du côté de Chesterfield pendant qu'ils opéraient à Ashby-de-la-Zouche.

Apercevant Naylor qui passait devant son bureau, Resnick se leva pour lui faire signe, maculant sans s'en rendre compte sa chemise d'un ruban de confiture d'abricot.

– Des nouvelles de Divine ? demanda-t-il.

– Je l'ai vu hier après-midi, monsieur, répondit Naylor.

Ils étaient restés dans le nouveau studio de Divine, près de la marina, à regarder une vieille cassette de *9 semaines et demie* tout en faisant un sort à un carton de Carling Black Label.

– À quelle heure prend-il son service ?

– Je crois qu'il ne viendra pas aujourd'hui, monsieur, il…

– Non, coupa sèchement Resnick. Mauvaise réponse. Amoché dans l'exercice de ses fonctions, je ne dis pas, mais ses problèmes de libido, c'est un peu court pour se faire porter pâle. Vous me l'appelez et vous lui dites de rappliquer dans la demi-heure.

– Bien, monsieur, fit Naylor, retournant dans la salle des enquêteurs avec une notion imprécise de ce que pouvait être un problème de libido. À sa connaissance, Divine avait seulement quelques agrafes au-dessus de l'œil gauche.

Millington s'empêtrait dans une requête tortueuse visant à être déchargé de ses corvées à répétition dans l'affaire des camions volés, fondée sur l'enquête criminelle en train de se mettre en place, quand Lynn Kellogg se présenta de nouveau à la porte.

– C'est Mlle Olds, monsieur. Elle dit qu'elle doit vous voir de toute urgence.

– Allons bon, soupira Resnick. Vous pouvez me la promener un peu. Je ne sais pas, lui montrer les desserts de la cantine, quelque chose comme ça ?

– Vous pensez bien que j'ai essayé, monsieur.

– Et… ?

– Elle m'a ri au nez.

– D'accord, dit Resnick avec lassitude. Dites-lui que je la reçois dans dix minutes, mais pas avant.

Lynn hocha la tête et tourna les talons pour aller transmettre.

*

* *

Suzanne Olds rejeta la tête en arrière, exhalant une volute de fumée bleue entre ses lèvres délicatement peintes. Elle lui rappelait ces visages qu'il croisait au rayon parfumerie de Jessops, lorsqu'il coupait par là pour accéder au marché. À la différence que derrière le joli minois, impeccablement maquillé, de Suzanne Olds bouillonnait une tête pensante.

– Il porte plainte officiellement ?

– Pas encore, sourit l'avocate.

– Dans ce cas, nous pourrions attendre d'avoir quelque chose de concret avant d'épiloguer.

Elle se redressa sur son siège :

– Vous voulez dire la police des polices, la suspension provisoire de votre agent et d'éventuelles sanctions pour abus de pouvoir, harcèlement et brimades ?

– Si – je dis bien *si* – Ian Carew a fait l'objet d'une surveillance, ça n'est pas de mon fait.

Suzanne Olds paraissait goûter la situation :

– En plus, vous n'êtes au courant de rien. Négligence : la liste s'allonge.

– C'est un jeu, ou quoi ?

– L'atteinte portée aux droits civiques de mon client n'a rien d'un jeu, inspecteur…

– Non, s'il vous plaît. L'expression « atteinte aux droits civiques » accolée à la personne de Ian Carew, c'est un peu trop pour une même phrase.

– Si vous entendez par là qu'il n'a pas les mêmes droits que n'importe quel autre citoyen, je crains que la thèse soit un peu difficile à défendre.

– Non, dit Resnick, je pensais aux droits civiques de la fille que votre client a battue et violée.

– Attendez une minute. Ian Carew a-t-il été inculpé, reconnu coupable et condamné pour le délit dont vous parlez ?

– Non. La fille a eu peur de porter plainte.

– Ou bien réfléchi et décidé qu'il n'y avait pas lieu de porter de telles accusations.

– Si elle a réfléchi à quelque chose, ce serait plutôt à l'idée de raconter en public ce qu'elle a subi, avec Carew dans la salle de tribunal, en train de la regarder.

– Je trouve votre ton un peu mélodramatique.

– Je trouve le vôtre légèrement suffisant.

– Et grossier, en plus.

Resnick marqua un temps pour contrôler sa respiration, puis reprit :

– Votre client a fait l'objet d'un avertissement officiel.

– En ce qui concerne la fille ?

– Oui.

– Et à votre connaissance, a-t-il tenté de l'approcher à nouveau ?

– Pas à ma connaissance.

– Dans ce cas, de quelle manière pouvez-vous justifier que vous ayez posté un véhicule de police au bout de sa rue ?

– Je vous ai déjà dit…

– … que vous n'en saviez rien.

– Exactement.

Suzanne Olds se leva tranquillement.

– À votre place, inspecteur, je me bougerais pour essayer d'en savoir plus. Pour cette fois, j'ai pu persuader M. Carew qu'une entrevue informelle était préférable, mais je doute que vous fassiez l'économie d'une plainte en bonne et due forme si cela venait à se reproduire.

Avant de franchir la porte, elle se retourna, avec son habituelle affectation un peu théâtrale, mais aussi une ombre de sourire chaleureux au coin des lèvres :

« Vous avez une trace de confiture juste là, dit-elle en indiquant l'endroit sur son chemisier de soie, du bout de l'index. Avec un coin de votre mouchoir et un peu d'eau froide, cela devrait s'arranger sans problème. Bonne journée. »

*

* *

– Où est Lynn Kellogg ? demanda sèchement Resnick à la cantonade en sortant de son bureau comme d'une tanière d'ours.

– Elle fait les sociétés de protection animale. RSPGA, SPA, mais je ne sais pas dans quel ordre, répondit Naylor.

Assis au fond de la pièce, Divine arborait sur tout un côté du visage un faux air de citrouille mal remise des débordements d'Halloween.

– Vous, dans mon bureau ! fit Resnick avec la même bonne humeur.

*
* *

Les informations concernant Amanda Hooson étaient collectées au fur et à mesure, systématiquement annotées, classées, traitées. Un travail de fourmi, laborieux, mobilisant un important effectif. Un travail essentiel.

*
* *

« Mandy – enfin, elle détestait que je l'appelle comme ça –, c'était une fille très sérieuse, avait déclaré une étudiante de son cours. Très structurée. Tout ce qui l'intéressait, c'était de décrocher son diplôme le plus vite possible et de retrouver le monde réel. Elle disait qu'elle avait assez perdu de temps comme ça. Pauvre Mandy. Enfin, je veux dire, Amanda. »

*
* *

« Infiniment plus sérieuse que la plupart des autres étudiants, en tout cas, tint à préciser le maître de conférences en nettoyant le foyer de sa pipe. Plus mûre, aussi. Elle était là par choix, pas parce qu'elle avait vu de la lumière en passant par là. Bien encadrée, elle pouvait facilement aller jusqu'à la thèse. Quel malheur ! »

*

* *

« Par temps chaud, elle s'asseyait sur l'herbe avec un panaché pour prendre le soleil, toujours avec un bouquin, sur la cellule familiale au Mozambique ou les sans-abri dans les grandes villes. Pas le genre à lire des revues idiotes. C'était une fille, une femme sérieuse. Je l'aimais beaucoup. »

*

* *

« Amanda ? Vous plaisantez ! Je veux dire, je voudrais pas dire de mal, surtout après ce qui est arrivé, parce que c'est vraiment horrible, mais l'idée d'Amanda sortant avec un mec, ça relève du délire total quand on la connaissait : Il faut appeler un chat un chat, elle était complètement coincée. Elle menait une vraie vie de nonne. Tout ce qui était en dehors de son programme de cours, à dégager ! »

*

* *

« Oui. Je ne sais ni qui c'était, ni comment il s'appelle mais oui, elle avait quelqu'un dans sa vie, j'en suis certaine. »

*

* *

« Amanda venait à tous mes séminaires. Elle s'asseyait et prenait tout en note, au point que je me demandais parfois si, quand je toussais, elle ne le signalait pas entre parenthèses. Ses devoirs étaient toujours impeccables. Solides. En revanche, elle n'a jamais sorti un mot à l'oral et ça, je dois dire que ça ne correspond pas à l'idée que je me fais d'un bon étudiant, mais bon. Je peux vous montrer ses notes et ses devoirs, si vous jugez que ça peut vous être utile. Si jeune. Quelle tragédie terrible ! »

*

* *

– L'année dernière, quand nous avons commencé à jouer régulièrement au badminton, je la battais tout le temps. 15-6, 15-7, 15-5. Il suffisait juste de renvoyer le volant un peu au-dessus de son revers, et ça marchait à tous les coups. Puis, au retour des vacances, on a recommencé à jouer et là, c'est elle qui m'a mis une raclée. Elle avait trouvé un pro pour lui donner des leçons, deux heures par jour, pendant trois semaines. Smash, lob, coup droit, elle avait tout assimilé. Rien de spectaculaire, ce n'était pas une joueuse-née, mais tout était comme ça, avec elle, quand elle voulait quelque chose, quand elle le voulait *vraiment*. Elle se penchait sur la question et elle bossait, d'arrache-pied. Pour les petites choses comme pour les grandes. Elle faisait des petites listes sur les dernières pages de son agenda, elle barrait au fur et à mesure. Elle se fixait des buts à atteindre.

– Cet agenda, demanda Patel. Vous sauriez le décrire ?

Cheryl pinça ses lèvres et acquiesça lentement. Le tour de ses paupières était sombre, creusé par le chagrin.

– C'était un truc tout simple, rien à voir avec ces machins – comment ça s'appelle ? – genre Filofax, voilà. Non, une sorte de grand cahier, avec couverture en cuir noir. Je crois me souvenir qu'il allait de septembre à septembre. Elle l'emportait partout avec elle.

– Je vois.

– Vous ne l'avez pas trouvé ?

– Non, pas encore, dit Patel avec un sourire.

Une nouvelle fois, Cheryl songea combien ce garçon devait être agréable dans la vie. Quel dommage qu'il fût dans la police ! Il tourna une page de son calepin :

– À présent, dit-il, vous pourriez peut-être me dire deux mots des gens qu'elle fréquentait…

*

* *

Ce fut finalement Millington qui, comme il avait une demi-heure à tuer avant de retourner à ses détournements de camions, tomba par hasard sur un rapport en passe d'être confié à la sagacité de l'ordinateur. Amanda Hooson, vingt-six ans, études au West Motts College, employée pendant deux ans à la Derbyshire Royal Infirmary, puis au Centre hospitalier municipal comme IAS.

– C'est quoi au juste, IAS ? s'enquit le sergent.

– Pas la moindre idée.

– Moi non plus !

– Attendez, finit par dire un des clavistes, levant le nez de son écran. Pour les initiales, je ne sais pas, mais pour le boulot, ce sont les infirmières qui s'occupent de vérifier le matériel et d'aider les anesthésistes dans les salles d'opération. IAS, oui c'est bien ça. J'ai vu un reportage là-dessus à la télé.

33

Lynn n'arrivait pas à déterminer exactement ce qui préoccupait le plus la propriétaire de la villa, le vol de sa veste de zibeline ou la stupeur mentale qui frappait ses deux trésors. Et en réfléchissant, elle se dit que, de toute manière, aucune des deux solutions ne serait de nature à la faire monter dans son estime. Il lui était en effet difficile de respecter quelqu'un qui buvait du Perrier dans un verre en cristal et qui préférait laisser ses deux rottweilers déféquer sur le carrelage de la cuisine plutôt que de se risquer à les promener après la tombée de la nuit. Soucieuse du détail et manifestement très fière de son sens pratique, la rombière expliqua comment elle avait entièrement fait recarreler la pièce d'un matériau en adéquation avec les habitudes de ses molosses. À présent, c'était l'affaire de cinq minutes pour nettoyer. Il fallait aussi penser à la femme de ménage.

Lynn pensait aux familles qui, à quelques blocs de là, vivaient dans des appartements insalubres envahis de cafards, où le chauffe-eau se remettait à déconner avant que la camionnette du réparateur ait tourné le coin de la rue. Elle se rappela les mots de sa mère : « Lynnie, ce n'est pas l'endroit où on vit qui compte, mais la façon dont on vit. » Et de lui citer en exemple la fameuse grand-tante Queenie qui avait élevé cinq enfants dans un deux-pièces avec juste une grande bassine pour les ablutions de la marmaille. Et pourtant, jamais aucune visite impromptue n'avait surpris le moindre désordre ou la moindre couche de poussière dans la maison. Nickel ! Lynn revoyait sans peine la silhouette massive de tante Queenie, son chignon martial, son incommensurable poitrine, ses fesses à faire pâlir une jument de brasseur.

Elle prit à gauche pour quitter le boulevard, puis encore à gauche en sens inverse du lido désaffecté et fit soudainement halte face au lac qui bordait l'université. Sans s'en rendre compte, elle avait pris une autre direction que celle du poste ou celle de son appartement. Par là, elle allait directement chez Ian Carew. Ce sale petit con prétentieux de Ian Carew qui lui était passé devant le nez l'avant-veille, juste pour lui montrer qu'il pouvait tromper sa surveillance comme il voulait, qu'il était le plus fort. Quand d'autres à sa place seraient rentrés par le même chemin, pour faire croire qu'ils n'avaient pas bougé de chez eux, lui n'avait pu résister à se montrer et à balancer au passage son petit sourire supérieur à la pauvre gourde de fliquette, conscient sans doute qu'elle ne pourrait s'empêcher de loucher sur sa musculature d'athlète. Car même si elle détestait l'idée d'avoir à le reconnaître, Ian Carew avait un cul superbe.

Qu'était-elle en train de faire là, au juste ? Elle n'allait tout de même pas commencer à fantasmer sur ce type ? Dans ce cas, une seule image de Karen Archer suffirait comme antidote.

Vous aviez envie de faire l'amour avec lui ?

Les marques sur le visage de Karen. Son regard fuyant, perdu.

Il a dit qu'il ne me croyait pas. Qu'en fait, j'en mourais d'envie.

La police du Devon n'avait jusqu'ici rapporté aucun signe de sa présence là-bas et Lynn n'avait pas encore réussi à joindre ses parents. Quelle serait la prochaine étape ? Des avis de recherche placardés dans les centres commerciaux et les postes de police du pays ? Un appel urgent sur Radio Four, entre le bulletin météo et les nouvelles ? À moins qu'on n'attende tout simplement de retrouver son corps d'ici des mois, quelque part dans un terrain vague au sud de Sneinton, le long de la voie de chemin de fer ou entre les mâchoires d'une écluse sur la Trent.

Et maintenant… ?

Amanda Hooson avait été assassinée en tout début d'après-midi, le samedi, pile dans le créneau horaire pendant lequel Carew l'avait laissée surveiller bêtement une maison vide. Évidemment, le plus élémentaire sens commun voulait que la dernière chose à faire pour Carew soit d'attirer l'attention si jamais il avait quoi que ce soit à voir avec ce meurtre. Et qu'il mette plutôt à profit l'alibi inespéré que lui fournissait Lynn.

Mais le sens commun était une chose. Et la manière dont Ian Carew faisait fonctionner sa cervelle, une autre.

Lynn verrouilla les portières et fit quelques pas en direction du lac. Les abords en étaient calmes en ce premier jour de semaine, déserts même. Aux beaux jours, les jeunes gens y louaient des barques ou des canoës pour aller faire l'amour dans les broussailles du petit îlot situé juste en face, jetant ensuite les préservatifs utilisés à d'innocents canards. Une promenade lui éclaircirait les idées, l'aiderait à penser à autre chose. Par exemple aux chances qu'avaient Kevin et Debbie Naylor de terminer l'année sans un divorce, ou comment aider sa mère à convaincre son père d'aller consulter un médecin pour soigner sa dépression chronique. Lynn s'offrit une des dernières glaces de la saison et songea, comme souvent ces temps derniers, combien elle aurait aimé avoir davantage de problèmes à résoudre dans sa propre vie pour cesser un peu de penser à ceux des autres.

*

* *

– Je me demandais si vous auriez cinq minutes, dit Resnick. Il y a une ou deux choses pour lesquelles j'aurais besoin de vos lumières.

– Moi, c'est cinq paires de mains qu'il me faudrait, répondit Sarah Leonard avec un sourire, balayant d'un revers de main une mèche rebelle qui barrait son front.

Resnick songea que le tout premier trouble que faisait naître une femme aussi grande que soi était sans doute la proximité des lèvres. Si, lors de leur précédente rencontre, elle lui avait rappelé Rachel, à présent il n'y avait plus erreur sur la personne. Il la voyait pour elle-même.

– Il faut encore que j'éparine un cathéter, ensuite je suis à vous.

– Bon, fit Resnick, laissant échapper une légère grimace.

– Ne vous en faites pas, dit Sarah. Je me laverai les mains.

Un moment plus tard, ils étaient installés près d'une fenêtre donnant sur Derby Road.

– Je me demande parfois comment vous faites, dit Resnick.

– Vous voulez dire, pour les cathéters, les lavements, ce genre de choses ?

– Entre autres, oui.

Encore une fois, Sarah lui offrit un sourire.

– Vous savez, il ne faut pas croire qu'on nage dans les excréments vingt-quatre heures sur vingt-quatre. On rit aussi beaucoup.

Resnick lui renvoya un regard incrédule.

– Par exemple, l'autre jour, on a eu un jeune malade plein d'entrain, dans le service ; il interpelle une de nos infirmières au passage et lui demande de m'appeler. Je viens et il me dit : « Voilà, madame l'Infirmière-chef. Je ne sais vraiment pas quoi faire. J'ai une érection tenace dont je n'arrive pas à me débarrasser. Est-ce que vous pouvez m'aider ? »

– J'ose à peine vous le demander, dit Resnick.

– On lui a apporté un bassin en lui disant de faire au mieux, dit Sarah en riant.

Resnick hocha la tête et marqua un temps :

– Je me demandais si vous pourriez m'aider au sujet…

– Décidément, c'est une épidémie, glissa-t-elle, taquine.

Resnick s'interrompit, réalisant le mot malheureux adroitement saisi au vol et surprit son reflet dans le double vitrage, sa propre expression mêlée d'embarras et de plaisir. Le sujet n'était pas inintéressant à aborder, mais il préféra attendre qu'ils aient fait un peu mieux connaissance.

– J'aurais besoin d'un renseignement, corrigea-t-il.

– Bon, dit-elle en appuyant très légèrement l'interjection. Je vous écoute.

– Au sujet des IAS.

– Que voulez-vous savoir ?

– En quoi consiste exactement leur travail ?

– Infirmier anesthésiste stagiaire. Dans certains hôpitaux, on dit aussi assistant en anesthésie.

– Et leur job est d'assister l'anesthésiste durant une opération ?

– Principalement, oui. Superviser les appareils, et surtout le branchement, le dosage d'oxygène et de gaz destinés au patient. Mais il leur arrive également d'assister directement le chirurgien.

– C'est-à-dire, précisément ?

– S'occuper des instruments, les passer à la demande.

– Scalpel et consorts ?

– Scalpel et consorts, comme vous dites. On tend les instruments et on les récupère après utilisation.

– C'est un travail de responsabilité.

– C'est en effet un peu plus complexe que de vider des bassins et des pistolets toute la journée, dit Sarah.

– Amanda Hooson. Je suppose que ce nom ne vous dit rien *a priori* ?

Elle réfléchit un instant et secoua la tête :

– Non, ça devrait ?

– Il semblerait qu'elle ait travaillé ici.

– En tant qu'IAS ?

– Oui.

– Vous savez, nous avons douze blocs opératoires. Et environ une vingtaine d'assistants et d'assistantes. Cela remonte à quand ?

– Deux ans, à peu près.

Sarah réfléchit encore, les yeux baissés, regardant le bouchon en train de se former à l'entrée du parking de l'hôpital.

– Non, dit-elle, je suis désolée, ça ne me dit rien. Pourtant, ce nom a quelque chose de familier.

– Vous avez écouté les nouvelles, ce week-end ?

Elle tressaillit.

– Mon Dieu, c'est elle ? L'étudiante assassinée à l'université ?

– Oui.

Elle étreignit son bras pendant un long instant et il sentit les cinq doigts, séparément, refermés autour de sa manche.

– Quand j'ai entendu ça, une femme tuée à coups de couteau, je me suis dit qu'il ne pouvait pas y avoir de rapport avec nous, ici, avec l'hôpital et les autres agressions. Qu'elle n'était ni infirmière ni médecin.

– Je sais, dit Resnick. C'est d'abord ce que nous avons cru, nous aussi.

Il n'avait pas envie qu'elle lui lâche le bras. Pas encore. C'est pourtant ce qu'elle fit.

– Nous allons devoir avertir officiellement le personnel, au sujet des mesures de sécurité. En attendant...

– Ouvrez l'œil et faites attention à vous ?

– Pardon ?

– *Capitaine Furillo*. C'est ce que dit le sergent à ses

hommes, après le briefing du matin. Vous ne regardez jamais ?

Resnick secoua la tête.

– Vous avez tort. Je suis sûre que vous aimeriez.

Lui en doutait. Les séries policières n'étaient pas ce qu'il préférait pour s'évader du quotidien.

Ils remontèrent le couloir ; à la dérobée, Resnick put observer combien l'uniforme l'avantageait.

– Sarah ?

– Hmm ? dit-elle tournant la tête.

Les yeux. Pourquoi était-ce toujours les yeux ?

– Merci de votre aide.

Elle poussa la porte.

– Qui que ce soit, dit-elle, essayez de lui mettre la main dessus avant qu'il ne recommence.

*
* *

La meilleure méthode pour éviter qu'un plat à emporter finisse répandu sur le plancher de la voiture était d'amarrer les anses du sac en plastique au levier de vitesses. Lynn faisait grand cas du curry de crevettes et n'était vraiment rassurée que lorsqu'ils finissaient de réchauffer au four. Tenant délicatement le sac qui contenait le dîner, elle traversa la cour sans remarquer la silhouette sortant de l'ombre et avançant vers elle. Elle se retourna au dernier moment, prête à repousser une attaque à coup de plat exotique.

– Hé, doucement, fit Resnick. Ce n'est que moi.

Lynn reprit sa respiration.

– Vous m'avez fait peur !

– Désolé, dit-il. Je croyais que vous auriez vu la voiture.

– Je n'ai pas fait attention.

Il baissa les yeux vers le sac blanc :

– J'espère que c'est un plat à réchauffer, dit-il. Parce qu'il me paraît urgent que nous ayons une conversation. Je vous offre un verre.

*

* *

Il arrivait que le cachet d'un pub de quartier ne survive pas à la plus petite tentative de rénovation, ou que le pub lui-même meure de n'avoir pas vu une cloison disparaître à temps ou ses murs décapés du hâle jaunâtre de plusieurs décennies de fumée de cigarette. Le moyen terme d'une modernisation discrète, fragmentaire, était souvent le plus sûr. Ainsi voyait-on apparaître des choses plus insolites sur la carte, tels le tarama ou les gambas grillées, au milieu des classiques comme le sandwich fromage-oignons.

Sirotant sa Guinness, confortablement installé, Resnick regarda Lynn Kellogg descendre d'un seul trait la moitié de son demi de blonde comme si c'était de l'eau. Ce qui d'ailleurs n'était pas loin de la vérité.

– Je suis désolée, dit-elle avec un regard fuyant plutôt inhabituel de sa part. Depuis le début, je savais que ce que j'étais en train de faire était stupide. Mais c'était encore plus stupide de le faire à moitié, surtout après son petit numéro. Je me suis dit que si je laissais choir, il croirait m'avoir intimidée et je ne voulais pas d'ambiguïté là-dessus, monsieur.

Resnick ne répondit rien, la laissa finir sa bière et se leva pour lui en rapporter une autre.

– Vous pensez qu'il a pu s'en prendre de nouveau à Karen Archer ?

– Je ne sais pas, monsieur. Tout ce que je sais, c'est qu'il en serait capable.

Resnick parcourut la salle des yeux.

– On pourrait en dire autant de la moitié des clients de ce bar, si les circonstances étaient réunies. C'est néanmoins un peu court pour coller une voiture banalisée devant chez eux le week-end.

Lynn ne répondit rien et baissa les yeux.

– Cela dit, j'ai tendance à croire en vos intuitions. Vous savez vous servir de votre instinct et c'est une qualité importante pour un flic.

Un long filet rouge sombre remontait l'escalier, jalonné d'éclaboussures de tailles diverses sur les marches, la rampe et les murs.

Lors du premier entretien de Lynn avec William Doria dans le bureau de celui-ci, il n'existait aucun motif particulier de suspecter le brillant universitaire[1]. Elle avait pourtant nourri à son égard une autre de ses intuitions, laquelle s'était révélée décisive. Dans le cas de Ian Carew, les motifs de suspicion ne manquaient pas, et Resnick se montrait d'autant plus attentif.

– Mais si je partage votre point de vue, ajouta Resnick, je ne suis pas certain qu'il faille obligatoirement chercher du côté de Karen Archer.

– Vous pensez au meurtre d'Amanda Hooson, monsieur ?

– Jusqu'ici, le minutage semble correspondre. Il a eu tout le temps nécessaire pour se rendre sur le campus, rencontrer la fille, la raccompagner…

– Et il y aurait une raison de supposer qu'il la connaissait ?

– On sait qu'elle avait quelqu'un dans sa vie. Rien de plus.

– Mais imaginons : Pourquoi aurait-il démoli un alibi

1. Voir *Cœurs solitaires.*

en béton que je lui fournissais par ma présence ? Ce serait complètement délirant.

– Je suis incapable de vous répondre.

– Sans parler de la visite de l'avocate et de cette plainte en suspens.

Une femme en uniforme de l'Armée du Salut s'approcha de leur table pour leur proposer *War Cry*. Resnick se défit d'une pièce de 50 pence, mais refusa le journal.

– Peut-être veut-il s'amuser, attirer sciemment l'attention sur lui. Ou bien est-il encore plus vicelard que ça : Il s'est dit qu'en agissant comme ça, il se débarrasserait de nous une bonne fois.

– Et vous pensez qu'il a réussi ?

Resnick posa son verre :

– En tout cas, je ne tiens pas à ce que vous ayez des ennuis avec cette histoire, ni à lui donner un motif de porter plainte. Et si possible, j'aimerais éviter d'avoir l'air d'une truffe la prochaine fois qu'une avocate en tailleur débarquera dans mon bureau pour m'expliquer à quoi mes troupes occupent leurs week-ends.

Lynn rougit :

– Navrée, monsieur.

– Cela posé, je ne dis pas que vous avez eu tort ni que vous faites fausse route. On ne le lâche pas et on va même éplucher tout ce qui pourrait nous donner une raison de l'accueillir à nouveau dans nos locaux. Mais discrètement, d'accord ?

– D'accord, monsieur.

– Bien, dit Resnick en regardant sa montre. À présent, il est temps d'y aller. Le curry de crevettes, ça ne supporte pas la désinvolture.

Lynn sourit sans rien dire. Resnick lampa son verre et la suivit vers la sortie.

*
* *

Il s'était attendu à trouver une lettre d'Elaine, un mot, ou même son ex-femme en personne en train de faire les cent pas devant la maison. À devoir affronter ses excuses, un nouveau chapelet de reproches, ou même, qui sait, une tentative de réconciliation. Mais les alentours de la maison étaient déserts. Même Dizzy semblait avoir entamé sa ronde de nuit sans guetter auparavant le retour de son père adoptif.

Sur le canapé du salon, Ed Silver dormait comme un bébé, blotti dans une couverture, avec aux pieds une de ses vieilles paires de chaussures, trop grandes de plusieurs tailles.

34

LA CHASSE AU MEURTRIER EST LANCÉE

Un important dispositif policier a été mis en œuvre dans le cadre de l'enquête sur le meurtre d'Amanda Hooson, une jeune étudiante de vingt-six ans sauvagement poignardée dans l'après-midi de samedi.

Les enquêteurs n'ont ni confirmé ni démenti l'hypothèse d'un viol précédant l'assassinat, bien que la victime ait été retrouvée en tenue légère.

Le superintendant Jack Skelton a en revanche laissé entendre qu'il redoutait un lien entre ce meurtre sadique et les deux agressions récemment perpétrées contre deux membres du personnel du Centre hospitalier. Amanda, qui préparait une licence en sciences humaines, y avait en effet été employée quelque temps au titre d'assistante anesthésiste.

Le superintendant a déclaré que la police recherchait activement un homme aperçu en compagnie de la victime environ une heure avant le meurtre à la cafétéria de l'université, ainsi que le petit ami de la jeune femme, qui n'a pas encore été identifié. Ce afin de les interroger comme témoins.

La mère de la victime, Deirdre Hooson, demeurant Amber Crescent, à Belper dans le Derbyshire, a confié hier à notre reporter : « Amanda était une jeune fille sérieuse et sans histoires. Son seul désir était d'aider les autres. Je n'arrive pas à croire que tout cela a pu arriver. » Et Mme Hooson d'ajouter, au bord des larmes : « Je continue de l'attendre. J'ai l'impression qu'elle va franchir la porte de la maison, comme avant. »

– Tout d'abord, un point à préciser clairement, dit Tom Parker. Quel que soit ce que vous avez pu entendre ou lire suggérant le contraire, le rapport médical est sans ambiguïté : aucune trace de viol, au sens propre du terme. Ce qui ne veut pas dire que le meurtre soit exempt de tout caractère sexuel. Vous avez vu les photos.

Elles tapissaient partiellement un des murs de la pièce et commençaient déjà à gondoler. Un rapide coup d'œil suffisait à rappeler aux hommes présents dans quel type de partie ils étaient engagés. En dehors de Resnick, les deux autres détectives inspecteurs présents étaient Reg Cossall et Andy Hunt. L'inspecteur responsable du personnel en tenue était Paddy Fitzgerald. À l'issue de la conférence, tous iraient briefer leurs équipes respectives et diviser les tâches.

– Il nous faut un angle d'attaque solide le plus vite possible, poursuivit le détective inspecteur-chef Parker. La psychose commence à gagner l'hôpital et le personnel se fait tirer l'oreille pour les gardes de nuit, surtout ceux qui ne disposent pas d'un moyen de transport individuel. Tout ça pour dire que nous entrons tout juste dans la zone de turbulences.

– Le lien entre la fille et l'hôpital, monsieur, ça vous paraît la piste la plus sérieuse ? demanda Andy Hunt.

– Pour le moment, on pioche la question. Avec un peu de chance, nous disposerons d'un certain nombre de réponses en fin de journée. Dans l'intervalle, on cherche tous azimuts.

Parker recula d'un pas, boutonnant machinalement sa veste de sport avant de la déboutonner à nouveau au moment de se rasseoir.

Jack Skelton se leva et s'approcha d'un tableau posé sur un chevalet près de la table.

– Ça y est, murmura Cossall. On va avoir droit au sketch façon Rommel à l'assaut de la Libye. L'infanterie attaque !

– Rommel était dans l'autre camp, fit observer à voix basse Paddy Fitzgerald.

– Tu parles s'il s'en fout, du camp, grinça Reg Cossall. Du moment qu'il a les galons !

*
* *

En se retournant, Bernard Salt cogna malencontreusement sa jambe contre le bord du lit et jura entre ses dents, fusillant aussitôt du regard une des infirmières qui réprimait son sourire à grand-peine. Toute la matinée, il les avait vues, il avait vu la manière dont elles le regardaient, certaines sournoisement, d'autres ouvertement, en toute insolence. À force d'entendre murmurer sur son passage, il s'était demandé quelles menaces Helen avait pu mettre à exécution, si elle avait placardé un tract à la cafétéria ou carrément organisé une assemblée générale. Jusqu'à ce qu'une copie de la lettre émaillée d'accusations et de demi-vérités qu'Helen avait adressée à son ex-femme parvienne à l'hôpital, envoyée par porteur accompagnée d'un mot de l'ex-Mme Salt : *Quel soulagement, après toutes ces années, de voir confirmées toutes mes angoisses d'alors ! J'espère seulement que cette pauvre femme mesure la chance qu'elle a d'être elle aussi rendue à sa liberté.*

À présent, il suivait Helen des yeux tandis qu'elle remontait le couloir de la salle d'hôpital et se demandait comment il avait pu un jour lui trouver quelque chose. Une petite femme sèche à l'esprit étroit, au regard perpétuellement désabusé. Déjà aigrie, même aux heures culminantes de leur histoire. Il se remémorait les week-ends à Harrogate, les nuits à la Post House, près du M 1, et surtout, l'immonde robe de velours rouge qu'Helen mettait pour descendre dîner, pareille à un vieux rideau décroché de sa tringle pour être directement piqué à la machine. Il la méprisait à un point ! L'apercevoir simplement de loin suffisait à lui retourner l'estomac. Regarder ses cannes de serin lui donnait envie de vomir. Il y avait un moyen de calmer sa colère, mais il ne pouvait s'y résoudre. Pas encore.

Il traversa la salle et retourna à son bureau. Sa conne de secrétaire avait été la pire de toutes. Avec le regard qu'elle lui avait lancé, on aurait dit que c'était elle qu'il avait trahie. Cette gourde n'avait pas traîné. Une demande de transfert dans un autre service, auprès d'un autre consultant, l'attendait sur son sous-main.

Toutes des salopes.

Et, comme si tout cela ne suffisait pas, il y avait ce flic qui traînait sa grande carcasse d'un couloir à l'autre. Un gradé comme lui aurait pu au moins prendre la peine de cirer ses chaussures et de faire repasser ses chemises.

– Tous ces renseignements que vous êtes venu chercher l'autre jour, demanda Salt en faisant entrer Resnick, ça vous a mené quelque part ?

– Pas encore, répondit celui-ci en s'asseyant sans attendre qu'on le lui propose.

– À mon avis, c'est un cinglé, dit Salt en contournant son bureau.

– C'est possible.

– Même plus que probable. Autrefois, les fous s'échappaient des asiles. Aujourd'hui, on leur ouvre grandes les portes et on les remet en circulation. Je vais vous dire, je pense qu'on a été terriblement injuste avec le gouvernement, qui a mené une politique forte dans beaucoup de domaines. Mais pour certains aspects de la politique de santé, notamment la question des malades mentaux, mettre ainsi des vies en danger pour faire des économies…

– Amanda Hooson, coupa Resnick.

– Oui, elle a travaillé ici.

– Vous la connaissiez ?

– Un peu, pas très bien. Vous devriez plutôt interroger les médecins anesthésistes.

– C'est en train de se faire.

– Parfait, alors. Pour ma part, je ne vois pas très bien ce que je pourrais vous dire de plus. Et pour ne rien vous cacher, j'ai une journée plutôt chargée…

Resnick se leva :

– Vous ne vous souvenez d'aucun détail particulier qui pourrait établir un lien entre elle, Dougherty et Tim Fletcher ?

– À première vue non, dit Bernard Salt. Bien sûr, elle a pu être en contact avec Dougherty, avoir eu affaire à des patients dont il avait la charge, mais dans le cadre normal du service. Rien d'extraordinaire là-dedans.

Salt tendit la main à Resnick, pour lui faire comprendre qu'il était temps de prendre congé.

– Si par hasard vous vous souvenez de quelque chose…

– Naturellement.

En sortant, Resnick glissa un bref regard vers la secrétaire du consultant qui s'acharnait sur son clavier avec une ardeur de pivert. Un des anesthésistes qu'avait assistés Amanda Hooson avait pris sa retraite, mais Resnick avait pu s'entretenir avec deux autres, dont les réponses s'étaient révélées à peu près identiques. Aucun d'eux ne se souvenait d'un quelconque détail susceptible d'avoir attiré l'attention dans le travail d'Amanda ou, à plus forte raison, d'avoir provoqué assez de colère et de haine pour en arriver au meurtre.

*

* *

Les perfusions de Karl Dougherty avaient été réduites au nombre de deux. Il sourit à Resnick tandis que celui-ci prenait place sur la chaise à côté du lit. Le sourire s'acheva en une légère grimace.

– Que pouvez-vous me dire au sujet des erreurs d'anesthésie ? demanda l'inspecteur.

– Sur la manière dont ça peut arriver ?

– Oui.

Karl Dougherty marqua un court temps de réflexion.

– En simplifiant un peu le cas de figure, cela peut se passer ainsi : le patient est amené en salle d'opération. On commence par une anesthésie par intraveineuse, qui n'est en fait qu'une mise en condition et ne va agir que quelques minutes, contrairement à ce que l'on imagine couramment. L'important, c'est ensuite ; avec le mélange d'oxygène et de gaz anesthésiants qui va être inhalé par le patient durant l'opération. Ces gaz ont différentes fonctions : maintenir le patient endormi, l'insensibiliser à la douleur et détendre complètement les muscles. Il peut arriver quelquefois, Dieu merci assez rarement, que seul fonctionne le décontractant musculaire.

Dougherty s'interrompit pour reprendre sa respiration, laissant à Resnick le temps de réfléchir aux implications de ce qu'il venait d'entendre.

Et de sentir un début de nausée au creux de son estomac.

– Si je comprends bien, dit-il, le patient est allongé sur la table, incapable de bouger et, pendant toute la durée de l'opération…

– Exactement.

– Nom de Dieu !

– Je ne vous le fais pas dire.

– Et lorsque cela se produit, il ressent absolument tout ?

– Pas systématiquement. On peut même penser que dans la plupart des cas…

– Mais cela peut arriver ?

Dougherty acquiesça en silence.

– D'un bout à l'autre de l'opération, sans qu'il puisse faire le moindre geste ?

– Ni même hurler.

Resnick songea aux blessures infligées à Fletcher et Dougherty. À celles qui avaient entraîné la mort d'Amanda Hooson.

– Moi, j'ai au moins pu hurler, fit Dougherty avec un sourire sombre.

– Le milieu médical est plutôt discret sur ce genre d'incident, n'est-ce pas ?

Avec difficulté, Dougherty se pencha en avant, invitant Resnick à redresser ses oreillers :

– J'ai travaillé aux États-Unis, dit-il. Là-bas, le plus minuscule incident lié à l'anesthésie peut entraîner des poursuites judiciaires d'une ampleur hallucinante, allant de la direction de l'hôpital jusqu'au petit personnel. Nous n'en sommes pas encore là dans ce pays, mais avec l'extension des cliniques privées, nous y arriverons.

– D'après vous, c'est une mauvaise chose qu'on puisse poursuivre, dans un cas comme celui dont vous parlez ?

– Non, absolument pas. Mais je vous laisse imaginer ce que de telles éventualités peuvent faire naître au sein d'une profession par nature encline au secret. Pensez à la difficulté que n'importe qui rencontre déjà pour obtenir une réponse claire de la part d'un médecin.

Resnick hocha la tête, tendit le bras pour verser un peu de jus de fruit dans le gobelet du jeune aide-soignant et se coupa une petite grappe de raisin au passage.

– Et vos parents, ça va mieux ? demanda-t-il.

Pendant un instant, Dougherty ferma les yeux.

– Ma mère est venue il y a deux jours. J'étais dans un état plus préoccupant qu'aujourd'hui, mais je ne crois pas qu'elle ait très bien compris de quoi il retournait. Je ne suis même pas certain qu'elle m'ait reconnu. Je veux dire, elle a prononcé mon nom, des choses comme ça, mais elle était à peine arrivée qu'elle a demandé à partir.

Il se fendit d'un léger sourire.

– À mon avis, elle a dû penser qu'il y avait erreur.

– Et votre père ?

– Il a plutôt bien encaissé le coup. Il passe me voir tous les jours. On ne parle pas beaucoup, mais ça n'a jamais été un grand bavard. Il engloutit ma provision de raisins…

Pris d'une soudaine bouffée de culpabilité, Resnick avala le dernier grain sans le croquer. Dougherty le regarda se lever et le saluer.

– Et Paul ? demanda-t-il. Il fait toujours partie de la liste des suspects ?

– Plus maintenant, répondit Resnick.

– S'il ne le sait pas encore, dites-le-lui. Il a vécu les choses assez douloureusement. Je crois que ça l'aidera.

– Entendu, dit Resnick. Comptez sur moi.

Les deux hommes échangèrent un regard, puis Resnick remonta la travée qui menait aux ascenseurs, à l'écoute de l'ultimatum résolu que lui lançait son estomac. Il réfléchit à la possibilité de tester la nouvelle sandwicherie de Bridlesmith Gate avant d'aller faire son rapport à Skelton.

*

* *

À l'abri d'un groupe d'étudiants en visite – une petite épisiotomie des familles à observer et commenter –, Ian Carew avait repéré Resnick et aussitôt ralenti le pas, peu désireux que l'inspecteur s'aperçoive de sa présence. La petite grosse qu'il avait trouvée postée devant chez lui, passe encore ! Impressionnable et probablement niaise. Mais Resnick était une autre paire de manches.

À cet étage, il avait peu de chances de croiser inopinément Sarah Leonard et décida de monter jusqu'au service où elle travaillait. À travers la vitre des portes battantes, il scruta la salle et finit par l'apercevoir, au chevet d'un vieillard, en train de rire. D'où il était, il pouvait voir l'éclat de son regard, le mouvement de sa bouche, sans rien entendre du son de sa voix. Il eût été simple de la suivre jusqu'au couloir et, une fois parvenu à sa hauteur, de lui glisser des mots doux à l'oreille. Non, se dit-il. Pas maintenant. Pas tout de suite. Attendre le moment opportun.

35

Le médecin-chef anesthésiste était un homme élégant, de taille moyenne, arborant une marque blanche au-dessus de la pommette gauche qui pouvait être une tache de naissance ou la trace d'une ancienne brûlure. Il avait accueilli Skelton comme le vieux camarade de collège ou le partenaire de golf qu'il n'était pas. Davantage coureur de fond qu'habitué des greens, Skelton n'avait qu'un souvenir lointain et laborieux du parcours de dix-huit trous, au cours de vacances en famille. Quant aux études, il était un pur produit de ces lycées publics haut de gamme dispensant le même rigorisme que les internats privés destinés à former l'élite de la nation. Les frais de scolarité et le prestige en moins.

Il eût été simple, voire prévisible de la part du praticien de se montrer condescendant envers Skelton. Mais le superintendant se vit traité en égal.

Ils prirent place dans de confortables fauteuils de cuir orientés vers la fenêtre, desquels il suffisait de se dresser légèrement pour goûter la vue sur les arbres qui bordaient les avenues du parc de l'université, le lac et les tourelles de Wollaton House.

Skelton déclina l'offre d'un verre de sherry au profit d'un café servi dans un service en porcelaine avec biscuit sur le côté de la soucoupe. Ils restèrent un moment à parler de choses et d'autres, notamment des supérieurs de Skelton. Ils étaient peu nombreux et l'anesthésiste les connaissait pratiquement tous.

Bien que dans son meilleur costume, le superintendant se sentait mal à l'aise, presque oppressé par la politesse et l'onctuosité de son interlocuteur. Profitant d'une pause dans la conversation, il posa tasse et soucoupe, puis exposa en termes précis les questions sur lesquelles il était venu s'informer plus en profondeur.

– Vous voulez parler des défaillances du système d'anesthésie, dit le médecin-chef.

– Exactement.

– Vous pensez vraiment que ça pourrait avoir... un rapport avec l'enquête en cours, voire un lien direct ?

– Parmi d'autres possibilités, oui. Sinon, vous pensez bien que je ne gaspillerais pas votre temps.

Le praticien hésita à rechercher une once d'ironie dans le propos et emporta sa tasse jusqu'à la fenêtre. Au-delà du superbe panorama, tout à fait sur la gauche, se dressait la passerelle où le cauchemar avait commencé.

– Que voulez-vous savoir exactement ?

– Tout. Tout ce qui pourrait m'éclairer.

Le consultant prit une respiration :

– En premier lieu, il faut que vous sachiez que ce dont nous parlons ne se produit que dans un très petit nombre de cas.

Skelton ne répondit rien et attendit.

« Avez-vous une idée précise du nombre d'interventions pratiquées chaque année, dans ce pays ? »

Le superintendant secoua la tête.

« Plus de trois millions. Il faut donc garder présent à l'esprit le contexte dans lequel se situent ces incidents. Des statistiques récentes – à prendre entre guillemets comme la plupart des statistiques – évaluent le nombre de cas où l'anesthésie a posé problème, du mineur au majeur, à 1 sur 500. »

– Si peu ?
– Si peu.
– Pourcentage cependant approximatif. Comme vous l'avez dit vous-même, « à prendre entre guillemets »...
Le médecin-chef acquiesça.
– Effectivement, ce peut être moins.
– Ou plus.
– En théorie, oui, mais...
– Ce n'est pas cette théorie-là que vous considérez comme la plus fiable ?
– Non.
Il y eut un temps de silence. Skelton croqua son biscuit et croisa les jambes dans son fauteuil, tandis que le médecin vérifiait par la fenêtre que les arbres étaient toujours là.
– Qu'appelez-vous exactement un incident mineur ? Du point de vue du patient.
– Disons qu'une très légère forme de conscience est possible, dit l'anesthésiste d'un ton un peu embarrassé.
– Comment ça ?
– Une légère conscience de ce qui se passe.
– Vous voulez dire, de la part du patient ?
– Oui. Oui, bien sûr. Pour une raison quelconque, défaillance mécanique, erreur de branchement ou particularité propre au patient, le protoxyde d'azote ou les gaz anesthésiants ne fonctionnent pas.
– Et le patient ressent la douleur ?
– Oui, puisqu'on est en train de l'opérer.
– Alors, comment se fait-il qu'il ne se mette pas à hurler à la première incision ?
– Parce qu'il ne peut pas.
– Pourquoi ?
– Parce que généralement, même s'il y a défaillance de l'anesthésique, l'autre substance inhalée, le décontractant musculaire, agit normalement.

– Normalement ?

– Oui. Les muscles du patient sont sans réaction, aucun mouvement n'est possible. Mais la substance n'agit ni sur la conscience du sujet ni sur la douleur.

Une mouche s'était introduite dans la pièce et bourdonnait bruyamment.

– Et alors, tout ce que peut faire le patient, tandis que le chirurgien l'opère, c'est de rester allongé sur la table et de subir, sans aucun moyen physique de se manifester ?

– C'est ça.

– Mais il doit pourtant y avoir des signes qu'il est dans cet état ?

– Oui, quelques-uns. Arythmie cardiaque, poussée de tension, des symptômes de ce genre. L'ennui, c'est que ces symptômes se manifestent communément en relation avec d'autres causes.

– Mais il doit bien y avoir quelque chose de spécifique, quelque chose qui peut être remarqué par le personnel soignant qui assiste le chirurgien ?

– Quelquefois, dit l'anesthésiste avec gêne, le patient transpire abondamment. Et il arrive aussi que…

– Que ?…

– Il arrive aussi parfois, malgré ses paupières maintenues avec du sparadrap, on voit couler des larmes.

36

Resnick descendit les marches du Manhattan's au rythme de *I've Been Loving You Too Long* (*To Stop Now*) d'Otis Redding. Parmi toutes les accusations qu'Elaine lui avait lancées au visage l'autre soir, celle de se faire traîner à contrecœur sur une piste de danse du temps de leur mariage n'était pas la moins fausse. Quand leur histoire avait commencé – la grand-mère d'Elaine employait des termes comme « se fréquenter » avec un sourire appuyé, un rien graveleux –, ils allaient danser tous les vendredis soir jusqu'à l'aube. Une fois, à l'ancien Palais, au coin de Collin Street et Greyfriar, ils s'étaient retrouvés au beau milieu d'une soirée hommage à Otis Redding. Ils avaient dansé la nuit entière sur les grands succès, de *Mr Pitiful* à *Dock of the Bay*, en passant par *Fa-Fa-Fa-Fa-Fa-Fa-Fa* (*Sad Song*). *My Girl* était bien passé au moins une douzaine de fois. Enlaçant Elaine, Resnick avait concédé qu'il existait tout de même des choses très écoutables qui n'étaient pas du jazz. De temps à autre, il trouvait même d'immenses qualités à des gens comme Alma Cogan, Clodagh Rogers ou Des O'Connor.

Maura faisait la tournée des tables pour ramasser les verres vides :

– Tiens, dit-elle. Qu'est-ce qui nous vaut le plaisir ?

– Je passais dans le quartier, sans chapeau et dans une tenue correcte.

– Où est votre cheese-cake ?

– Je n'en ai pas non plus.

Tout en continuant son travail, Maura fit un geste discret du menton par-dessus l'épaule de Resnick.

– Votre copain est là-bas, si c'est lui que vous cherchez.

– Merci, dit-il.

Paul Groves était assis à une table en compagnie d'un jeune Asiatique en polo vert clair, pantalon vert foncé et baskets montantes à moitié lacées. Groves portait pour sa part le même complet croisé.

Resnick tira un tabouret libre et prit place en face d'eux. Groves fit les présentations. L'accent du jeune homme venait de Handsworth, avec peut-être une pointe de celui d'Hyson Green.

– Je suis passé à l'hôpital. J'ai vu Karl, dit Resnick.

Maura s'arrêta à leur table et posa une Budweiser et un verre devant l'inspecteur.

– Merci, dit-il.

– Je la mettrai sur le compte du taulier, fit-elle avec un clin d'œil.

– Comment allait-il ? s'enquit Groves.

– Il semble aller beaucoup mieux. Mais on peut dire qu'il revient de loin.

Groves adressa un regard au jeune homme assis près de lui, puis manqua le cendrier en voulant secouer la braise de sa cigarette.

– Lorsqu'on l'a retrouvé, le fameux soir, vous l'avez vu ? Je veux dire, avant que l'ambulance ne l'emmène ?

– Non.

Groves dispersa la fumée de cigarette qui montait devant ses yeux. Deux gamines qui ne devaient pas avoir plus de seize ans passèrent près d'eux en grand conciliabule, pouffant par intermittence, se frayant un chemin parmi l'attroupement autour de la console du DJ pour atteindre les toilettes.

– Je n'arrête pas d'y penser, dit Groves, d'imaginer la scène. Karl affalé dans ce…

– Essayez de ne plus y penser.

– Je sais que c'est stupide, mais…

– Tu reprends quelque chose, Paul ? demanda son ami en se levant.

– Oui, merci, la même chose.

– Et vous ? demanda-t-il à Resnick.

– Non, merci, ça ira.

Un blues pour synthé et saxo monta des haut-parleurs et quelques couples de danseurs s'engagèrent sur la petite piste.

– Un poste est en train de se libérer à Northampton, dans une succursale de la boîte pour laquelle je travaille. Je me disais que, peut-être, ça me ferait du bien de changer d'air.

Resnick acquiesça.

– D'après vous, ça poserait un problème ? Je veux dire...

– Dans le cadre de l'enquête ? Non. Au besoin, faites-nous savoir où vous serez, juste pour la forme, mais en dehors de ça, vous pouvez aller où bon vous semble.

– Vraiment ?

– Vraiment, le rassura Resnick. De plus, recommencer à zéro, ailleurs, c'est quelquefois une bonne idée.

Cette réponse parut détendre Groves, qui défit le bouton juste au-dessous du col ouvert de sa chemise.

– Vous orientez donc votre enquête dans une autre direction ? fit-il avec un demi-sourire, tandis que son ami revenait avec la nouvelle tournée.

– On peut dire ça, oui.

– Ce que raconte la presse est donc vrai, dit Paul Groves en dépliant le journal qu'il gardait sous son siège.

LE COUTEAU SOUS LA GORGE

> Depuis que les enquêteurs ont reconnu la possibilité d'un lien entre le meurtre de la jeune Amanda Hooson et les deux agressions sauvages perpétrées contre un interne et un aide-soignant, le personnel du Centre hospitalier vit dans la peur. Un dispositif de sécurité a été mis en place qui laisse envisager des contrôles de routine auprès des visiteurs.
>
> Afin d'éviter « tout réflexe de panique parmi la population » selon les termes du détective inspecteur-chef Tom Parker, une importante présence policière sera ainsi disséminée autour de l'université et du Centre, parallèlement à l'enquête.

Resnick lui rendit le journal sans commentaire et se leva :

– Si vos projets de départ se confirment, dit-il en lui tendant la main, j'espère que tout ira pour le mieux à Northampton.

– Merci.

Avant de partir, Resnick promena son regard dans la salle pour faire signe à Maura et l'aperçut au comptoir, en grande conversation avec un client blond et musclé portant un anneau à l'oreille. Le garçon devait avoir la moitié de l'âge du policier.

Resnick soupira et se dit qu'il était temps pour lui de rentrer.

*

* *

L'odeur de viande grillée flottait jusque dans le jardin, comme si un barbecue avait été installé au beau milieu de la maison, et la fumée avait envahi le vestibule. Affairé devant la gazinière de Resnick, une vieille chemise bleu clair de ce dernier en guise de tablier, Ed Silver avait l'air du type qui vient juste d'inventer la roue et réfléchit aux applications possibles de sa trouvaille.

– Ça va bientôt être prêt, Charlie. T'auras juste à te coller les pieds sous la table.

Si toutefois la cuisine n'explosait pas d'ici là. La tête dépassant timidement d'une passoire, Pepper semblait au bord de l'asphyxie.

Resnick tendit la main vers la queue de la poêle, mais Silver l'arrêta d'un geste :

– T'affole pas, Charlie, j'ai la situation en main. Et si j'avais déjà chargé la mule à l'heure qu'il est, j'aurais eu l'impression d'trahir un serment. Tu vois qu'il y a vraiment rien à craindre.

À la vue des différents récipients couverts en train de chauffer à blanc sur les quatre feux de la gazinière,

Resnick se demanda s'il n'aurait pas préféré Ed Silver ivre mort vautré dans le salon. Il décida néanmoins de laisser faire :

– D'accord, fit-il entre ses dents. Tu as tout ce qu'il faut à portée de main : le sel, la sauce tomate, l'extincteur.

Et il monta au premier étage changer de chaussettes.

*
* *

– C'est ça qui te manque, vieux Charlie : quelqu'un qui te préparerait des repas équilibrés pour quand tu rentres à la maison le soir. Parce que, avec ton menu sandwich, sandwich, sandwich, ta digestion doit être aussi perturbée que le métro à l'heure de pointe. Ça s'appelle grignoter, ce que tu fais, on en parle à la radio.

Il lança un regard appuyé à Resnick par-dessus une fourchette piquée dans une pomme de terre.

– Quand j'étais avec Jane…

Resnick laissa passer les vilenies gastro-œsophagiennes et tiqua sur le prénom :

– Jane ?

– Wesley ; tu sais bien.

– De l'Aloysius House ?

– Ouais. Je lui donne un coup de main, de temps en temps. Rien de vraiment défini ou d'officiel, tu vois, juste comme ça. Un brin de ménage par-ci, un petit coup de main par-là…

– Tu fais pas encore la cuisine ? demanda Resnick tout en renonçant à couper ce qui, dans une vie antérieure, avait dû être une côte d'agneau.

– Tu m'as déjà vu m'imposer ? Non, faut faire les choses en douceur sans forcer.

Resnick acquiesça, se demandant si faire de la purée de petits pois avait été prémédité, ou seulement improvisé au fil de la cuisson. En douceur, sans forcer.

– Comment tu trouves ? C'est pas dégueulasse, hein ?

– C'est pas le dîner de tout le monde, concéda Resnick.

Le visage d'Ed Silver s'éclaira :

– Ben tu vois, ça pourrait être comme ça tous les soirs. Seulement, avec ton genre de boulot, 'videmment t'as pas le temps de te faire à manger le soir en rentrant. Faudrait que quelqu'un s'en occupe pour toi.

Était-ce ainsi qu'Ed Silver voyait son avenir ? Homme à tout faire dans un asile pour alcooliques en perdition le matin, cuisinier et majordome pour Resnick l'après-midi ?

Grotesque.

– Tu sais, Charlie, elle est venue ici.

– Jane Wesley ?

– Elaine.

Une petite poche d'air se bloqua dans le fond de la gorge de Resnick.

– Un peu plus tôt, en début de soirée. Je l'ai trouvée sur le perron. J'me voyais pas très bien la foutre à la porte.

– Tu l'as fait entrer ?

– T'es marrant. Cette baraque, ça a été aussi un peu chez elle. Et puis, elle avait une mine de déterrée.

– Elle t'a parue malade ?

– Elle avait le visage jaune pisseux. Je lui ai donné de quoi s'asseoir et mis un peu de gin dans son thé.

Resnick hésita sur le gin. Celui d'Ed Silver ou celui d'Elaine ?

– On a causé un peu. Tu sais, Charlie, elle en a sacrément bavé, depuis votre divorce.

Resnick posa couteau et fourchette dans l'assiette et la poussa devant lui.

– Eh ! tu finis pas ? Il y a encore une côtelette et puis une tarte aux pommes dans le four.

– On va mettre les choses au point, dit Resnick en se levant. Tu restes ici tant que tu veux, le temps de te trouver une piaule ou de décider de lever le camp. En dehors de ça, je n'ai pas besoin d'une nounou, je ne veux pas embaucher de femme de ménage et je ne veux pas d'un cuisinier, et si j'en voulais un, avec la meilleure volonté du monde, je ne pense pas que tu ferais l'affaire. Et je ne veux pas non plus de femme au foyer. Surtout pas celle que j'avais avant.

Ed Silver avait écouté sans broncher. Il baissa les yeux vers Bud, essayant de le faire grimper sur ses genoux en l'appâtant avec un morceau de gras. Le petit chat renifla la chose sans conviction et disparut sous la table. Le musicien avala le bout de gras, se leva et emporta les assiettes à la cuisine.

– Allez essayer de faire le bien des gens, soupira-t-il.

*

*   *

Au foyer jouxtant la cafétéria, Ben Franks avait fini par chasser de son esprit son devoir non rendu à coups de Newcastle brune, de parties de billard et d'une bonne demi-heure passée à écouter Scrape the Barrel, un groupe post-punk légèrement branché reggae. Reconnaissant quelques silhouettes familières au sein du groupe qui marchait devant lui, il s'élança à leur suite d'une foulée brinquebalante qui devait beaucoup à la bière ingurgitée.

Quatre d'entre eux sortaient d'une projection au Showcase. Une histoire de vétéran du Viêt-nam infirme qui meurt dans un accident de la circulation et se trouve réincarné en prêtre bouddhiste virtuose du kung-fu, déclarant la guerre aux parrains de la drogue colombiens. D'après l'unique fille du quatuor, Chuck Norris, obligé de jouer sur les genoux pendant une heure trente-quatre, s'y révélait bien meilleur acteur que prévu.

Captivé par le récit détaillé du petit chef-d'œuvre, Franks trébucha sur la pente herbue qui menait à la cité universitaire et se foula la cheville, obligeant ses camarades à le soutenir jusqu'à la résidence. Parvenus à une dizaine de mètres de l'entrée, ils le laissèrent de nouveau marcher seul. Au bout de quelques pas, Ben Franks se tordit le pied encore une fois et se laissa tomber en riant, de manière théâtrale au milieu des poubelles. Tandis qu'il poussait de faux hurlements de douleur pour attirer l'attention du groupe, sa main effleura une surface lisse.

Il ramassa l'objet, l'épousseta pour mieux l'examiner et s'attarda un instant pour gratter une trace récalcitrante sur la couverture de cuir noir.

Ce fut seulement lorsqu'il l'ouvrit qu'il reconnut à l'intérieur le nom de la fille assassinée dont parlaient les journaux.

37

L'agenda à couverture en similicuir, ornée de renforts en métal aux quatre coins, reposait sur le sous-main de Skelton, caressé par les rayons du soleil d'automne. De sa belle écriture, Amanda Hooson avait inscrit son nom sur les pages de garde, ainsi que son adresse personnelle et celle de l'université, suivies des deux numéros de téléphone. Figuraient également les coordonnées de sa banque, celles de son médecin et de son dentiste, son numéro d'assurée sociale et celui de son passeport. En bas de la page de droite figuraient le nom et l'adresse d'un parent proche à prévenir en cas d'accident et, scotchée à l'intérieur de la couverture, au verso, sa carte de donneur d'organes. Vu les circonstances et l'autopsie pratiquée, celle-ci était devenue un document sans objet.

– Alors ? fit Skelton avec une pondération menaçante, exclusivement destinée à Paddy Fitzgerald.

Engoncé dans son uniforme bleu sombre, Fitzgerald trahissait un rien de suffocation qui n'était pas dû à la chaleur. Il tourna la tête vers Resnick, qui détourna le regard.

– Je les ai tous convoqués, monsieur. Autant vous dire qu'ils se sont un peu fait remonter les bretelles.

– C'est avant qu'il aurait fallu les chapitrer, dit sèchement Skelton. Le résultat eût peut-être été moins piteux.

– Oui, monsieur.

– Rappelez-moi depuis combien de temps vos hommes étaient censés passer ce secteur au peigne fin ?

– Trois jours, monsieur.

– Nombre d'officiers ?

– Douze, monsieur. Pas tous à la fois, bien sûr, et... Je suis navré, monsieur.

– Vous êtes...

– Je suis navré. Je n'arrive pas à comprendre comment ce truc a pu leur passer sous le nez.

– Peut-être a-t-il été déposé là seulement hier soir, suggéra Resnick sans y mettre une conviction démesurée. Celui qui l'avait pris aura jugé préférable de s'en débarrasser. C'est possible aussi...

– Vous avez vu dans quel état il est, Charlie ?

– Oui, monsieur.

– Paddy ?

– Effectivement, monsieur.

– Avez-vous songé, reprit le superintendant, affûtant soigneusement chaque mot, que notre homme aurait pu à nouveau attaquer quelqu'un, nous coller une autre victime sur les bras dans l'intervalle ? Quelle tête auriez-vous en ce moment, si une telle chose s'était produite ?

– Je ne sais pas, monsieur.

– Chaque fois qu'il a frappé, la besogne lui a pris cinq minutes. Dix au plus. Vous venez de lui laisser soixante-douze heures !

Par la fenêtre du bureau, le soleil dessinait un liseré de lumière sur le côté droit de la silhouette du grand manitou.

– Dans l'hypothèse ou un instrument tranchant quelconque dormirait à côté, ou au fond d'une poubelle proche du lieu du crime, je préférerais qu'il soit retrouvé par vos hommes sans attendre qu'un étudiant plein comme une outre fasse le travail à leur place. Est-ce que nous nous comprenons bien ?

– Oui, monsieur !

D'un regard, Skelton fit comprendre à Fitzgerald qu'il pouvait disposer, au grand soulagement de celui-ci. Dès qu'il eut quitté la pièce, le superintendant fit signe à Resnick de contourner le bureau afin qu'ils puissent feuilleter ensemble l'agenda.

Ils passèrent rapidement les diverses notes, rédigées dans des encres différentes, concernant aussi bien les rendez-vous avec son directeur de maîtrise, les listes de livres à emprunter ou à rendre à la bibliothèque que l'anniversaire de son père ou une commande de plantes à l'herboriste.

À la colonne du samedi précédent figurait une note lapidaire sur laquelle les deux hommes arrêtèrent leurs regards.

Foyer. 13 h. Ian.

*

* *

– Mark. Kevin. Un boulot urgent, lança Resnick en poussant la porte de la salle des enquêteurs du CID.

*

* *

Ian Carew avait jeté un sweat-shirt gris perle sur ses épaules, par-dessus son tricot violet, orné ses poignets de bandeaux en éponge aux couleurs chatoyantes, afin d'agrémenter sa tenue d'une pointe d'humour, et chaussé une paire de lunettes Polaroïd. Il était descendu en ville le matin même afin de s'habiller de neuf dans un magasin de sport du centre. Il eût été idiot de ne pas profiter du confortable supplément que lui assurait chaque mois sa famille.

Il s'avança, écrasant une fourmi au passage avec le bout de sa chaussure neuve.

– Vous n'êtes pas là par hasard ? dit aussitôt Sarah Leonard.

Ian Carew lui fit un grand sourire :

– En fait, je vous attendais, dit-il.

– Comment saviez-vous que vous me trouveriez là à cette heure ?

– J'ai regardé votre emploi du temps.

– Vous avez quoi ?

– Il était posé sur le bureau de la surveillante, dit Carew en effleurant la monture de ses lunettes, mais sans les ôter. Promis, je n'ai dérobé aucun document confidentiel.

– Je suis en avance.

– Je sais. Vous êtes toujours en avance.

– Ah oui ?

– Enfin, presque toujours.

– Vous dites ça comme si vous m'aviez observée.

Il ôta ses lunettes. Le coup du regard bleu azur. Pourquoi fallait-il que les beaux gosses soient toujours aussi prétentieux, imbus d'eux-mêmes ? songea Sarah. Ou bien gays ?

– Je vous ai observée. Longuement.

Elle sentit quelque chose la picoter à la racine des cheveux, et aussi à l'arrière de ses bras, de ses jambes. Pas tout à fait une bouffée de chaleur ni une réelle excitation. Un peu de ça tout de même, mâtiné d'autre chose.

– Pourquoi ?

– Allons…

– Non, vraiment. Pourquoi ?

– Regardez-vous dans un miroir et vous aurez la réponse.

Sarah portait une robe légère boutonnée dans le dos, des chaussures à talons plats. Avec le temps qu'il faisait, elle avait abandonné les bas et le jupon, et les regrettait. Ses cheveux étaient trop longs, elle n'était pas maquillée, hormis un peu de fard à paupières. Elle savait parfaitement de quoi elle avait l'air sans avoir besoin de se regarder dans un miroir.

– Je ne parle pas de maintenant. Pourquoi vous intéresser à mes horaires, à quand j'arrive et quand je pars ?

– Vous savez très bien, fit Carew, la gratifiant d'un nouveau sourire qui tenait davantage du rictus.

– Dites-le quand même.

– Quel intérêt ?

– Peut-être que je me trompe sur vos intentions. Je veux savoir.

– C'est tout simple : Comme je vous l'ai déjà dit, je vous trouve séduisante. Je veux sortir avec vous. Vous me plaisez.

Sarah tourna les talons.

– Attendez !

Deux enjambées, un demi-tour et il se retrouva en face d'elle, lui barrant le chemin.

Au même instant, la voiture banalisée faisait son entrée dans le parking et Resnick, installé à l'arrière, se penchait entre Naylor et Divine pour le désigner du doigt.

– Que se passe-t-il ? s'étonna Sarah en voyant Carew changer soudain d'expression.

Elle se retourna et vit la voiture s'arrêter à quelques mètres et deux hommes en sortir. Le premier était grand, avec un pansement sur un côté du visage. Elle reconnut immédiatement le second. Elle interrogea Carew du regard. Celui-ci ne répondit pas. Un instant, elle crut qu'il allait tenter de s'enfuir, mais il se détendit finalement et regarda avec un calme olympien les deux officiers s'approcher et l'entourer.

– Détective inspecteur Resnick, agent détective Divine, déclara Resnick ainsi que la loi l'y obligeait, exhibant sa carte officielle et posant une main sur le bras de Carew. Vous êtes en état d'arrestation dans le cadre de l'affaire Amanda Hooson. Vous avez le droit de garder le silence, mais tout ce que vous direz à partir de maintenant pourra être retenu contre vous.

Sarah avait beau garder une expression impassible, lorsque Carew la regarda, il put remarquer la soudaine pâleur de son visage. Il baissa les yeux vers la main de Resnick agrippant son bras.

– Vous n'avez rien trouvé à retenir contre moi la dernière fois, alors vous essayez autre chose, fit-il.

Resnick répondit d'un signe de tête en direction de la voiture. Immobile, Sarah suivit des yeux les trois hommes tandis qu'ils remontaient à bord.

La dernière image qu'elle garda de Ian Carew fut son visage tourné vers elle à travers la lunette arrière.

Et surtout le sourire qu'il lui adressa.

38

– Je suppose qu'aucun d'entre vous n'a vu le match, hier soir ? demanda Carew à la cantonade tandis qu'ils tournaient dans Gregory Street.

Personne ne répondit.

– Grand moment !

Puis il se tourna vers Divine, assis à côté de lui et examina ostensiblement le côté de son visage cabossé.

– Qu'est-ce qui est arrivé à votre œil ?

Divine détourna les yeux et regarda le paysage de l'autre côté de la vitre.

– Eh oui, j'imagine que ce n'est pas toujours comme avec moi. Tout le monde ne se laisse pas agrafer sans poser de problèmes.

– Parce que t'appelles ça pas poser de problèmes ? fit Divine. T'arrêtes pas de jacasser depuis qu'on est montés en voiture.

– J'essaie juste de me montrer sociable, répondit Carew.

– N'empêche que tu nous gonfles !

– Se montrer sociable est…

– Se montrer sociable est parfait pour un thé dansant ou un week-end de pêche, coupa Resnick. En ce qui nous concerne, la conversation aura lieu tout à l'heure.

– Je…

– Économisez votre salive.

– Pourrait-on faire un crochet par chez moi ? dit tout de même Carew. Pour que je passe d'autres vêtements ?

Il commençait à penser que son short flambant neuf n'était pas exactement la tenue adéquate pour le genre de conversation au programme.

*

* *

– Vous avez le droit d'informer un parent ou un ami de votre détention, dit le sergent affecté au bloc.

Debout en face de lui, Carew regardait légèrement de côté, encadré par Resnick et Divine un peu en retrait.

– Vous avez également le droit de consulter un avocat et de prendre connaissance du Code de procédure relatif à la garde à vue et aux interrogatoires de police. Comprenez-vous ce que je dis ?

Carew acquiesça et repoussa la notice que lui présentait le sergent :

– Je veux un avocat, dit-il.

– Souhaitez-vous informer quelqu'un d'autre de votre présence ici ?

– Je veux en informer mon avocat.

– Personne d'autre ?

– Combien de fois faut-il que je vous le dise ?

Le sergent glissa un regard à Resnick avant de regarder à nouveau Ian Carew :

– Deux fois, ça suffira.

*

* *

La première chose que fit Suzanne Olds dès qu'elle entra dans la cellule fut d'en ressortir aussitôt :

– Mais enfin, qu'est-ce qui se passe ici ? demanda-t-elle, furieuse, s'adressant à Resnick et au sergent.

Resnick lui renvoya un regard surpris, dépourvu d'aménité :

– Nous, on ne sait pas mais vous allez nous expliquer.

– Qu'est-ce que c'est que ces méthodes ? Pourquoi ne l'avez-vous pas fait déshabiller entièrement, tant que vous y êtes ?

– Je ne vous suis pas très bien.
– Cet homme est en short dans sa cellule.
– C'est l'été indien. Les derniers beaux jours.
– C'est peut-être l'été indien dehors, mais ici, il fait un froid de canard !
– Il a une couverture, fit observer le sergent.
– En Irlande du Nord, dit Suzanne Olds, ce genre de pratiques porte un nom. On appelle ça la privation sensorielle.
– Ici, on appelle ça être en short.
– Je présume que vous aviez l'intention de l'interroger dans cette tenue ?
– Je vous avoue que je n'y ai pas songé comme à une fin en soi, dit Resnick.
– Pas une seconde il ne vous est venu à l'esprit que cette situation pouvait être humiliante pour mon client ?
– D'après ce que j'ai vu, glissa le sergent, il a d'assez jolies jambes.
– Est-ce qu'il a protesté ? demanda Resnick.
– Pas encore, mais je vous garantis qu'il va le faire.
– Je vous fais confiance, fit Resnick, un sourire naissant au coin des lèvres.
– A-t-il demandé des vêtements plus adaptés ?
– Non, dit le sergent.
– Oui, dit Resnick. Il a vaguement demandé qu'on fasse un crochet par chez lui. Mais j'ai cru qu'il voulait nous taquiner.
– Peut-être auriez-vous mieux fait de considérer plus sérieusement sa requête.
– Si votre client nous autorise à faire usage de ses clés pour avoir accès à son appartement, j'envoie quelqu'un tout de suite et je lui fais même rapporter un smoking s'il le désire.
– Et vous en profitez pour retourner l'appartement de fond en comble, sans mandat.

– Mettez-vous à notre place, fit Resnick d'un air chafouin. Si les chaussures qui vont avec le smoking ne sont pas rangées avec…

Suzanne Olds se tourna vers le sergent :

– Que diriez-vous de nous trouver quelque chose d'un peu plus décent qu'une couverture ? Un pantalon de rechange qui dormirait au fond d'un vestiaire, par exemple. J'attendrai en cellule, avec mon client.

*

* *

Dehors, le soleil avait tiré sa révérence. Au sud-ouest de Canning Circus, un fourgon bleu venait de griller le feu sur Derby Road et d'entrer en collision avec un semi-remorque chargé de garnitures pour sanitaires qui arrivait de la diagonale opposée. Une femme de soixante-sept ans au volant de sa voiture – obligée d'écouter Postman Pat à la radio pour calmer son petit-fils qui, à l'arrière, pleurait à chaudes larmes la perte de sa balle rouge –, avait braqué juste à temps pour éviter d'emplafonner à son tour le semi-remorque, mais n'était pas parvenue à esquiver la caravane toute neuve qui s'en allait humer le parfum de l'automne du côté de Mablethorpe. Le petit-fils pleurnichard en était tombé de la banquette. Il n'en avait pas fallu plus pour paralyser la circulation sur les six avenues qui rayonnaient du rond-point et les officiers non réquisitionnés pour gérer le désastre étaient presque tous le nez aux fenêtres du premier étage, riant de l'infortune de leurs collègues et prenant les paris : Première insulte à agent, premier conducteur verbalisé, première beigne à partir.

– On récapitule, dit Resnick. Samedi, à l'heure du déjeuner, vous aviez rendez-vous avec une jeune femme dont vous ne connaissiez pas le nom pour boire un verre.

– C'est ce que je viens de vous dire.

– Et vous ne la connaissiez vraiment pas du tout ?

– Je n'ai pas dit que je ne la connaissais pas du tout, j'ai dit que je ne connaissais pas son nom.

Resnick examina les paumes, puis le dos de ses mains et leva finalement les yeux vers Ian Carew :

– Vous allez m'expliquer ça.

Le petit bellâtre de pub pour déodorant marquait de légers signes de malaise. Il avait visiblement du mal à fixer son regard plus de quelques secondes sur n'importe laquelle des personnes présentes dans la pièce. Début de transpiration au niveau des tempes. Il commençait à être déstabilisé, mais pas encore suffisamment au goût de Resnick, qui regrettait qu'on ne lui ait pas fourni un pantalon d'uniforme plus étroit à enfiler par-dessus son short.

– J'étais tombé sur elle deux jours avant, au vidéoclub. Elle m'a dit qu'elle était étudiante, mais tout le monde l'est, d'une manière ou d'une autre, dans le secteur...

– Étudiante en quoi ?

– Anglais.

– Lettres ou langues ?

– Lettres.

– Et elle vous a dit comment elle s'appelait ?

– Je vous ai dit...

– Ah, oui, c'est vrai : Vous ne connaissiez pas son nom.

– Ça n'avait pas d'importance, c'était juste comme ça. Je lui ai dit simplement, si tu ne fais rien samedi midi, tu peux me retrouver au foyer pour boire un verre. Tu me diras comment tu as trouvé *Wall Street*.

– Trouvé qui ? demanda Divine qui prenait des notes.

– *Wall Street*, répéta Carew d'un ton méprisant, comme s'adressant à quelqu'un de dur d'oreille. C'est un film. C'est la cassette qu'elle avait choisie. On était dans un vidéoclub.

Divine ne répondit rien. Dix minutes. Qu'on le laisse seulement dix minutes en tête à tête avec le connard !

Poussé dans ses retranchements, Carew résistait, se fatiguait lentement. Resnick décida de ne surtout pas laisser se relâcher la pression :

– Et ça lui a plu ? demanda-t-il.

– Quoi ?

– *Wall Street.*

– Je ne sais pas, elle n'est pas venue.

– Vous avez dû être surpris, non ?

– Non, pourquoi ?

– Qu'elle ne soit pas venue. Ordinairement, vous leur donnez l'heure et le lieu du rendez-vous et ça suffit pour qu'elles viennent.

Carew faillit répondre qu'effectivement les choses se passaient ainsi, *ordinairement*, mais il se retint et tourna la tête vers Suzanne Olds. Assise non loin de lui, l'avocate prenait des notes, armée d'un stylo à plume en or. Sa jupe de tailleur, légèrement retroussée, laissait apparaître un peu de ses cuisses. Ses jambes étaient gracieusement galbées. Lorsque tout cela serait terminé, il se dit que, peut-être…

– Donc, reprit Resnick, vous vous êtes rendu au foyer pour rencontrer une fille dont vous ignoriez le nom et avec qui vous n'aviez guère parlé plus de cinq minutes, et dont vous ne saviez pas si elle viendrait ou non, c'est bien ça ?

– C'est bien ça.

– Vous deviez vraiment avoir envie de la voir.

– Non. Je m'en foutais.

– Ah bon ?

– J'allais là-bas de toute façon.

– Pour boire un verre ?

– Oui.

– Tous les samedis midi, vous avez l'habitude d'aller boire un verre au même endroit ?

– Non. En général, j'ai autre chose à faire.

– Mais pas samedi dernier ?

– C'est exact.

– Et puis, il y avait cette fille…

– Oui.

– Cette fille sans nom, dont vous vous fichiez qu'elle se montre ou pas.

– Oui !

– Et, pour ne pas manquer cet hypothétique rendez-vous sans importance, vous n'avez pas hésité à faire le mur par-derrière chez vous et à traverser une propriété privée ?

– Je vous ai dit…

– Oui, au fait, que nous avez-vous dit à ce sujet ?

– Vous n'avez qu'à vous repasser la bande, bon sang ! Vous savez parfaitement pourquoi je suis passé par là. Vous aviez collé quelqu'un de chez vous en planque devant la maison.

– L'agent détective Kellogg dont vous ne souhaitiez apparemment pas qu'elle vous voie quitter votre domicile.

– Exact.

– Pourquoi ?

– Comment ça, pourquoi ?

– Quelle importance, qu'elle vous voie ou non, si ce que vous aviez en tête était aussi innocent que vous le prétendez ? Pourquoi n'être pas sorti par la grande porte, comme tout le monde ?

– Parce que tout le monde n'a pas un flic en faction devant la grande porte !

– Cela vous posait un problème ?

– Je pense vous avoir répondu à ce sujet par l'intermédiaire de mon conseil ici présent.

– On peut même dire que ça vous a mis en colère ?

– Plutôt, oui.

– Et considérer que vous êtes sorti par-derrière en laissant croire à l'agent Kellogg que vous n'aviez pas bougé de chez vous simplement pour l'emmerder à votre tour ?

– Oui, si vous voulez.

– Lui donner une petite leçon.

– Oui.

– Ça commence à devenir une habitude.

– Quoi ?

– De donner des leçons aux filles.

– Inspecteur Resnick, intervint Suzanne Olds en se levant. Je désirerais m'entretenir avec mon client. En particulier.

*

* *

En face, sur Canning Circus, la fête battait son plein. Le chauffeur du poids lourd et celui du fourgon avaient eu des mots, et un élément féminin du personnel en tenue s'était fait mordre jusqu'au sang par le marmot dont elle avait offert de s'occuper tandis que la grand-mère faisait sa déclaration. En voyant le dépanneur tenter d'amarrer le câble de sa grue de levage à l'arrière du fourgon, le conducteur concerné avait brusquement interrompu sa prise de bec avec l'autre pour venir aux renseignements. Surpris de se voir demander ce qu'il était en train de faire au juste, le dépanneur avait répondu du tac au tac que ça se voyait, qu'il était en train d'arroser les crocus, que vraiment fallait en trimballer une copieuse pour poser des questions pareilles. Après quoi il avait reçu un pain. Paul Houghton était arrivé sur ces entrefaites et avait maîtrisé le conducteur du fourgon avant que celui-ci ne finisse le dépanneur à coups de pied.

Une fois le câble dûment mis en place, la grue avait été actionnée un peu brutalement et les portes arrière du fourgon s'étaient ouvertes. C'est alors que les cartons de cigarettes avaient commencé de dégringoler un par un.

– Tu sais où est passé le sergent Millington ? demanda Houghton en passant la tête par la porte du bureau des enquêteurs.

– Non, désolé, répondit Patel, levant les yeux de son imprimante.

– Quand tu le verras, dis-lui que je viens de tomber sur un chargement qui risque de l'intéresser, et que le convoyeur l'attend au frais.

*

* *

La disparition du soleil n'avait eu aucun effet sur la température. Il faisait lourd et Suzanne Olds avait ôté sa veste de tailleur. En d'autres circonstances, elle eût fait un détour par les toilettes des dames pour se débarrasser de son collant, mais là, elle s'était contentée de reprendre sa place et de ne pas trop penser à son chemisier de coton qui lui collait à la peau.

– Et vous êtes sûr qu'elle ne se prénommait pas Amanda ? demanda Resnick.

– Comment voulez-vous que j'en sois sûr ? Je vous ai dit que je ne connaissais pas son prénom.

– Donc, elle aurait pu s'appeler Amanda ?

– Oui, c'est possible.

– Amanda Hooson.

Carew racla le sol en reculant sa chaise et se tourna vers l'avocate.

– Je suis obligé de répondre à ça ?

– Vous venez de le faire.

– Dans ce cas, soupira-t-il en levant les yeux vers Resnick.

Ce dernier adressa un signe de tête à Divine, qui sortit une photo d'une enveloppe et la posa au centre de la table.

Carew l'examina quelques secondes et secoua la tête :

– Non, ce n'est pas elle, dit-il. Ce n'est pas la fille avec qui j'avais rendez-vous.

– Votre rendez-vous avait bien été convenu à 13 heures ?

– Et après ?

– Samedi, 13 heures au foyer ?

– Qu'est-ce que ça change ?

– Inspecteur, dit Suzanne Olds en fermant son bloc et recapuchonnant son stylo, mon client a subi un peu plus de deux heures d'interrogatoire. Il a droit à une pause.

La montre en or de l'avocate indiquait jusqu'aux phases de la Lune.

Divine glissa vers Resnick l'étui transparent qui contenait l'agenda. Calmement, l'inspecteur l'ouvrit à la page du samedi précédent :

– Vous aviez rendez-vous avec Amanda Hooson.

– Puisque je vous dis que ce n'est pas elle !

Resnick planta son regard dans celui de Ian Carew et fit lentement pivoter l'agenda ouvert dans sa direction.

– *Foyer. 13 h. Ian.*

– Je me vois obligée d'insister, dit Suzanne Olds, debout derrière son client.

– Vous savez combien vous pouvez ramasser de types portant le prénom de Ian sur ce campus ? protesta Carew. Vous en avez une idée ? !...

– Ce que je me demande, répondit tranquillement Resnick, c'est combien de types portant le prénom de

Ian se sont payé le luxe de tromper une surveillance policière juste histoire d'aller boire un verre…

– Inspecteur !

– Et aussi combien de types portant le prénom de Ian se sont fait agrafer pour un viol présumé dans les dix derniers jours.

39

À l'époque entre chien et loup d'avant la nouvelle législation, Carew aurait pu être interrogé la nuit durant, maintenu éveillé de force par des tandems de flics se passant le relais jusqu'à ce que le prévenu craque psychologiquement et soit prêt à dire n'importe quoi en échange d'une heure de sommeil. Resnick savait combien la nostalgie de ces temps-là était encore tenace dans la police et s'était même laissé dire qu'entre les quatre murs de certaines salles d'interrogatoire la tradition restait plus forte que les circulaires. Aucun risque n'était à craindre de ce côté-là sous le commandement de Jack Skelton et la surveillance d'une personne aussi pointilleuse que Suzanne Olds. Ian Carew disposerait de tout le sommeil nécessaire pour affronter les rounds suivants.

La résistance du client laissait Resnick perplexe. Il n'en était pas à son baptême du feu en la matière et avait déjà eu affaire à forte partie. Des adversaires retors, combatifs, voire de vrais fondus pour qui un interrogatoire était un match au finish qu'il fallait gagner à tout prix. Face à Carew, deux convictions distinctes se superposaient dans son esprit. Celle de sa culpabilité évidente, trop évidente même. Et celle que, malgré leurs efforts, ils ne parviendraient pas à assembler les pièces dans un ordre suffisamment convaincant pour lui faire endosser le meurtre d'Amanda Hooson. L'assurance tranquille du salopard semblait nourrie par la certitude que le fil rouge reliant Fletcher, Dougerty et la jeune femme resterait hors d'atteinte.

En traversant la rue, Resnick reconnut la silhouette de Jane Wesley qui, à l'entrée de l'Aloysius House, tenait tête à un jeune homme manifestement éméché.

– Je suis navrée, disait-elle, mais je vous ai déjà prévenu : vous ne pouvez pas entrer ici dans cet état.

– Quel état, bordel ! ?...

– Vous avez bu.

– Ben ouais, quoi, j'ai bu un verre ou deux. Qu'est-ce que vous voulez que je fasse d'autre ? !...

– Je ne peux pas vous accueillir en état d'ébriété, je suis désolée.

– Vous insinuez que j'suis bourré ? Faites gaffe, là, parce que...

Resnick lui tapa sur l'épaule et le type fit aussitôt volte-face, mésestimant son équilibre, amorçant un coup de tête maladroit que l'inspecteur esquiva sans difficulté. Il sentit l'arête du nez du pochard heurter le haut de son front. Sonné, le type partit en arrière, rebondissant bruyamment contre l'encadrement de la porte.

– Mon Dieu, ça y est !... soupira Jane Wesley en voyant le filet de sang qui commençait à dégouliner le long du nez de l'ivrogne.

– Putain, t'es qui, toi ? ! glapit-il en dévisageant Resnick.

Resnick se présenta. Une expression de mépris se dessina immédiatement sur le visage ensanglanté :

– Merde ! Et j'vais ramasser quoi, moi ?... C'est quoi, l'programme ?... Coup d'boule à un r'présentant de l'ordre ?... Résistance à arrestation ?

Resnick ne répondit rien et ne bougea pas.

– Résistance à arrestation, hein, c'est ça ? !

Il tourna la tête et la cogna violemment contre le chambranle. Jane Wesley se précipita en criant pour prévenir une seconde tentative et Resnick saisit l'homme par les épaules.

– Putain, me touche pas, sale flic ! Me touche pas ! gueula-t-il en tentant de se dégager, reculant vers le trottoir et prenant à témoin les badauds qui commençaient à s'agglutiner autour de l'Aloysius House. R'gardez dans quel état il m'a mis, ce fumier ! Tu vas pas l'emporter au paradis, salope !... J'te f'rai virer, moi. Enculé !...

– O.K., Charlie. Pourquoi tu rentres pas au chaud le temps que je règle ça ?

Resnick tourna la tête et découvrit Ed Silver à ses côtés, correctement rasé et apparemment à jeun. Il crut reconnaître la veste de tweed que portait le musicien.

Du groupe de curieux massés sur le trottoir montaient des rumeurs et des quolibets avinés.

– Vas-y, dit Ed Silver. Je m'occupe de lui.

Resnick acquiesça et suivit Jane Wesley à l'intérieur.

L'odeur qui régnait dans la pièce principale était toujours la même. Urine, humidité, tabac froid.

– Vous pensez que ça ira ? demanda-t-il en regardant dehors, légèrement inquiet.

– Avec Ed ? Oui, ne vous faites pas de souci, dit Jane.

– Comment va-t-il s'y prendre ?

– Je ne sais pas. Il va le sermonner ou bien lui donner un peu de monnaie pour qu'il aille s'offrir un dernier coup à boire. Je lui fais confiance, dit-elle avec un sourire rassurant. Vous veniez voir comment il allait ?

– À vous entendre, on dirait que je viens visiter un grand malade, dit Resnick. Non, disons seulement que...

– … que vous vous sentez un peu responsable de lui ?

– C'est peut-être idiot…

Elle secoua la tête, lui souriant du regard :

– Non, dit-elle, pas du tout. Si davantage de gens agissaient comme ça…

Elle laissa sa phrase inachevée. Le sourire disparut :

– Mais je suppose que ces choses-là n'ont plus cours dans le monde où nous vivons aujourd'hui.

– Non, acquiesça Resnick. Mais je ne suis pas tellement sûr qu'un autre monde ait jamais existé.

Un silence s'installa entre eux pendant quelques instants, puis Resnick regarda de nouveau vers la porte d'entrée.

– Il a vraiment cessé de boire ?

– Non, dit Jane, pas complètement, mais il a sérieusement ralenti la cadence.

– Et, comment dire, vous… vous comptez l'embaucher ici, ou… ?

Jane éclata de rire :

– Quelquefois, j'ai plutôt l'impression que c'est lui qui tient les commandes du navire. Je crois qu'il a décidé une fois pour toutes que nous étions la thérapie dont il avait besoin. Les situations comme celle où vous venez d'intervenir sont monnaie courante, ici. J'ai pris l'habitude d'y faire face, de parler avec ce genre d'homme. Mais Ed… disons que Ed arrive à se faire écouter de ceux qui ne m'écoutent pas.

– J'en suis heureux. J'espère seulement que tout cela marchera.

– Oh, vous savez, dans des endroits comme celui-ci, on apprend à être d'un optimisme mesuré, mais je crois vraiment qu'il y a une chance. S'il perd l'habitude d'essayer de glisser sa main sous ma jupe quand je monte l'escalier.

– Faites-le passer devant.

– Je ne crois pas que ce soit le conseil logistique le plus adapté, dit Jane. Non, je crois simplement que je vais me remettre aux jeans…

*

* *

La petite s'était remise à pleurer. Jim Davison racontait des blagues sur Arthur Scargill, le sida et les Asiatiques, mais la petite pleurait à nouveau. Kevin était monté une première fois, l'avait prise dans ses bras, bercée, tranquillisée, changée, avant de la recoucher. Au four, des lasagnes étaient en train de dessécher dans leur barquette en alu. Debbie n'avait pas quitté la robe de chambre qu'elle portait déjà ce matin, quand il avait pris son service. Et la petite pleurait.

Kevin Naylor rabattit brutalement la porte du four et prit son manteau.

– Tu ne vas pas ressortir ?

– Je vais me gêner.

Le bruit qu'avait fait la porte d'entrée en claquant derrière lui résonnait encore dans sa tête quand il monta en voiture.

*

* *

Resnick avait encore une bonne moitié de la soirée devant lui et des projets : se préparer quelque chose à manger, un bon café et écouter Lester Young. Lester et Basie, Lester en duo avec Billie Holiday. Lester et les Kansas City Seven et les Kansas City Six. Peut-être les Aladdin Sessions, l'album *Jazz at the Philharmonic* et *This Year's Kisses*, en 56 avec Teddy Wilson, qui traînait derrière sa lenteur calculée cette douleur profonde, ce sentiment d'irréparable.

– Charlie.

Il sursauta et tourna la tête. Une voix lointaine et familière, surgie de vingt ans en arrière. Une silhouette qui émergeait de l'ombre portée de la maison où ils avaient vécu ensemble, autrefois.

Elaine.

*

* *

– L'autre soir, quand je suis venue, c'était vraiment très étrange. Il y avait cet ami à toi…

– Ed Silver.

– Oui.

Ils étaient debout, immobiles dans la pénombre du vestibule, sans savoir où aller ni quoi faire. La lumière de l'étage accentuait les traits marqués d'Elaine et donnait à son visage un aspect lugubre, presque fantomatique.

– C'est curieux, dit-elle, je croyais que jamais je ne remettrais les pieds dans cette maison.

– Je croyais aussi.

– Tu m'as jetée, Charlie. Souviens-toi.

– Tu es partie. Sa putain de Volvo t'attendait devant le portail, avec le moteur en marche. Souviens-toi.

– Et si j'avais renoncé, au dernier moment ? Si je t'avais dit : Charlie, je regrette, je t'en prie, pardonne-moi, recommençons tout. Quelle différence cela aurait fait ?

– Probablement aucune.

– Tu ne pardonnes pas facilement, hein Charlie ?

– Je suppose que non.

Il avait du mal à respirer normalement. Il lui semblait voir Elaine en face de lui à travers un voile brumeux.

– Toutes ces lettres que je t'ai écrites…

– Je ne les ai pas lues.

Elle resta sans voix, les yeux écarquillés.

– Je les déchirais ou je les brûlais sans les ouvrir, dit-il en baissant les yeux vers le tapis élimé.

Il se remémora le jour où elle était venue le prendre après son service pour aller chez Hopewells le choisir, payer les arrhes et décider d'une date de livraison.

– Tu ne sauras jamais le mal que j'ai eu à coucher tout cela sur le papier, dit Elaine.

– Je suis désolé.

– C'était pendant que j'étais à l'hôpital.

Il détourna les yeux.

– Le valium ne me faisait plus aucun effet – il ne m'avait d'ailleurs jamais vraiment soulagée –, je suis retournée voir le médecin qui a pris rendez-vous à l'hôpital. J'ai été admise le lendemain. Une fois par semaine, on s'asseyait tous ensemble dans la même salle. Nous étions censés parler, mais il n'y avait personne à qui parler, tout au moins personne de suffisamment sain d'esprit pour écouter les autres. Et à côté, il y avait les drogues, les médicaments et les différentes phases du traitement. Et, comme il fallait que je parle à quelqu'un, je me suis mis en tête de t'écrire.

La respiration lui devenait de plus en plus difficile. Il retenait une envie de pleurer dont il savait qu'elle n'amènerait rien de bon, pour l'un comme pour l'autre.

– Bon sang, Charlie, dit-elle après un temps de silence. Mets de l'eau à chauffer. Prépare-nous quelque chose à boire. Ne reste pas comme ça, pour l'amour du Ciel…

*

* *

Resnick trouva une petite boîte contenant des sachets de thé, qu'il supposait avoir été apportée par Ed Silver, en mit trois dans la théière et versa l'eau bouillante par-dessus. Ils attendirent un moment en silence, puis Elaine finit par quitter la pièce. Quand Resnick apporta le plateau au salon, il la trouva assise sur le canapé à feuilleter le journal de la veille.

– Cette fille qui a été tuée à coups de couteau, c'est toi qui t'occupes de l'affaire ?

Il fit un peu de place sur la table basse et posa le plateau :

– Oui, entre autres choses.

Elle referma le journal et prit une profonde inspiration.

– Au début de notre mariage, je restais assise là des heures, morte d'inquiétude en pensant à ce qui pouvait t'arriver dehors, dit-elle en le regardant verser le thé. Et puis, plus tard, quand les choses se sont dégradées, assise au même endroit, j'ai espéré de toutes mes forces qu'il t'arrive quelque chose. Que tu ne reviennes pas. Ça te choque ?

– Non, dit-il en s'asseyant.

– J'ai souhaité ta mort, Charlie.

– Oui, j'ai compris.

– Pour pouvoir m'échapper d'ici et avoir une chance de vivre heureuse, ailleurs.

– Oui.

– Tu sais, il avait des bureaux aux quatre coins des Midlands, une maison à Sutton Coldfield, un cottage au Pays de Galles avec courts de tennis et piscine, mais je crois qu'après que nous avons emménagé ensemble, ça n'a pas pris deux mois avant qu'il ne s'envoie une de ses secrétaires. À la réception de mariage, je l'avais même surpris dans la salle de bains, avec une des demoiselles d'honneur. Il m'a fait un clin d'œil en disant qu'il prenait le dernier pour la route.

– Tu aurais dû le quitter à ce moment-là. Pourquoi n'as-tu rien fait ?

– Je venais déjà de te quitter, toi. Et puis j'ai dû me dire qu'après tout, on pouvait être deux à s'amuser à ce jeu-là.

Elle s'interrompit un instant et regarda autour d'elle.

– Je manquais d'air ici, Charlie. Je m'étiolais. Je voulais autre chose, tu comprends ?

Elle prit une gorgée de thé.

– Pendant des années, il allait baiser de son côté et moi du mien. De temps en temps, on faisait une partie à quatre. Ça doit te sembler difficile à croire, après toutes ces années passées avec toi, où je te demandais d'éteindre la lumière ?

Resnick ne répondit pas. Il ne pouvait détacher ses yeux de ce visage qu'il reconnaissait à peine. Le récit d'Elaine lui parvenait avec l'étrangeté d'un écho lointain.

– Et puis je n'ai pas fait assez attention et je me suis retrouvée enceinte. Lui ne voulait pas en entendre parler. Il m'a traitée de tous les noms, il était furieux. Il a eu tort de s'en faire. J'avais des problèmes de tension qui se sont aggravés. Finalement, on m'a transportée d'urgence à l'hôpital. J'ai perdu le bébé et ils m'ont dit que j'avais de la chance d'être encore en vie.

« Ils m'ont dit également que c'était terminé, que je ne pourrais pas en avoir d'autres. C'est à partir de là que les choses ont vraiment dégénéré.

« Quand il a su ça, il s'est mis tout à coup à avoir envie d'un enfant. Un fils, un héritier, comme il disait. Ça a commencé à l'obséder. Il devenait comme toi, Charlie, en pire. En bien pire. Il s'est mis à boire plus qu'avant, et aussi à me frapper. Là où ça ne laisse pas de traces. Dans le bas du dos, dans les reins, dans la poitrine. Un jour, j'ai envoyé la Volvo dans la piscine, je l'ai quitté et j'ai demandé le divorce. Tous ses amis et les miens, enfin les nôtres – dans tous les sens du terme, pour certains – se sont succédé à la barre pour venir mentir. Son avocat m'a mise en pièces et j'ai encore eu de la chance de pouvoir quitter le tribunal avec les vêtements que j'avais sur le dos. »

Elle se tourna vers lui et sourit tristement :

– C'est à cette époque-là que j'aurais dû revenir vers toi, Charlie. Plutôt que de me laisser glisser.

– Elaine…

– Non.

– Elaine…

Elle posa un doigt sur ses lèvres.

– Ne dis rien, Charlie. Tu le regretterais demain matin.

À cet instant, il aurait voulu être capable de la prendre dans ses bras, de lui pardonner le peu qu'il y avait à pardonner, et peut-être aussi de se pardonner à lui-même. Chercher *Otis Blue* parmi les disques rangés sur l'étagère, le mettre sur la platine et l'inviter à danser. Elaine se leva :

– Si le téléphone est toujours à la même place, je vais m'appeler un taxi.

– Non, je te raccompagne, dit Resnick.

– Non, Charlie. Tu n'as pas à savoir où je vais.

Quelques minutes plus tard, il la reconduisit au portail.

– Fais attention à toi, dit-il.

– J'essaierai. Je t'écrirai un mot de temps en temps.

– Oui, fais-le.

Elaine sourit :

– Tu pourras toujours le déchirer.

40

– Helen !

Bernard Salt avait retroussé les manches de sa blouse blanche. Il portait un pantalon de cavalerie en serge beige, acheté près de dix ans plus tôt chez Dunn et toujours impeccable. La cravate, prise le matin au hasard dans le râtelier et nouée prestement en descendant l'escalier, était celle avec les petits cochons que sa fille aînée lui avait offerte pour la fête des Pères. Il s'en était aperçu trop tard et était quitte pour l'assumer jusqu'au soir, à moins de travailler pour la première fois de sa carrière le col ouvert, ce qui était parfaitement impensable. En outre, avec tout l'hôpital murmurant dans son dos, suite au déballage d'Helen Minton, les pour, les contre, les suivistes, les motifs de sa cravate pouvaient être interprétés comme un signe, une bravade et, tout compte fait, cela ne lui déplaisait pas. Après tout, libre à eux de sauter à pieds joints dans les cafardages venimeux d'une femme aigrie et névrosée s'ils n'avaient que ça pour occuper leur temps.

Il y avait pourtant de quoi se distraire avec, en plus du travail quotidien, tout le branle-bas de combat relatif à la sécurité du personnel : vérifications d'identité à l'entrée et à la sortie, caméras vidéo supplémentaires mobilisant un effectif important devant les écrans de contrôle, escortes et défilé de taxis pour reconduire les employés à domicile. Si malgré cela l'hôpital avait encore la tête aux médisances, c'était à désespérer.

– Helen !

Cette fois, elle consentit à tourner légèrement la tête dans sa direction avant de disparaître dans son bureau et de tirer la porte derrière elle.

Salt la rouvrit en grand et se tint dans l'encadrement.

– Qu'est-ce que tu veux, Bernard ?

Il remarqua tout de suite ses cheveux ; elle avait pris le temps de refaire une permanente pour un résultat encore plus proche de la paille de fer que d'habitude. Elle le toisa, raide comme la justice. L'époque où elle avait éveillé en lui une tendresse qu'il ne soupçonnait pas semblait n'avoir jamais existé.

– Seulement te dire combien j'apprécie ce que tu as fait. Tu avais absolument raison : Je suis aujourd'hui affranchi de toute responsabilité personnelle, et libre comme je ne l'ai jamais été pendant trente ans. Et après avoir agi ainsi, tu n'as plus aucun moyen de menacer cette liberté. Voilà longtemps que j'avais renoncé à refaire ma vie avec toi. Je ne t'aime plus et si jamais je t'ai aimée un jour, je te garantis que ton comportement récent m'en a ôté jusqu'au moindre souvenir.

Il n'y eut qu'un frémissement à peine perceptible dans les traits du visage d'Helen.

– J'ai pris le café avec l'autorité de tutelle du personnel soignant, poursuivit Salt. Je ne serais pas étonné que l'hôpital te propose la retraite anticipée, ou bien un travail moins astreignant. Celui-là est devenu beaucoup trop stressant pour une femme aux nerfs fragiles et usés comme les tiens. Ils trouveront bien un poste à mi-temps où te reclasser, mais il ne faudra pas te montrer trop difficile…

– En tout cas, merci. Du fond du cœur.

Helen se serait laissé tuer sur place plutôt que de faire le moindre mouvement tant qu'il se trouvait dans la pièce. Elle fit un effort sur elle-même pour ne pas pleurer. Elle avait versé assez de larmes comme ça, sans que cela lui apporte quoi que ce soit. Elle ouvrit seulement le tiroir de son bureau, sortit la photocopie du rapport postopératoire et la plia en deux, puis en quatre avant de la glisser dans une enveloppe. Il y avait mieux à faire que pleurer.

*

*   *

– Vous comptez garder mon client encore combien de temps, inspecteur ?

– Le temps nécessaire, ça vous va comme réponse ?

Suzanne Olds secoua brièvement la tête :

– Vous n'avez pas autant de temps devant vous.

– Au vu des circonstances, je suis sûr que le superintendant autorisera une prolongation du délai de garde à vue.

– Les circonstances se bornent à un prénom inscrit sur une feuille d'agenda. En dehors de cela, vous avez été dans l'impossibilité d'établir un lien quelconque entre mon client et la victime. Voilà plus de dix-huit heures que vous cherchez dans tous les sens et vous n'avez trouvé aucun témoin, ni la plus petite empreinte digitale. Pas le moindre début de preuve.

– S'il faut monter plus haut, on montera plus haut.

– Je monterai avec vous, dans ce cas. Avec toute chance d'obtenir gain de cause.

Resnick haussa les épaules et la gratifia d'un sourire désabusé :

– Vous ferez ce que vous avez à faire.

– Oui, dit-elle en allumant une cigarette avec son éternel briquet en or. Et vous aussi, j'en ai peur. L'ennui, c'est que vous tenez absolument à ce qu'il soit coupable simplement parce que vous ne l'aimez pas.

– Et vous, il vous plaît ?

*

*   *

Calvin ignorait quelle mouche avait piqué son père, ces derniers jours. Bien que s'étant juré de ne jamais plus remettre les pieds chez le boucher de High Street, à cause d'une sombre histoire d'insulte raciste marmonnée dans son dos, il y avait néanmoins acheté les boulettes de viande du dîner de la veille. Calvin les revoyait encore, flottant dans le jus transparent des tomates en boîte. Immonde.

Quant au petit déjeuner de ce matin, il s'était réduit à des toasts et rien d'autre.

Le contenu du pot de miel périmé acheté au rabais s'ornait d'une énorme couche de pénicilline et, en sortant le paquet d'ersatz de sucre, Calvin découvrit que la marque, NutraSweet, était celle qui avait eu récemment les honneurs du journal à la suite d'un grave problème d'intoxication alimentaire causée par un produit que fabriquaient ses laboratoires. Celui-ci provoquait migraines, nausées, troubles visuels, pertes de mémoire et dépression chronique, entre autres joyeusetés. La totale. Sachant qu'il ne trouverait pas un milligramme de sucre dans la maison, il se risqua à une gorgée de thé nature.

Impossible. C'était vraiment trop dégueulasse.

Calvin trancha le nœud gordien en s'autorisant finalement deux cuillerées de NutraSweet. Après tout, il fallait en prendre et en laisser dans ce que racontait la presse.

En feuilletant le journal pour voir où et quand était annoncé le prochain concert de Guns and Roses, il remarqua que la première page avait été déchirée. Il finit par trouver l'annonce qu'il cherchait. Le concert était complet. Quand par hasard les journaux disaient la vérité, il fallait toujours que la nouvelle soit mauvaise.

Son père rentra du jardin où il bricolait son vélo – la chaîne avait dû sauter encore une fois – et Calvin en profita pour lui toucher deux mots sur les dangers des produits NutraSweet et lui suggérer une nouvelle fois de penser à racheter quelque chose qui ressemble à de la confiture ou bien de la marmelade.

Le père maugréa quelque chose en se passant les mains sous le robinet, puis retourna dehors les plonger dans le cambouis.

Ce fut dans la poubelle, sous l'évier, que Calvin retrouva la première page du journal, tachée d'éclaboussures de tomates en conserve et de feuilles de thé. La manchette titrait sur L'HÔPITAL EN ALERTE et quelques lignes juste au-dessous mentionnaient qu'une interpellation avait eu lieu sur place et que le témoin était actuellement entendu dans le cadre de l'enquête.

Un ami de Calvin avait lui aussi été entendu comme témoin par les policiers dans le cadre d'une autre enquête. Contraint à une absence de six semaines, il avait perdu son job. On avait dit à ses parents que ses contusions multiples étaient dues à une chute dans l'escalier. C'était également l'escalier qui, sans doute, l'avait plusieurs fois traité d'enfoiré de Nègre.

Calvin remit la feuille de journal dans la poubelle et descendit dans sa chambre. Il ne lui restait plus grand-chose à fumer et il allait devoir sortir pour aller au ravitaillement. Un petit pétard et un peu de musique le mettraient en condition pour une journée fructueuse.

*

* *

– Excusez-moi, fit discrètement Millington en passant entre Skelton et Resnick.

Le sergent avait du mal à cacher sa joie et son excitation sous sa mine de conspirateur. Le chargement de cigarettes retrouvé dans le fourgon de Canning Circus provenait de deux vols différents. La Cour venait de délivrer un mandat de perquisition pour visiter un entrepôt du côté de Bulwell.

Les deux hommes regardèrent Millington s'engouffrer dans l'escalier tout en continuant d'arpenter le couloir, indifférents aux sonneries de téléphone et à l'agitation qui régnait à l'étage.

– L'identité a vérifié toutes les empreintes relevées dans la chambre, dit Skelton. Il n'y avait que celles de la fille.

– J'espère que nous obtiendrons davantage de résultats à la cafétéria et au foyer. Quelqu'un a forcément dû les voir ensemble.

– S'ils étaient ensemble.

– Ensemble ou séparément, ce sera déjà quelque chose. Carew admet qu'il s'y trouvait. L'agenda de la petite Hooson indique qu'elle devait y être à la même heure. Pour le moment, les deux officiers que j'ai envoyés sur place n'ont recueilli que des témoignages vagues. C'était peut-être bien lui, ç'aurait pu être elle...

– Mlle Olds assiège littéralement mon bureau, Charlie.

– Elle ne me lâche pas non plus, rassurez-vous, monsieur.

– Il nous reste peu de temps pour trouver quelque chose.

– Je sais, monsieur.

*

* *

Ce fut Lynn Kellogg qui trouva. Un détail lui était revenu à l'esprit dans ce qu'avait dit Sarah Leonard lorsqu'elle l'avait interrogée. « La première fois qu'il m'a parlé, avait-elle dit à propos de Carew, je rentrais chez moi et il s'est arrêté au volant de sa voiture pour me demander si je voulais qu'il me dépose. Une voiture de sport, mais je ne saurais pas vous dire le modèle ni même la marque. » Lynn, elle, revoyait très bien la voitures garée un peu plus haut dans la rue, sur le trottoir en face de la maison. Elle l'avait eu sous les yeux pendant des heures sans y prêter réellement attention.

Resnick étant retourné en salle d'interrogatoire, elle monta demander une autorisation écrite à Skelton, qu'elle obtint sans difficulté, assortie de la bénédiction du grand chef. Elle sentit son cœur tambouriner dans sa poitrine tandis qu'elle descendait de voiture et s'approchait de celle de Carew. Il n'y avait que deux cahiers de travaux dirigés et une serviette-éponge sur la banquette arrière, plus une vieille canette de Diet Lilt traînant sur le plancher. À l'avant, elle ne trouva que des cartes routières et quelques emballages vides de barres Mars. Le coffre était verrouillé et elle mit un moment à trouver la bonne clé. Son contenu se résumait à une raquette de squash et une raquette de tennis, une boîte de Duckhams Multigrade, un bandeau en éponge et un polo de coton blanc posé sur un sac de sport Ruccanor. Lynn dégagea la fermeture à glissière du sac et l'ouvrit d'une main légèrement tremblante.

Entre un slip de maintien et une chaussette blanche orpheline à bandes rouge et bleue, elle vit briller l'objet métallique. Il mesurait une douzaine de centimètres.

*

* *

– Thé ?

Carew tendit la main vers la tasse que lui offrait Divine. Ce dernier ne la lui laissa pas immédiatement. Le temps d'une légère pression autour de ses doigts, d'un regard appuyé.

Sans attendre que Divine regagne son siège, Resnick jeta l'objet sur la table :

– C'est quoi, ça ?

Malgré elle, Suzanne Olds sursauta sur sa chaise.

Carew s'éclaboussa les mains de thé brûlant.

– Oh, nom de Dieu !

– Mais encore ?

– Où est-ce que vous avez trouvé ça ?

– Vous n'avez pas une petite idée ?

Carew secoua la tête et fut repris par son tic de faire mine de se lever pour se rasseoir aussitôt. Il se tourna vers son avocate.

– J'arrive pas à le croire ! dit-il.

Suzanne Olds semblait être la seule à ne pas savoir exactement ce que Resnick venait de poser sur la table.

– C'est un scalpel porte-lames, sauf erreur ? fit Resnick.

Carew baissa la tête et croisa les bras. On lui avait permis de se raser après quelques heures de sommeil agité, perturbé principalement par la litanie de jurons entrecoupée de vomissements du détenu de la cellule voisine. Il se frotta les yeux pour donner le change, tout en se concentrant pour faire face à la nouvelle offensive. Il ne leur dirait rien de ce qu'ils voulaient entendre.

– Carew ?

– Bon, d'accord, c'est un scalpel, et après ?

– Est-ce que vous le reconnaissez ?

– Non, inspecteur, je ne le reconnais pas. C'est un peu comme les flics. Quand on en a vu un…

– Ian, intervint Suzanne Olds, d'un ton désapprobateur.

Juste cinq minutes en tête à tête, rêvait Divine.

– Et vous n'avez vraiment pas la moindre idée de l'endroit où nous l'avons trouvé ? persista Resnick.

Carew se pencha légèrement en avant :

– La seule raison de me demander, ça serait qu'un de vos mignons l'ait déniché dans ma chambre, ou bien dans une de mes poches. Alors, admettons que vous l'avez trouvé chez moi.

Resnick secoua la tête :

– Dans le coffre de votre voiture.

Une lueur de stupéfaction, apparemment sincère, traversa le regard de Carew.

– Le coffre de ma… mais qu'est-ce que ce machin faisait dans ma voiture ?

– Ça, c'est plutôt à vous de nous répondre là-dessus.

– Bon, soupira Carew. D'accord, il était dans ma voiture.

Resnick et Divine échangèrent un regard. Suzanne Olds décroisa les jambes et tourna une page de son bloc. Tous tendaient l'oreille.

– Je l'ai fauché.

– Redites-nous ça.

– Le scalpel. Je l'ai vu traîner à l'hôpital. Il suffisait de tendre la main et de le glisser dans la poche. C'était tentant, je n'ai pas résisté. Comme je montais à Cripps pour une partie de squash, je l'ai glissé au fond de mon sac de sport.

– Et cela remonte à quand ?

– Quand nous sommes allés en salle d'Op. Disons une quinzaine de jours, à peu près.

– Et vous l'avez gardé là tout ce temps ?

Il haussa les épaules.

– Oui.

– Vous tirez souvent du matos, à l'hôpital ? demanda Divine.

– Non.

– Seulement des scalpels ?

– Pas des scalpels. Un scalpel. Porte-lames.

– Et les lames, c'est facile aussi de se les procurer ?

Carew sourit :

– Assez, oui.

– Et pour quelle raison avez-vous volé cet instrument ? Sans doute pas pour lui offrir quinze jours de vacances au fond de votre sac de sport ?

– Je vous l'ai dit. Je l'ai vu traîner, je ne l'ai pas pris à quelqu'un. Je me suis juste dit que ça pouvait être utile. Je l'ai mis dans le sac et je n'y ai plus repensé.

– Utile. Utile à quoi ?

Carew secoua la tête et poussa un long soupir exaspéré.

– Allons, faites un effort. Qu'est-ce que je suis ?

Un taré qui vole vers une armoire à pharmacie à la vitesse du son, songea Divine.

– Je suis étudiant en médecine, reprit Carew. Un jour ou l'autre, je peux décider de me spécialiser en chirurgie. Je pense d'ailleurs que c'est ce que je ferai. Un scalpel est un instrument plutôt utile pour s'exercer.

– Sur quoi ?

Carew éclata de rire :

– Pourquoi ne dites-vous pas carrément *sur qui*, puisque c'est ce que vous pensez ? En ce qui me concerne, je sous-entends éventuellement un lapin de laboratoire, une grenouille. Ou la dinde de Noël, ce genre de choses.

– Ou un corps humain, ajouta Resnick.

– Tant que nous y sommes ! explosa Carew. Vous avez fait analyser le squelette anatomique qui se trouve dans ma chambre. Des fois que j'aie passé mes nuits à le fabriquer à partir de morceaux de chair humaine découpés avec mon scalpel, embaumés au natron et à l'étuve et colorié à la peinture à maquettes !

– Ian ! intima Suzanne Olds, la main sur la poignée de la porte. Inspecteur, nous demandons une pause !

– Pause, mon cul ! Ça ira comme ça, les phantasmes

sur les instruments chirurgicaux. Si tout ce que vous avez pour m'inculper, c'est un prénom sur un agenda et un malheureux scalpel, je passe cette porte et je rentre chez moi !

– Vous ne pouvez pas faire ça, dit l'avocate. Vous êtes toujours en garde à vue.

– Plus pour longtemps. Combien reste-t-il avant l'expiration du délai légal ?

Suzanne Olds regarda sa montre :

– Un peu moins de cinq heures, à moins que l'inspecteur ne demande une prolongation auprès de l'autorité judiciaire.

– Il lui faut des preuves pour cela.

– Oui.

– Dans ce cas, fit Carew, on n'a pas fini de rire !

41

La page photocopiée provenait d'un rapport postopératoire vieux de trois ans, daté du 17 avril. Une cholécystectomie, qui s'était déroulée très précisément entre 11 h 42 et 13 h 17. Le rapport mentionnait tous les noms, celui du chirurgien, de son assistant, ceux de l'anesthésiste et des infirmières. D'autres interventions figuraient sur la même page, mais Patel avait la certitude que c'était sur celle-ci que l'on avait souhaité attirer son attention, bien que la surveillante lui eût remis l'enveloppe sans explication.

Cholécystectomie. Il allait devoir chercher dans le dictionnaire.

La signature de Bernard Salt, griffonnée à la hâte, figurait au bas de la page.

– Qui s'occupe de remplir ce genre de rapport, après une intervention ? avait poliment demandé le jeune officier.

On lui avait donné le nom de l'une des infirmières qui, justement, était de service aujourd'hui, en réanimation. Une femme robuste, pleine de taches de rousseur.

– Oui, effectivement, c'est bien mon écriture, dit-elle après avoir consulté le document. De vraies pattes de mouche.

– Je sais que cette opération remonte à quelques années, dit Patel. Mais est-ce qu'elle vous évoque un souvenir particulier ?

Instantanément, il lut dans ses yeux que oui.

– Je ne sais pas, dit-elle plutôt embarrassée, regardant autour d'elle comme si elle craignait que quelqu'un les entende. Nous sommes tenus au secret médical, vous comprenez bien...

– Je sais, répondit Patel avec son sourire le plus rassurant, je comprends, mais il s'agit d'une enquête criminelle.

– Au sujet de ce dossier ?

– Non, bien sûr que non, mais nous pensons qu'il pourrait y avoir un lien.

L'infirmière blêmit.

– Un lien avec ce qui s'est passé récemment, insista patiemment Patel. Tout renseignement susceptible de faire avancer l'enquête participe de notre intérêt à tous, ici.

– Mais ça remonte à plus de trois ans. Je ne vois pas comment...

– Faites-moi confiance, dit-il. Si ça n'est pas important, personne ne saura que nous avons eu cette conversation. Je vous le promets.

Elle réfléchit un instant, puis soupira. Patel comprit qu'elle venait de se décider.

– Il s'est en effet passé quelque chose, ce jour-là. Pendant qu'on ramenait le patient au bloc. On le conduisait en réanimation et j'ai remarqué qu'il pleurait. J'ai arrêté le chariot. Il pleurait vraiment, vous savez. J'ai voulu poser une main sur son épaule et alors, il s'est mis à hurler. Des cris horribles, à vous déchirer l'âme. Nous avons mis longtemps avant de parvenir à le calmer. C'est seulement après qu'il nous a dit…

Elle marqua un temps de silence, son regard dans celui de Patel.

« Il nous a dit qu'il avait été conscient pendant toute la durée de l'opération. Qu'il avait entendu et senti tout ce qui se passait, tout ce qu'on lui faisait. »

*

* *

Il y avait quelques année de cela, le grand-père paternel de Patel était tombé subitement malade et on l'avait transporté d'urgence à l'hôpital. Si mal en point qu'ait pu être le vieil homme, visiblement mourant au milieu de la salle d'hôpital, il avait été impossible d'obtenir la moindre information de la part des médecins. « Ne soyez pas inquiets. La meilleure chose à faire est de prendre patience. Nous allons lui faire subir des examens de routine. Pas de quoi vous affoler. » Le grand-père était mort avant les résultats d'analyses.

Dans le cas présent, obtenir des informations ne fut pas simple non plus, mais Patel était préparé à affronter cette propension proche de la seconde nature à obscurcir la vérité au sein du milieu médical. On lui objecta une nouvelle fois le secret, puis l'impraticabilité de tels dossiers pour des néophytes, fussent-ils policiers. La recherche se poursuivit néanmoins.

Intrigué et aiguillonné par le geste étrange d'Helen Minton, Patel ne traîna pas en route et se précipita sur l'ordinateur. Moins d'une demi-heure plus tard, il frappait à la porte du bureau de Jack Skelton.

*

* *

Carew avait changé de tactique et jouait maintenant la pendule plutôt que le choc frontal. Aux mêmes questions il donnait les mêmes réponses, en plus bref.

En voyant Resnick réapparaître, Lynn Kellogg se précipita aux nouvelles. Celui-ci anticipa sa question d'un regard sombre et secoua la tête.

– Mais, le scalpel, monsieur ?

– Pas moyen de le faire tenir dans le scénario. Et rien qui nous prouve que Carew ait vu la fille à l'heure du déjeuner.

– Pourtant, il y a son nom sur l'agenda, l'heure du rendez-vous et…

– Il n'y a pas son nom sur l'agenda, rectifia Resnick. Il y a seulement un prénom qui arrive en huitième position parmi les plus répandus si l'on en croit les statistiques. Entre la fac de médecine et l'université, je vous laisse imaginer le nombre de types qui se retournent si on appelle Ian avec un porte-voix.

– Et au foyer, personne n'a rien vu ?

– Si. Naylor a recueilli le témoignage d'un étudiant qui affirme avoir vu Carew observer les parties de billard. Seul.

Lynn Kellogg ferma les yeux.

– Son avocate dit que j'ai ce type dans le nez. C'est notre cas à tous les deux. Peut-être que cela brouille notre jugement.

– Et Karen Archer ? Je suppose que vous l'avez interrogé là-dessus aussi, monsieur ?

– Il n'a pas varié. Il jure ne pas l'avoir revue, ne pas avoir eu de ses nouvelles ni savoir où elle se trouve.

– Je ne le crois pas.

– Moi non plus. Mais peut-être seulement parce que nous ne voulons pas le croire.

– Ce que je crois moi, c'est que ce n'est pas le genre de type à renoncer, en ce qui concerne les femmes. Jamais. Pas comme ça.

– J'espère que vous avez tort, soupira Resnick. Que nous avons tort. Mais pour le moment…

– Vous pensez que nous allons devoir le relâcher ?

– Sans doute. Mais il nous reste encore un peu de temps.

*

* *

Salt avait injurié son assistante en pleine salle d'opération pour un clamp qu'elle lui avait maladroitement tendu plutôt que de le poser à plat dans la paume de sa main, pendant que le pauvre type sur le billard s'offrait une hémorragie. Le chirurgien s'était ensuite excusé, l'infirmière répondant aussitôt que c'était entièrement sa faute à elle tandis que ses yeux disaient exactement le contraire.

Bernard Salt avait eu tout loisir d'observer les différentes attitudes à son endroit dans l'enceinte de l'hôpital. Secrétaires et aides-soignantes avaient d'entrée pris le parti d'Helen, l'« autre femme » ; humiliée et offensée. Les hommes se divisaient pour leur part en deux catégories : les moqueurs sournois et les amateurs de croustillant qui se disaient qu'il en avait pris pour son grade, et puis ceux qui connaissaient Helen Minton, et l'enviaient d'être débarrassé d'elle.

Il trouva un message sur son bureau – il aurait juré que l'écriture de sa secrétaire était plus tremblée qu'avant, depuis le petit numéro d'Helen – lui demandant de prendre contact avec le superintendant Skelton aussi vite que possible.

Salt décida qu'aussi vite que possible serait remis à plus tard. Pour le moment, il avait besoin d'air frais et d'une petite promenade. Il connaissait quelques chirurgiens pour qui le remède miracle se mesurait en centilitres de spiritueux contenus dans une flasque de poche. Une petite lampée entre deux opérations, pour que les mains ne tremblent pas. Enfin, c'est ce qu'ils prétendaient. Un de ses anciens collègues, parti depuis longtemps recoudre les anges, n'hésitait pas, en son temps, à soulever son masque pour se voter une gorgée quand personne ne regardait. Neuf interventions par jour avaient été le lot quotidien de cet homme, jusqu'à ce que son penchant lui coûte la vie. Le cœur. Sa veuve s'était remariée six mois plus tard avec un chirurgien plus jeune. On avait même dit à l'époque qu'elle l'avait sous le coude depuis un moment. Son ami était mort avant d'atteindre la cinquantaine. Ainsi allait le monde.

En gagnant le parking, il repensa à l'étrange impression qu'il avait eue seul dans la nuit, ce fameux soir, après avoir parlé avec Helen. Un bruit de pas, un mouvement furtif, invisible, tout proche. Avant le soupir de soulagement à l'apparition d'un collègue qui venait récupérer lui aussi sa voiture.

Il était presque sûr d'avoir rêvé.

Presque sûr…

Tout d'abord, il ne s'était senti concerné que de très loin par ce qui était arrivé à Fletcher, puis à Dougherty. Et même quand l'ex-assistante anesthésiste avait été retrouvée morte, il n'avait fait aucun rapprochement.

Peut-être simplement parce qu'il n'avait pas voulu s'en donner la peine.

Tournant la tête vers l'entrée de l'hôpital, il aperçut les deux types, un vieux et un jeune, qui attendaient. Sans les avoir jamais vus auparavant, n'importe qui pouvait deviner ce qu'ils étaient.

*

* *

– Superintendant Skelton, dit le plus âgé des deux hommes en présentant sa carte. Et voici l'agent détective Patel. Nous savons que votre temps est précieux et que vous êtes très occupé, mais nous souhaiterions nous entretenir avec vous. Il n'y en aura pas pour très longtemps.

Salt acquiesça d'un timide signe de tête.

– J'ai une cholécystectomie au programme, dit-il. Sauf complications, je devrais en avoir pour une heure, une heure et demie. Mais après...

– C'est parfait, répondit Skelton. Nous avons de quoi nous occuper ici en vous attendant.

Salt ne demanda pas de précisions. Peut-être parce qu'il avait une vague idée.

– Une cholécystectomie, demanda Patel, c'est bien une opération d'ablation de la vésicule ?

– Exact, dit Salt. C'est bien cela.

Tandis qu'ils remontaient le couloir, de nouveau seuls, Skelton se tourna vers Patel :

– Quelles études avez-vous suivies ?

– Génie mécanique, monsieur, répondit le jeune homme en tenant la porte au superintendant.

*

* *

– Que vous la trouviez discutable ou non, expliquait Bernard Salt, notre attitude dans ces circonstances est de décontracter le patient et de lui administrer de quoi affronter toute douleur résiduelle. De faire en sorte surtout qu'il ne focalise pas jusqu'à l'obsession. Un incident pareil est déjà assez difficile à gérer. Vous imaginez sans peine les conséquences si le patient le revit sans cesse, au point de s'abstraire de la réalité. Ensuite vient le travail psychologique. On tente d'expliquer, d'amortir le choc...

– ...de maîtriser l'impact d'un tel traumatisme, ponctua Skelton.

– Absolument.

Ils étaient assis dans le bureau du médecin consultant, Skelton et Salt installés face à face dans deux fauteuils confortables, Patel un peu en retrait, sur une chaise en cuir. Parmi toutes les questions qu'il brûlait d'envie de poser, une revenait sans cesse : Pourquoi avoir attendu qu'une tierce personne leur livre l'information, pourquoi n'était-il pas venu les voir directement plus tôt ? D'autres questions, d'ordre plus accessoire, voire futile, tournaient dans la tête du jeune homme. Quels avaient été les motifs exacts d'Helen Minton d'orienter ainsi leurs recherches ? Quelles études avait suivies Skelton ? Sur ce dernier point, il se souvint d'avoir entendu dire que le superintendant n'avait qu'une formation universitaire symbolique. À l'époque où il avait rejoint les rangs de la police, la mode n'était pas aux diplômes. Ni au recrutement pluriethnique d'ailleurs.

– Dans ces cas-là, fit observer Skelton, je présume qu'il y a en outre le risque d'une action en justice ?

Bernard Salt marqua un temps, pianota brièvement du bout des doigts de ses deux mains et pencha la tête en avant :

– Comme dans toute profession comportant la notion de responsabilité envers le public.

– Je ne vous le fais pas dire.

Skelton laissa son regard vagabonder en direction de la fenêtre. À l'issue d'une franche éclaircie, le ciel s'était refermé sur un gris uniforme.

– Il semble, dit-il, qu'il y ait eu procès, il y a quatre ans, à la suite d'une… laparotomie. Le terme est exact ?

– Un examen exploratoire de l'abdomen, précisa Patel.

Le chirurgien le dévisagea avec un regard presque haineux.

– Le patient, continua Skelton, déclarait avoir été conscient pendant l'opération. Il y a eu enquête des services de santé et, une fois les dommages établis, un règlement à l'amiable entre les parties, pour une somme dont le montant n'a pas été révélé. L'opération avait été pratiquée par vous.

– Le patient, ajouta Patel, se trouvait dans le service où travaillait Karl Dougherty.

Salt secoua la tête.

– Je n'ai pas eu connaissance de cela. Cette dernière affirmation n'engage que vous, dit-il à l'adresse de Patel.

– Elle a été confirmée par Dougherty lui-même, répliqua posément le jeune homme. Il s'est souvenu de l'incident. Nous avons également vérifié les dossiers.

– Là-dessus, je vous crois sur parole, répondit Salt avec dans le ton une nuance mi-accusatrice, mi-condescendante. Je vous fais même confiance pour avoir découvert qu'en novembre de l'année dernière, au cours d'une appendicectomie, il y a eu un dysfonctionnement du système anesthésique qui nous a obligés à interrompre l'opération.

Skelton se tourna vers Patel qui, bien que n'ayant rien trouvé de semblable dans les archives consultées, acquiesça d'instinct.

– Juste quelques mois avant l'opération d'ablation de la vésicule que nous évoquions au début de cet entretien, il y avait eu une abondante publicité par voie de presse au sujet d'une femme victime d'un incident d'anesthésie similaire pendant un accouchement par césarienne.

– Dès qu'il s'agit de faire monter les ventes de papier, soupira Salt.

– Dans cette affaire, le ministère de la Santé avait été poursuivi, ainsi que le chirurgien et l'anesthésiste, je suppose que vous vous en souvenez.

Salt ne répondit pas et laissa venir.

– On peut donc, sans conclusions hâtives, raisonnablement imaginer que les services de santé ou la direction de l'hôpital étaient soucieux d'éviter d'attirer à nouveau l'attention sur un cas identique si peu de temps après cette histoire. Indépendamment des dommages et intérêts et de l'aspect financier, il y avait l'impact désastreux de ces incidents sur la confiance de la population vis-à-vis d'un des plus importants services publics. Il fallait éviter cela à n'importe quel prix, non ?

– Non, pas à n'importe quel prix, monsieur Skelton. Du reste, rien de tout cela n'a été couvert ou étouffé. Et je puis vous garantir que notre pourcentage d'incidents dans cet hôpital se compare avantageusement à celui de n'importe quel autre centre hospitalier d'envergure équivalente.

– Je n'en doute pas, dit Skelton.

– Le nombre d'interventions pratiquées…

– Monsieur Salt, même si cette question relevait de ma compétence, vous n'auriez aucun mal à me convaincre que ce que vous dites est vrai, s'empressa de préciser le superintendant pour couper court à toute justification.

Salt s'éclaircit la gorge, étendit ses jambes puis les ramena contre le bord du fauteuil de cuir.

Skelton fit un signe à Patel qui jeta un bref coup d'œil à ses notes :

– Dans le cadre de l'opération d'ablation de la vésicule subie par M. Ridgemount, l'anesthésiste était Alan Imrie et son assistante, Amanda Hooson.

– C'est exact, admit Salt.

– Et à l'époque où l'opération a eu lieu, Tim Fletcher commençait son internat sous votre tutelle.

– Il… il faudrait que je vérifie pour être sûr, mais… oui, en effet, c'est très possible.

– Quant à Karl Dougherty, il était affecté au service chirurgie dans lequel se trouvait le patient.

– Je ne saurais pas vous répondre là-dessus, mais je suppose que vous avez déjà vérifié.

– Dougherty, Fletcher, Hooson. Pourquoi n'êtes-vous pas venu nous voir, au moins après le meurtre ? demanda Skelton.

– Parce que je n'ai pas fait le rapprochement que vous suggérez, voilà tout.

– Jamais ?

– Superintendant, vous me dites que Karl Dougherty se trouvait affecté dans le service où était M. Ridgemount. Très bien. Mais si c'est le cas, il s'en est occupé parmi d'autres malades et au même titre que les autres aides-soignants du service. Pareil pour Fletcher. S'il a eu affaire à Ridgemount, ça n'a pu être qu'indirectement.

– Et vous n'avez jamais songé que cela pouvait avoir un rapport avec les deux agressions et le meurtre de la jeune femme ? J'entends, ce qui est arrivé à Ridgemount pendant l'opération.

– Ce qu'il dit lui être arrivé pendant l'opération, corrigea Salt.

– D'après vous, il aurait tout inventé ? dit Skelton en le regardant avec âpreté.

– Une opération peut se révéler une expérience traumatisante pour certaines personnes Il est arrivé plus d'une fois que les patients soient pris d'hallucinations, de bouffées délirantes au sujet de ce qui s'était passé pendant l'anesthésie.

– Et vous sous-entendez que c'est ce qui s'est produit dans le cas de Ridgemount ?

– Je dis seulement que c'est une possibilité.

– Il est également possible qu'il ait simplement dit la vérité.

– Oui.

– Ridgemount voulait lui aussi vous attaquer en justice, dit Patel.

– Pendant un moment, oui.

– Contre les services de santé, le médecin anesthésiste et vous-même ?

– Il en était question, oui.

– Avez-vous une idée de la raison qui l'a conduit à abandonner les poursuites, monsieur ? demanda le jeune homme.

– Aucune. Je suppose seulement que la ou les personnes qui le conseillaient sur le plan juridique n'ont pas jugé son dossier assez solide pour tenir le coup devant un tribunal. À moins qu'il n'ait lui-même changé de point de vue sur ce qui s'était passé. (Salt regarda ostensiblement sa montre.) Messieurs, je vais vous demander de m'excuser, mais on m'attend au bloc opératoire.

– Le médecin anesthésiste présent ce jour-là, dit Patel tandis qu'ils passaient la porte, Alan Imrie, avait été également mis en cause dans l'affaire de la césarienne, si je ne me trompe pas ?

– Oui, je crois, répondit évasivement Salt.

– Nous souhaiterions lui parler, mais il ne fait plus partie du personnel de cet hôpital.

Salt poussa un soupir et se retourna vers les deux hommes.

– Il ne fait plus partie du personnel d'aucun hôpital. Huit mois après l'opération de Ridgemount, alors que les poursuites judiciaires étaient encore en cours, Alan Imrie s'est suicidé.

*
* *

Avant de se rendre en salle d'opération, Bernard Salt fit un détour par le service d'Helen Minton. Il la trouva sur le départ :

– Je suppose que c'est toi que je dois remercier pour être allé déterrer le dossier Ridgemount. Tu n'avais pas craché tout ton venin.

Elle se redressa, abandonnant son planning, et fit face au chirurgien :

– Effectivement, Bernard. Je me suis dit que révéler aux gens ta lâcheté et ta veulerie dans la vie privée, c'était faire les choses à moitié si on leur laissait croire que tu étais différent dans l'exercice de ton métier. À présent, ils connaîtront aussi la manière dont tu assumes tes responsabilités professionnelles et tes petits arrangements avec la vérité. Le portrait sera vraiment fidèle.

*
* *

Tandis qu'avait lieu cet échange de douceurs, un étudiant en zoologie répondant au nom de Ian Bean se présentait à l'accueil du poste de police et demandait à s'entretenir avec l'inspecteur chargé de l'enquête sur le meurtre d'Amanda Hooson.

Moins d'une heure plus tard, on relâchait Ian Carew, avant expiration du délai légal de garde à vue.

42

– Quoi que tu aies de plus intéressant à faire, dit Ridgemount à son fils, je ne veux plus que tu me laisses cramer les pois cassés dans la poêle ! Regarde-moi ça. On va s'amuser, maintenant, à essayer de la ravoir !…

– Umh, grommela Calvin, les écouteurs enfoncés dans ses oreilles.

Ce qu'il aimait particulièrement chez ces vieux groupes comme Black Sabbath, c'est qu'on n'y plaisantait pas avec la rythmique.

– Calvin !

Le gamin écarquilla les yeux et esquiva le geste de son père. Quitte à devoir ôter les écouteurs de ses oreilles, il préférait le faire lui-même.

– Tu m'écoutes quand je te parle !

– Ouais. Surveiller les pois cassés quand ils cuisent pour pas qu'ils brûlent, voilà, t'es content ? maugréa-t-il.

Au bout du fil entre ses doigts grésillaient quelques envolées de heavy metal.

– À force d'écouter cette musique pour dégénérés avec le son à fond dans tes oreilles, tu finiras sourd avant l'âge de vingt ans !

– Ça vaut mieux que de crever idiot, dit Calvin en se dirigeant vers l'escalier pour descendre jusqu'à sa chambre.

– Fais attention, Calvin, lança son père derrière lui. Fais bien attention !…

Calvin n'aurait su dire si l'avertissement de son père concernait l'histoire des pois cassés, son acuité auditive ou bien sa manière de répondre.

*
* *

– Je ne sais pas au juste si nous avons fait prendre à l'enquête son tour décisif, Charlie, mais il est évident que nos manières ont déplu. Le médecin-chef anesthésiste a empoigné son téléphone et battu le rappel de ses relations au sommet de notre hiérarchie. En haut lieu, on s'inquiète de nous voir créer une psychose parmi la population, de ternir une réputation et tourmenter le deuil d'une famille.

– Au sujet d'Imrie ?

Skelton acquiesça.

– Et dans tout ça, ils ont eu un mot gentil pour le pauvre type qui est resté allongé sur le billard sans en perdre une miette ?

– Ils serrent les rangs, Charlie. Nous connaissons la question chez nous aussi. Quand un flic est mis en accusation par un citoyen, que faisons-nous d'autre, 9 fois sur 10, sinon mettre les chariots en cercle et tenter de repousser l'assaut ? Les médecins ne sont pas meilleurs que les autres.

– Sans doute pas, monsieur.

– Tout ce que je voulais dire, Charlie, c'est que si nous avons enfin mis le doigt sur quelque chose, nous devons redoubler de circonspection.

– Entendu, monsieur. On prendra des pincettes, soupira Resnick.

*

* *

David McCarthy avait accepté d'accorder quinze minutes à Resnick et lui avait donné rendez-vous à la brasserie de « High Pavement », en face de l'église St. Mary. Juste au coin, à hauteur de Commerce Square, la vieille fabrique de dentelles était tombée aux mains des promoteurs et laisserait bientôt place à un ensemble résidentiel avec gymnase, piscine et sauna.

Resnick n'avait rencontré l'avocat qu'une seule fois par le passé, mais le reconnut dès qu'il entra. Regard furtif, mallette dans une main, téléphone portable dans l'autre. McCarthy prit le temps d'achever sa communication et rangea son appareil avant de parcourir la salle du regard et d'apercevoir Resnick.

– Alors, dit-il en posant sur la table l'Acqua Libra qu'il venait de se faire servir au comptoir. D'où vient ce regain d'intérêt pour une aussi vieille histoire ?

Resnick lui expliqua brièvement, tout en observant les poignets mousquetaire de sa chemise bleu pâle. Il trouvait les boutons de manchettes aussi désuets que les fixe-chaussettes et les chapeaux melons.

– J'espère que vous n'attendez pas de moi des informations confidentielles. Le secret professionnel reste…

– Tout ce que je veux savoir, coupa Resnick, c'est la raison pour laquelle les poursuites ont été abandonnées.

– Parce que mon client l'a voulu ainsi.

– Vous ne l'avez pas influencé ?

– En aucune manière. Au contraire, nous avions un dossier parfaitement solide pour monter au créneau.

– Vous l'auriez donc plutôt encouragé à continuer ?

– Financièrement parlant, c'était son intérêt.

– Alors, qu'est-ce qui l'a conduit à tout lâcher ?

McCarthy prit une gorgée de son Acqua Libra et jeta un bref coup d'œil à son téléphone portable, comme s'il anticipait une sonnerie imminente.

– Le même problème que dans les affaires de viol. D'un côté, il y a la volonté de témoigner et d'obtenir réparation, de l'autre la terreur qui s'empare de la victime à l'idée de revivre la souffrance à travers le récit détaillé des faits dans une salle d'audience. Dans ce cas précis, il s'agissait d'une forme de viol confinant à la plus atroce, la plus inimaginable des tortures. Avec une victime consciente d'un bout à l'autre et hors d'état de réagir. On imagine aisément que la seule idée d'en parler, de décrire son calvaire lui soit insupportable. *A fortiori* avec le risque de se faire attaquer et même tourner en ridicule par la partie adverse, en public. Alors il a préféré renoncer.

– Et vous ne voyez aucun rapport entre sa décision et la mort d'Alan Imrie ?

– Imrie ?

– L'anesthésiste.

McCarthy pinça ses lèvres.

– J'avais oublié.

– Vous souvenez-vous d'avoir entendu Ridgemount mentionner la chose, à l'époque ?

– Non, répondit finalement l'avocat après un court temps de réflexion. Il était au courant, mais je ne me souviens pas qu'il en ait jamais parlé. Je ne pense pas que ce soit cela qui ait motivé sa décision.

Resnick hocha la tête tout en regardant McCarthy siroter son étrange breuvage.

– Bien que les poursuites judiciaires n'aient pas concerné l'intégralité de l'équipe présente lors de l'opération, je suppose que vous aviez les noms de tout le monde ?

– Jusqu'à la fille qui poussait le chariot.

– Est-ce que vous avez communiqué ces noms à votre client ?

McCarthy caressa l'une des serrures à combinaison de son attaché-case. Certains choisissaient les quatre premiers chiffres de leur numéro de téléphone. D'autres la date de naissance de leur épouse.

– Non. Je ne vois pas pourquoi.

– Par exemple, parce qu'il vous les aurait demandés.

Son téléphone sonna et il le porta à son oreille comme un automate. Il écouta durant quelques secondes, hocha la tête et murmura qu'il rappellerait plus tard.

– Je ne me souviens pas qu'il l'ait fait, dit-il à Resnick aussitôt après avoir coupé la communication.

– Prenons les choses autrement, dit celui-ci. Les noms devaient être inscrits quelque part, sur un document quelconque. Pensez-vous qu'il ait pu en prendre connaissance, les recopier, ou même photocopier le document en question, à votre insu ?

– Oui, finit par dire McCarthy. C'est envisageable. Mais tout cela pour en venir où ?

– Au fait qu'il a pu se procurer jusqu'au nom de la fille qui poussait le chariot, répondit Resnick en se levant.

– Vous partez déjà ? J'ai encore quelques minutes, vous savez.

– Votre machin va sûrement se remettre à sonner, fit Resnick. En tout cas, merci d'avoir éclairé ma lanterne.

*

* *

Le côté sympa de la maison résidait dans sa situation, sur les hauteurs, tout près du sommet de la colline et, bien que sa chambre se trouvât au sous-sol, Calvin y était à l'abri des regards indiscrets. On n'aurait pu le guetter que du jardin et, en l'absence de son père, parti à l'autre bout de la ville chercher quelque chose de bon et surtout de moins cher pour le dîner, personne ne pouvait se trouver dans le jardin à l'observer.

Il arrangea rapidement ses oreillers et s'étendit sur le lit. Le gamin qui lui avait procuré l'herbe affirmait qu'elle venait tout droit de Jamaïque, mais Calvin n'y croyait qu'à moitié et, de toute façon, ce qui importait était qu'elle soit bonne. Et là-dessus, pas de problème. Elle était même si bonne qu'il songeait déjà à se rouler un deuxième joint juste après celui-là. Allongé sur son lit, quelquefois, lorsqu'il ne fumait pas, il se masturbait en rêvant à la marchande de glaces qui avait sa roulotte installée dans le parc, entourée de Cool Kings, de jus de fruits frais et de pousse-pousse à la framboise, bercée par la musique de la radio pirate branchée reggae. Il lui soupçonnait des dessous coquins et très symboliques sous sa combinaison blanche. Souvent, lorsqu'il allait se promener dans le parc, il choisissait un poste d'observation avec vue imprenable et passait des heúres à la regarder. Pas une fois elle n'avait fait attention à lui ni même semblé s'apercevoir de sa présence. Mais Calvin en savait assez sur les filles et sur la manière dont elles affectaient d'ignorer les garçons.

Dans l'appareil stéréo, la cassette arriva en fin de bande et Calvin grogna avant de se rappeler qu'il avait son Walkman au pied du lit. Il n'avait qu'à tendre le bras pour prendre une cassette dans son sac et attraper le briquet afin de rallumer son pétard. Après, il suffisait de grimper le *Stairway to Heaven*, comme dans ce truc de Robert Plant !

Peu après, les yeux clos, il poussait sa voix pour accompagner Twisted Sister, en duo avec Dee Snider, oubliant une moitié des paroles et s'embrouillant avec l'autre, pressé d'aller au refrain. Les bras écartés, tout à son idée d'un second pétard pour faire bonne mesure, il n'entendit pas qu'on frappait au carreau. Ce fut seulement lorsque Divine tambourina brutalement contre la fenêtre que Calvin se dressa sur son lit comme sous l'effet d'une décharge et découvrit le visage amoché et ricanant de l'autre côté de la vitre.

Il ne planait pas encore assez pour croire que le type était laveur de carreaux ou Témoin de Jéhovah.

Sous l'effet d'une soudaine bouffée de panique, il se débarrassa de ses écouteurs et fit disparaître son bout de joint, priant pour qu'on confonde l'odeur qui flottait dans la pièce avec celle des Benson King Size. Quelqu'un d'autre était déjà en train de cogner à la porte de derrière, tandis que le mec à la fenêtre continuait de sourire bêtement comme un qui vient de se réveiller le matin de Noël.

Calvin battit l'air de ses bras pour faire partir la fumée tout en allant jusqu'à la porte. Moins embrumé, il eût peut-être foncé jusqu'en haut de l'escalier et, de là, gagné la rue, courant sans se retourner. Mais pour aller où, d'abord, et pour fuir quoi ? Il était chez lui.

Un violent coup de pied fit trembler le battant de la porte.

– Hé ! cria Calvin. Non, mais ça va pas ?

Il ouvrit et ils entrèrent, l'obligeant à reculer sans même l'avoir touché. L'abruti avec le pansement traversa la chambre et s'accroupit devant le lit pour récupérer le mégot.

– Tu la fais pousser dans ton jardin ? demanda-t-il.

– C'est du Old Holborn, répondit Calvin. Ça revient moins cher de les rouler.

– Sans blague ? Et moi, je suis Mike Tyson.

T'as pas la bonne couleur, connard, songea Calvin. T'as juste la tête à lui avoir refusé la priorité.

L'autre lui ouvrit un porte-cartes sous le nez :

– Agent détective Naylor. Et voici l'agent détective Divine.

Divine paraissait aux anges. Le parfum qui flottait dans la piaule du gamin lui rappelait certaines soirées qu'il fréquentait lorsqu'il avait dix-neuf, vingt ans. En plus, son fournisseur ne s'était pas fichu de lui.

Naylor, lui, paraissait totalement fasciné par le sac de sport posé par terre.

– Eh, une seconde, les mecs, intervint Calvin. Vous avez un mandat pour entrer comme ça chez les gens ?

– On n'est pas rentrés comme ça chez les gens, rétorqua Divine avec un rictus. Tu nous as ouvert la porte.

– C'était ça ou attendre que vous la défonciez à coups de pied.

– Vous ne nous avez donc pas invités à entrer de votre plein gré ? dit Naylor.

– Ça me ferait mal !

– Alors, on a bien fait d'apporter un mandat.

– Mon cul, oui ! pesta Calvin, qui regretta aussitôt ses paroles.

Le grand, celui avec la gueule en deux épisodes, était au bord de lui en retourner une.

Naylor sortit le mandat de sa poche et le montra à Calvin.

– Et vous cherchez quoi, au juste ?

Les deux officiers échangèrent un regard avant de lorgner de concert en direction du sac de sport.

– C'est mes affaires, ça ! protesta le gamin, conscient du soudain accent de peur dans sa voix, mais n'y pouvant rien. Mes affaires personnelles !...

– Tu vas nous montrer, fit Divine.

– Hein ?

– Tout ce que nous vous demandons, dit Naylor, c'est d'ouvrir le sac et d'en vider le contenu sur le lit.

Calvin n'avait pas vraiment le choix.

Il retourna le sac ouvert sur le couvre-lit. En tombèrent de vieux exemplaires roulés de *Kerrang !*, une dizaine de packs de quatre piles alcalines pour son baladeur et entre vingt et trente cassettes, la plupart d'entre elles encore sous cellophane avec leurs étiquettes. HMV, Virgin, Our Price.

– Ce petit a une âme de collectionneur, fit Divine.

– Oui, dit Naylor. Et j'espère qu'il collectionne aussi les factures.

Parmi les tee-shirts qui se trouvaient dans le sac, deux étaient encore pliés et emballés. Les autres semblaient n'avoir été portés que quelques heures et sentaient encore le neuf. Au milieu des logos chatoyants qui les ornaient venait de tomber le cahier rouge sur lequel Calvin recopiait les paroles de ses chansons préférées. Un jour, il se mettrait à écrire à son tour, mais pas tout de suite. Il lui fallait encore un peu de temps.

– C'est tout ce qu'il y a ? demanda Divine d'une voix soupçonneuse. Secoue-moi ça encore un peu.

– Mais…

– Allez, grouille !

Deux doigts à l'intérieur du sac, Calvin avait désespérément tenté de maintenir le petit paquet recouvert de plastique au fond dans le coin, mais les deux flics n'étaient pas des débutants. Naylor l'examina, puis en renifla le contenu avant de le passer à Divine qui faisait l'inventaire des cassettes.

– Qu'est-ce que tu comptes faire avec un truc pareil ? demanda celui-ci, perplexe, en sortant du lot un enregistrement des grands succès de John Denver. Pas l'écouter, quand même ?

– J'écoute pas ce genre de merde, dit Calvin. C'est pour revendre.

– Et acheter du bon shit, fit Divine en brandissant le sac en plastique qui contenait la marijuana.

– Eh, dit Naylor en s'avançant vers la porte et en levant les yeux vers le rez-de-chaussée. Personne ne sent une odeur de brûlé ?

*
* *

Ridgemount avait senti lui aussi, avant même de descendre de son vieux vélo et de faire grimper avec précaution sur le trottoir les roues de sa petite remorque remplie de patates, d'oignons et de cinq kilos de Bramleys abîmées qu'il allait s'empresser de transformer en compote. Furibond, il se mit à pester intérieurement. Il ne demandait vraiment pas grand-chose à ce gosse, mais même une chose aussi simple lui passait au-dessus de la tête. Il glissait la clé dans la serrure de la porte d'entrée au moment où Patel l'interpella.

– Je n'ai besoin de rien, répliqua-t-il sèchement. Je n'achète rien à crédit et je n'ai pas le temps de discuter à propos de la Bible. Comme vous devez le sentir vous aussi, j'ai une petite urgence à l'intérieur !

Pour toute réponse, Patel montra sa carte de police.

– Il faut quand même que j'éteigne le gaz, répondit seulement Ridgemount.

Il laissa la porte ouverte derrière lui et vit un homme qu'il ne connaissait pas en train de monter l'escalier du sous-sol, suivi de Calvin et d'un autre type. Il marqua un temps d'arrêt, mais n'en renonça pas pour autant à son idée initiale et se précipita dans la cuisine, d'où s'échappait une épaisse fumée grisâtre. Fermant le robinet du gaz d'une main, il attrapa un torchon de l'autre et saisit la queue du fait-tout pour l'ôter de sur la cuisinière et le poser sur le bord de l'évier. Ce qui avait été une livre et demie de pois cassés n'était plus qu'une masse noire compacte et incrustée dans l'émail.

Resnick, qui avait suivi Patel à l'intérieur, ouvrit la fenêtre pour faire partir la fumée, puis se retourna vers Ridgemount et se présenta :

– Monsieur Ridgemount, je vais vous demander de nous accompagner. Je crois qu'il est urgent que nous ayons une conversation.

– Papa ? appela anxieusement Calvin du couloir.

– Une conversation à propos de quoi ? demanda Ridgemount.

– Je pense que vous en avez une vague idée, dit Resnick.

Ridgemount regarda par-dessus l'épaule de Resnick.

Encadré par Naylor et Divine, Calvin apparut dans l'encadrement de la porte.

– Laissez mon fils en dehors de ça, dit-il.

Resnick se tourna vers Naylor et l'interrogea du regard.

– Nous l'avons trouvé en possession de substance illégale, monsieur. De la marijuana. Et très probablement aussi d'objets volés.

– Mon Dieu ! laissa échapper Ridgemount.

Resnick fit signe à Patel qui s'avança et posa une main sur l'épaule de Ridgemount, lequel fit aussitôt un bond en arrière et se mit à hurler :

– *Nooon !!*... non, ne me touchez pas !!...

Il s'immobilisa contre la cuisinière, le regard fixe, soudain envahi par une terreur immense.

– Ne me touchez pas...

Patel amorça une seconde tentative, mais avant qu'il eût achevé son geste, Ridgemount saisit un couteau à désosser et le dirigea vers eux.

– Attention ! dit Resnick. Doucement...

Lui aussi terrifié, Calvin se dégagea d'entre Divine et Naylor et s'approcha de Resnick :

– Laissez-le ! Il ne faut pas... il... il ne vous laissera pas le toucher. C'est plus fort que lui... il ne peut pas... !

Resnick acquiesça et rassura le gamin d'un regard. Il se tourna vers Naylor, l'enjoignant à ne pas intervenir, puis refit face à Ridgemount :

– D'accord, monsieur Ridgemount, dit-il calmement en avançant d'un pas circonspect pour contourner Patel. Donnez-moi ce couteau et vous avez ma parole qu'aucun d'entre nous ne vous touchera. Tout ce que je vous demanderai sera de vous diriger vers la voiture et d'attendre avec l'un de mes officiers. Nous avons un mandat de perquisition pour fouiller cette maison. Je vous promets que nous ferons aussi vite que possible, sans occasionner trop de désordre. Et ensuite nous nous rendrons tous ensemble au poste de police.

Ridgemount plissa légèrement les yeux, étudiant le regard de l'inspecteur. La lueur d'effroi s'estompait lentement, mais ses yeux paraissaient s'embuer de larmes.

– Et Calvin ? demanda-t-il

– Il va venir avec nous également. Vous pourrez voyager dans la même voiture si vous le souhaitez.

Ridgemount réfléchit un instant, puis détendit le bras et retourna le couteau dans sa main pour le poser finalement dans celle de Resnick, manche en avant.

43

La carte représentait une vue de l'île de Mykonos, petites maisons blanches à flanc de colline surplombant une masse sombre, pareille à une tache d'encre, que Lynn supposait être la mer Égée. Malgré le rendu un peu charbonneux de la photocopie, elle ne pouvait s'empêcher d'imaginer le bleu soutenu de l'eau et Karen Archer en train d'y nager, même à cette époque avancée de l'année. « Nous avons pensé que lire cette carte apaiserait vos inquiétudes », avaient écrit les parents de la jeune fille sur le petit mot qui accompagnait leur courrier.

Désolée de n'avoir pas donné de nouvelles plus tôt, mais j'avais besoin de changer d'air. Heureusement qu'il y a les agences de voyage et les cartes de crédit ! Je pense bien à vous, assise au soleil devant un verre d'ouzo et quelques olives. J'appelle dès que je rentre. Je vais bien.

Grosses bises – Karen.

Contente pour toi, ma belle, songea Lynn en se disant que c'eût été le meilleur des mondes si toutes les filles dans sa situation avaient pu partir en Grèce se refaire une santé et tout oublier comme on oublie un mauvais rêve. Elle demeura un long moment pensive, assise à son bureau. Mykonos était tout de même préférable à un tas de feuilles mortes sous lequel on aurait retrouvé son cadavre un de ces quatre matins. Même s'il n'y avait plus à présent aucun espoir de faire tomber Ian Carew.

*

*   *

– Tout ce qui va se dire dans cette pièce, expliqua Resnick, et en particulier ce que vous allez dire vous, va être enregistré avec cet appareil, après quoi les bandes seront mises sous scellés afin d'authentifier votre déposition.

Ridgemount acquiesça.

« Ce que je vous demande, c'est d'expliquer ce qui s'est passé avec vos mots à vous, de la manière dont vous souhaitez le faire. Si, à un moment ou à un autre quelque chose paraît obscur, je vous interromprai en posant une question, mais en dehors de cela, je me contenterai simplement de vous écouter. D'accord ? »

Ridgemount acquiesça encore une fois.

*

*   *

Carew avait d'abord hésité à aller vers elle pendant qu'elle se trouvait à discuter avec les autres. Pour l'occasion, il avait troqué ses éternelles tenues de sport pour quelque chose d'un peu plus formel, histoire de montrer que tout cela n'était pas un jeu. Il avait finalement opté pour une chemise jean un peu délavée, un pantalon blanc et une paire de mocassins, et surtout pris son portefeuille dans l'éventualité qu'elle dise oui d'entrée. Dans ce cas, ils iraient d'abord boire un verre, puis dîner. Ce restaurant à nappes blanches qui venait d'ouvrir près du Council House serait parfait. « Sonny's. » Absolument parfait.

En le voyant, elle ne manifesta aucune réaction, mais il lut dans ses yeux la surprise totale qu'elle voulait dissimuler de le trouver là. Autour d'elle, les conversations se turent et les regards de ses collègues finirent par prendre acte de la présence de Carew. Sous son manteau ouvert, Sarah portait encore son uniforme, serré à la taille. Des chatoiements dansaient sur sa magnifique chevelure de jais.

– Surprise, surprise ! dit Carew.

– À demain, Sarah, dit une de ses collègues, entraînant les autres à sa suite.

– À demain, les filles, dit Sarah.

Et ils se retrouvèrent seuls, face à face au beau milieu du couloir décoré de dessins d'enfants.

– Je vous croyais en prison, dit-elle après un court silence.

Carew sourit :

– Ils m'ont relâché. C'était une erreur.

– Ils ne vous ont tout de même pas arrêté par hasard.

– C'est ce que vous pensez ?

– Oui.

Un médecin avec un stéthoscope en sautoir poussa la porte du fond et remonta le couloir dans leur direction, malaxant nerveusement une balle de squash.

– Ils pensaient que j'avais tué une femme.

– Et qu'est-ce qui les a fait changer d'avis ? demanda-t-elle en suivant le médecin des yeux.

– Ils s'étaient trompés de Ian. Il y avait ce prénom inscrit dans l'agenda de la victime. Ils ont cru que c'était moi.

– Pourquoi vous ?

– Je n'en sais rien. Je vous l'ai dit, c'était une erreur. Le vrai Ian, celui de l'agenda, a fini par venir déposer au poste. Ils m'ont relâché, et me voilà.

– Vous voilà.

– Eh oui.

– Et pourquoi êtes-vous là ?

Le sourire de Carew disparut de ses lèvres pour réapparaître dans ses yeux.

– Je crois que nous avions une conversation à terminer.

Sarah attendit.

– Avant d'être interrompus, nous étions sur le point d'aboutir.

– Aboutir à quoi ?

– Décider si nous dînerions chinois ou italien, vous voyez, ce genre de choses.

– Oui, je vois. Ce que je ne vois pas, c'est à quel moment j'ai pu vous donner à penser que j'accepterais de sortir avec vous. Surtout maintenant.

– C'est justement là que je voulais en venir.

– Je vous en prie, allez-y.

– Cela s'impose encore plus maintenant. Ce n'est pas tous les jours que la police vous relâche pour un crime dont vous êtes innocent. Il faut fêter ça !

Sarah secoua la tête, son attention un instant distraite par une vieille dame qui se déplaçait péniblement à l'aide d'un déambulateur et s'arrêtait tous les deux mètres.

– Allons, dites oui.

– C'est vous qui avez peut-être quelque chose à fêter. Moi, je n'ai rien à voir dans tout cela. Alors, amusez-vous bien, dit-elle avec un sourire ferme et décidé, avant de le contourner par la gauche pour gagner la sortie.

Il accompagna le mouvement et lui prit la main.

– Tout seul, c'est triste.

– Vous êtes bouleversant, mais c'est non.

– Sérieusement…

– Je suis très sérieuse.

Un infirmier apparut par l'une des portes de côté, poussant un chariot tout en mâchant du chewing-gum et sifflotant *When You're Smiling*. Il adressa un clin d'œil à Sarah en passant près d'eux et fit passer le chewing-gum de l'autre côté de sa mâchoire sans cesser de siffler.

– Allez, juste un verre, insista Carew. Une demi-heure. Une petite demi-heure.

– Non.

– Mais…

– Vous connaissez les trois lettres du mot *non* ?

Carew saisit l'occasion et, la lèvre inférieure pendante, rentra la tête dans les épaules pour prendre une attitude de gosse demeuré et le regard de quelqu'un à qui l'on viendrait de demander d'expliquer la théorie de la relativité restreinte. Il fit semblant de réfléchir, puis son visage s'éclaira :

– Euh… c'est un M, hein, c'est bien ça madame ?

– Non, dit-elle, faisant tout son possible pour montrer qu'elle trouvait son petit numéro pathétique.

– Un N, alors ? C'est ça, j'ai gagné ?

Elle ne put réprimer un sourire.

– Oui.

– Oui ? Vous avez dit oui ? dit-il en s'avançant vers elle, arborant cette fois son sourire d'estocade, celui qui faisait fondre à tous les coups.

– Allez, dit-il. Une demi-heure. Vous partirez quand vous voudrez…

*
* *

– J'étais allongé sur la table, dit Ridgemount. Les paupières maintenues par une sorte de sparadrap et je ne pouvais pas faire un mouvement. On m'avait mis ce tube dans la bouche pour envoyer de l'air dans mes poumons. Juste avant, ils m'avaient dit, on va vous faire juste une piqûre. Cette fille, cette gamine m'a dit que ça ne prendrait que quelques secondes avant que je m'endorme et que je ne sentirais plus rien jusqu'à ce que tout soit fini et que je sois en salle de réveil.

« Et tout de suite après, ça se passe exactement comme elle avait dit. Je m'endors, un peu comme lorsqu'on se couche épuisé, juste le temps de poser la tête sur l'oreiller et, la seconde d'après, lorsqu'on rouvre les yeux, le réveil à côté du lit marque huit heures de plus.

« Alors moi, je me dis que je dois être dans cet endroit qu'elle nomme la salle de réveil. Mais j'ai toujours cette espèce de tube dans la bouche et je ne peux pas bouger les paupières. Et je comprends alors que je suis toujours en salle d'opération et je me dis qu'on va me raccompagner sans doute d'une minute à l'autre.

« Mais le chariot ne bouge pas. Personne ne semble se décider à me ramener.

« Et j'ai beau avoir ce scotch qui me ferme les paupières, il y a cette lumière aveuglante au-dessus de moi, comme quand on regarde le soleil les yeux fermés, exactement pareil. Une lumière chaude qui semble se glisser à l'intérieur de l'œil. Et j'entends aussi des voix, même si je ne comprends pas clairement ce qu'elles disent. Et quand j'essaie d'ouvrir la bouche pour demander ce qui se passe, je m'aperçois que je ne peux pas parler, même pas émettre un son. J'essaie de bouger, mais tous mes membres, tous mes muscles sont comme paralysés.

« Et alors, je comprends…

« Je suis là, étendu, et ils n'ont pas commencé l'opération. Ils ne m'ont pas encore ôté la vésicule, rien n'a encore commencé. Alors, je me sens envahi d'une peur terrible, je me mets à paniquer dans ma tête en voyant que je ne peux ni bouger ni crier. Je me dis, non, ce n'est pas possible, pas possible. Une chose comme ça ne peut pas arriver, ça n'existe pas…

« Et pourtant si…

« Je sens comme un fil qui me traverse la peau et puis la chair. Un fil très fin, brûlant, plus brûlant que cette lumière dans mes yeux. Chauffé à blanc. Et je vous jure qu'à ce moment-là, j'entends aussi le bruit de ma peau et de mes chairs qui se déchirent. Et tout ce que je peux faire, c'est prier Dieu pour qu'il me fasse mourir, pour que ça cesse. Parce que je sais qu'eux, ils ne s'arrêteront plus. Pas avant d'avoir fini… »

*
**

Carew savourait son second verre de pur malt en repensant au regard haineux qu'il avait balancé à la petite conne derrière le comptoir lorsqu'elle lui avait proposé de la glace. Comment pouvait-on boire une splendeur pareille en y ajoutant des cubes d'eau à peine épurée farcis d'algues de la Trent ?

– Vous venez souvent ici ? demanda-t-il en parcourant du regard le décor de chaises rouges et de tables noires qui rappelait un peu celui d'un bar de ferry-boat.

Sarah Leonard secoua la tête. Quelques instants plus tôt, il était parvenu à la faire céder sur le fait qu'un soda au citron vert n'était pas la boisson adéquate pour fêter un événement. Elle avait commandé un verre de vin blanc à la place et regrettait maintenant de n'avoir pas tenu bon.

– Nous aurions pu trouver un endroit un peu plus gai, plus vivant, continua-t-il, se penchant légèrement vers elle avant d'ajouter : Remarquez, il n'est pas trop tard.

– Non, dit-elle.

– On pourrait aller danser. Depuis quand n'êtes-vous pas allée danser ? « Venus », « New York, New York » ou même une autre boîte. Qu'en dites-vous ?

Ce vin blanc avait vraiment un goût atroce. À croire qu'il avait moisi au fond d'une cave pendant des années.

– Vous ne renoncez jamais ?

– C'est contraire à ma nature, fit Carew en souriant. Je n'accepte jamais la défaite.

Sarah posa son verre et se leva.

– Où allez-vous ?

Elle indiqua une porte, juste après le bar :

– Me repoudrer le nez.

Carew hocha la tête, rassuré, et la suivit des yeux.

– Sarah ! l'interpella-t-il quand elle fut à mi-chemin.

Elle se retourna, dans un mouvement gracieux.

« Soyez gentille. Ne me faites pas le coup de la porte dérobée », dit-il avant d'éclater de rire.

*

* *

– Ça se voyait à leurs visages, à cette manière qu'ils avaient de me regarder. Ils faisaient semblant de plaisanter, mais ils savaient qu'il s'était passé quelque chose. Tous. Et pourtant, aucun d'entre eux n'a eu le courage de me le dire en face. Ils ont fait comme si tout était normal. Et moi… d'abord, quand ils m'ont enlevé ce tube de la bouche, je n'ai pas pu crier. J'avais eu envie de hurler à chaque seconde, pendant tout le temps qu'a duré l'opération et là, je ne pouvais plus.

« C'est après que c'est venu... d'un coup. Je me suis mis à pleurer, à hurler. Je les ai traités de barbares, de bouchers et tout ce qu'ils ont fait, c'est de me planter une aiguille dans le bras. Pour me calmer. Pour calmer la douleur. Ils m'ont dit que tout allait bien se passer. Que la douleur allait s'en aller. Et moi, j'ai dit, c'est trop tard ! c'est trop tard... et ils m'ont fait une piqûre...

« Et la douleur n'est pas partie... »

*

* *

– Qu'est-ce que c'est ? demanda Sarah en désignant le verre.

– Citron vert.

– Avec ?

– Avec de la glace.

– Et puis ?

– Du gin.

Elle le prit et le rapporta aussitôt au bar.

– Il y a un malentendu, dit-elle à la serveuse. Je n'ai pas commandé cela.

– Je suis désolée, dit la fille, mais je suis obligée de vous le compter quand même.

– Pas grave.

Sarah jeta un regard en direction de Carew, pour voir si le message était reçu, puis se dirigea vers la porte. Une gravure de mode. Un bellâtre pour catalogue printemps-été qui se croyait irrésistible. En sortant, elle se demanda à quand remontait la dernière fois où une femme l'avait envoyé sur les roses et ce qui s'était ensuivi. Elle tourna la tête, pour s'assurer qu'il ne la suivait plus et le vit tranquillement assis devant son whisky. Apparemment, son départ ne le traumatisait pas.

Sa fureur se dissipa après un bout de chemin et Sarah commença à relativiser les choses. Après tout, c'était seulement un dragueur de plus qui tentait sa chance, aussi maladroitement que les autres, avec l'obstination en plus. En approchant de l'avenue qui menait vers la vieille usine Raleigh, Sarah sourit malgré elle. Avait-il vraiment cru qu'il avait une chance de l'emmener danser, ou même dîner, habillée comme ça ? Elle avait encore, agrafé au-dessus de la poitrine, le badge indiquant son nom et son grade.

Puis, soudain, il réapparut.

Il l'attendait à l'angle de la rue, posant une fois encore, essayant de dissimuler son essoufflement. Il avait dû faire le tour par l'autre côté, au sprint.

Le visage de Sarah se rembrunit aussitôt :

– Et maintenant, c'est quoi la suite ?

– Tout simple, dit Carew. Je vous raccompagne jusqu'à votre porte, je vous dis bonsoir et puis je rentre chez moi. Fin de la soirée. Ça vous va ?

– Non.

Ian Carew ne répondit rien, ne sourit même pas, mais ne donna pas non plus l'impression de vouloir battre en retraite.

Sarah reprit sa marche et, bien qu'à distance raisonnable, Carew lui emboîta le pas, remontant à sa hauteur en mimant une sorte de pas de danse. Il n'essaya pas de relancer la conversation et se contenta de marcher à côté d'elle en silence. D'accord, se dit Sarah. Encore une ou deux rues à prendre et, dans cinq minutes, je suis débarrassée.

*

* *

– La douleur était toujours là quand je suis rentré chez moi, de l'hôpital. Je ne pouvais plus me mettre au lit le soir ni m'allonger, parce que j'avais l'impression chaque fois que tout allait recommencer et que je ne pourrai pas faire un geste. Le fil chauffé à blanc. Mon ventre ouvert. Je dormais debout, n'importe où, pourvu que je ne sois pas allongé.

« Et même comme ça, je hurlais dans mon sommeil...

« Au début, ma femme essayait de me calmer, mais si elle essayait de me toucher, je me remettais à hurler encore plus. Plus jamais je ne pourrai supporter que quelqu'un me touche. Plus jamais...

« Marjorie, ma fille, était encore petite à l'époque. Elle ne comprenait pas. Elle disait à sa mère, pourquoi Papa crie après moi, comme ça ? Pourquoi il ne veut pas que je lui fasse des câlins, pourquoi il m'aime plus ?...

« Et un jour, quand elles n'ont plus supporté tout cela, elles sont parties. Ma femme m'a quitté et a emmené ma fille. Seul Calvin est resté. Quoi que ce gosse fasse, je l'aimerai toujours pour ça. Il est le seul à avoir été là quand plus personne ne pouvait supporter de se trouver dans la même pièce que moi... »

*
* *

Le groupe de maisonnettes dans lequel se trouvait celle de Sarah jouxtait un terrain de sport. Elle l'avait achetée à une époque où les prix dans ce quartier de la ville étaient encore plus intéressants que dans certaines banlieues de Belfast, cadrant tout juste avec son maigre salaire d'alors. Elle se plaça dos à la porte d'entrée, les mains dans les poches de son manteau, l'une refermée sur une poignée de petite monnaie, l'autre sur son trousseau de clés.

– Voilà, dit-elle.
– Voilà quoi ?
– Bonsoir.
Carew arbora un de ses sourires longuement testés dans la glace de sa salle de bains.
– Bonsoir, dit-il.
Sarah ne bougea pas d'un cil.
– Allez-y, je vous regarde partir, fit-elle, méfiante.
– Juste une chose…
– Non.
– Simplement…
– Non !
– À propos de Tim Fletcher… je voulais vous demander…
Une lueur de surprise passa dans le regard de Sarah.
– Quoi ?
– Vous m'avez parue très liée avec lui. Vous lui faisiez ses courses et…
– Ses courses ?
– Un jour, je vous ai rencontrée, vous achetiez des livres pour lui…
– Parce qu'il n'était pas en état de le faire lui-même.
– C'est justement ce que je voulais savoir. Comment va-t-il ? Il remarche ? Je veux dire, où en est-il sur le plan de son autonomie ?
– Disons que tout cela se remet petit à petit.
– Petit à petit, répéta Carew, marquant un temps avant d'ajouter : Mais je crois qu'il aura beau faire et s'appuyer tous les exercices de rééducation possibles et imaginables, il ne récupérera jamais complètement. N'est-ce pas ?
Sarah Leonard le regarda s'éloigner et remonter la rue d'un pas tranquille, aux enjambées calculées, accélérant graduellement, imperceptiblement.

44

– Où est Calvin ?

– On est en train de l'interroger, à côté, dit Resnick en plaçant une nouvelle cassette dans l'appareil.

– À mon sujet ?

– Non, pas directement.

– Je voudrais le voir.

– Pas tout de suite.

– Alors, quand ?

Resnick pressa en même temps les touches « enregistrement » et « pause » :

– J'aimerais d'abord que vous finissiez de m'expliquer pourquoi vous avez abandonné les poursuites judiciaires.

*

* *

L'uniforme bleu de Sarah Leonard pendait sur un cintre accroché à la poignée de la porte de la salle de bains. Des stylos à bille dépassaient des poches poitrine, la petite montre au-dessus du badge était toujours en place. Un côté de la blouse dégringolait légèrement, à cause du stéthoscope et du calepin dans l'une des poches.

Accroupie dans la baignoire, Sarah promenait la pomme de la douchette entre son visage et ses cheveux, songeant combien elle aimait la compagnie de Tim Fletcher et combien elle l'aurait trouvé séduisant avec quelques centimètres de plus. Son esprit se mit à vagabonder vers une alchimie mariant la personnalité du jeune interne et le physique d'un Ian Carew. Elle se mit à rire malgré elle et offrit son visage au flux réconfortant d'eau brûlante.

*
* *

– On ne me fera pas croire que le geste de cet homme a été dicté par autre chose que la culpabilité. Ce n'était pas la première fois qu'une telle chose arrivait sous sa responsabilité, il y avait déjà eu un jugement qui l'avait déclaré coupable. Sinon, pourquoi y aurait-il eu un arrangement hors du tribunal sur une somme aussi énorme ? Imrie le savait bien, lui, que tout ça était arrivé par sa faute, deux fois au moins, et il ne pouvait pas vivre avec ce souvenir-là. Pas plus que moi, sauf que lui ne ressentait pas la douleur physique, il ne savait pas ce que c'était. Il savait juste qu'il l'avait infligée à d'autres. Et c'est pour ça qu'il a avalé tous ces médicaments et qu'il s'est aussi ouvert les veines avec une lame de rasoir : pour ne rien laisser au hasard, pour être sûr que, cette fois au moins, les choses se passeraient comme prévu avec son corps à lui. Avec sa vie à lui…

Ridgemount s'interrompit pour humecter ses lèvres, et Resnick fit signe à Patel. Le jeune officier comprit et versa de l'eau dans un gobelet qu'il posa à portée de la main droite du prévenu.

« Quand c'est arrivé, j'y ai vu une sorte de signe. J'ai cru, puisque cet homme avait fait face à ses responsabilités, que son geste allait me délivrer de ce poids. J'ai attendu, attendu, mais les cauchemars ne m'ont jamais quitté. Ma femme et ma fille sont parties. Et moi, je ne dormirai plus jamais comme une personne normale. Mes espoirs ont fini par s'envoler, et j'ai compris alors que ça n'était pas la fin. Qu'il y aurait autre chose…

« Il aurait mieux valu qu'ils me tuent, que je laisse ma peau sur cette table d'opération, parce que ce qu'ils ont fait de moi, ce que je suis devenu, c'est pire que d'être mort. Des nuits entières, j'ai réfléchi au fait que

Dieu m'avait fait survivre pour une raison que je ne connaissais pas, mais qui m'interdisait de porter atteinte à ma propre vie, de choisir le suicide comme avait fait cet homme. Je ne pouvais pas faire ça. Pas après que Dieu m'a fait traverser les flammes et emporté de l'autre côté.

« Et je me disais sans cesse qu'ils étaient tous coupables. Qu'ils devaient y faire face. D'une manière ou d'une autre.

« Au fur et à mesure que le temps passait, j'avais des migraines de plus en plus atroces, que rien ne soulageait. J'ai pris ma décision petit à petit. Je voulais savoir où ils étaient, ce qu'ils faisaient. Je les ai cherchés, et puis observés. Et j'ai découvert qu'ils continuaient de vivre comme si absolument rien ne s'était passé. Je revoyais leurs visages penchés au-dessus de moi, sur la table d'opération. Alors, j'ai continué de les surveiller en attendant un signe, quelque chose qui me dise comment faire pour que ma souffrance cesse enfin.

« Pendant ce temps-là, Calvin et moi, on essayait de vivre du mieux qu'on pouvait. Et j'attendais le signe. »

*

* *

Sarah surveilla la casserole jusqu'à ce que le lait commence à frémir sur les bords, puis elle baissa le gaz et le versa avec précaution dans le bol, ajouta trois bonnes cuillerées de chocolat chaud et remua énergiquement. Elle lécha consciencieusement la cuillère avant de la poser dans l'évier avec la casserole vide, récupéra son livre au passage et l'emporta avec le bol jusqu'à sa chambre, au premier. Elle venait tout juste de se glisser sous les draps lorsqu'elle entendit un bris de verre en provenance du rez-de-chaussée.

Elle pensa d'abord à quelqu'un qui rentrait du pub, ou à une bande de gamins revenant du centre Marcus Garvey. Il était déjà arrivé qu'un de ses voisins retrouve une brique au milieu de son salon. Juste comme ça, pour faire une farce.

Mais le bruit qu'elle avait entendu venait de l'arrière de la maison.

Elle se leva, entrouvrit la porte de la chambre et tendit l'oreille, retenant son souffle. Rien ne semblait bouger en bas. Pas de lumière non plus, à l'exception de celle de la rue.

Elle attendit.

Peut-être que la chose ne s'était pas produite chez elle mais dans la maison voisine. Si c'était un cambrioleur, il avait peut-être déjà décampé en entendant du bruit au-dessus. Ou était-il encore là, immobile à attendre ? Une nouvelle fois, elle se reprocha de n'avoir pas fait poser un second téléphone dans la chambre. Partagée entre l'envie de retourner se blottir sous les couvertures et celle d'en avoir le cœur net, elle décida qu'il était plus raisonnable de descendre et, éventuellement, de prévenir la police.

*

* *

– Eux, ils avaient toujours la liberté...

La sueur qui perlait sur le visage de Ridgemount s'insinua entre ses paupières, faisant briller son regard.

« Celle de mener leur vie comme bon leur semblait, d'avoir des aventures avec d'autres femmes, d'autres hommes. Ils pouvaient sortir, étudier, rire. Moi, j'étais enfermé dans ma souffrance. Par leur faute.

« Il y avait cet infirmier toujours souriant. Je l'ai vu plaisanter avec ses collègues, avec les malades, comme s'il n'y avait jamais à s'inquiéter de rien. Exactement comme il l'avait fait avec moi, à l'époque. Je l'entends encore me dire que tout irait bien. "Vous verrez que cette opération sera une bénédiction pour vous. Dix ans d'espérance de vie en plus."

« Et cette fille, celle dont le travail était de vérifier les appareils d'anesthésie. Je l'ai retrouvée étudiante à l'université. Brillante, intelligente, si contente d'elle et des diplômes qu'elle allait décrocher. Elle avait complètement rayé de sa mémoire ce jour où elle a oublié de vérifier ses appareils.

« Ce que je voulais, c'était trouver un moyen, une manière de leur enlever leur liberté, mais sans attenter à leurs vies. Parce que ôter la vie de quelqu'un, c'est mal. Ça ne change rien à rien.

– Et Amanda Hooson ? demanda Resnick. La vie d'Amanda Hooson ? ! »

Ridgemount le regarda en face.

– Je sais. Je ne l'ai pas voulu. Ça ne devait pas se passer comme ça. Jamais je n'aurais imaginé que quelqu'un puisse se défendre avec autant de hargne.

« Moi aussi, j'ai commis une faute... »

*

* *

– Sarah !

Elle reconnut la voix à la seconde où elle l'entendit et recula contre le battant de la porte.

« Vous voulez que je monte jusqu'à vous, ou bien vous préférez descendre ? »

Il se tenait adossé au mur entre la porte d'entrée et le pied de l'escalier. La seule chose qu'elle distinguait clairement dans la faible lumière était son visage, mais elle vit aussi qu'il avait changé de vêtements. Il portait à présent un jean et un pull noirs.

– Voyez, dit-il. Je vous avais bien dit que ce n'était pas terminé.

– Qu'est-ce qui n'est pas terminé ? Hein, quoi ?

Il fit un pas dans sa direction et elle recula de plusieurs marches, avant de réaliser que c'était la dernière chose à faire. Elle ne devait pas lui montrer qu'elle avait peur. Aussitôt, elle regagna le terrain perdu et ne s'arrêta que lorsqu'elle fut en face de lui, soutenant son regard et le rictus qui se dessinait au coin de sa bouche.

– Qu'est-ce que vous voulez ?

Pour toute réponse, il la saisit par les revers de sa robe de chambre et la tira contre lui. Sarah perdit l'équilibre un instant, mais se débattit avec force. Carew esquiva une main lancée vers son visage, toutes griffes dehors, et se mit à rire. Il tira deux fois sans forcer, une pour écarter les pans de la robe de chambre, l'autre pour faire sauter la rangée de boutons sur la chemise de nuit que Sarah portait en dessous.

– Ce que je veux ? mais la même chose que toi, Sarah…

La jambe nue de la jeune femme partit en avant, mais une fois encore, Carew évita le coup et le jarret de Sarah ne fit qu'effleurer le haut de sa cuisse. Elle amorça alors une volte-face vers l'escalier, puis fit demi-tour de toutes ses forces, le coude en position. Frappé de plein fouet, Carew recula d'un pas et Sarah en profita pour foncer vers la salle de séjour. Là où se trouvait le téléphone.

Il s'élança aussitôt derrière elle, enserrant sa taille et l'obligeant à se retourner. De nouveau déséquilibrée, Sarah s'érafla le dos de la main contre le manteau de la cheminée avant de heurter de l'épaule, puis de la tête, l'accoudoir du fauteuil. Il lâcha prise en tentant de la redresser et elle tomba lourdement sur le coccyx, laissant échapper un cri de douleur.

– Bon, fit Carew d'un ton léger. Et si vous arrêtiez un peu de vous mentir à vous-même ?

*

* *

– Ce signe que vous attendiez, demanda Resnick. Quand est-il arrivé exactement ? À quel moment avez-vous décidé d'agir ?

Lentement, Ridgemount leva les yeux vers lui :

– Un matin, en ouvrant le journal. J'ai lu ce qui était arrivé à ce jeune docteur. Ils décrivaient la manière dont on lui avait tranché l'intérieur de la jambe avec un scalpel, comme pour le rendre infirme à vie. C'est là que j'ai compris ce que je devais faire.

Resnick sentit instantanément son pouls s'affoler. Il devait être sûr :

– Ce jeune docteur dont vous parlez, vous vous souvenez de son nom ?

La question parut surprendre Ridgemount.

– Fletcher. Tim Fletcher.

– Et vous n'avez rien à voir dans son agression ?

– Non. Je viens de vous le dire, répondit-il, se tournant vers Patel comme pour le prendre à témoin.

Resnick se leva et fit un effort sur lui-même pour parler d'une voix calme :

– Patel. Vous attendez ici avec M. Ridgemount et vous terminez d'enregistrer sa déposition. Je vous envoie quelqu'un.

Trois secondes plus tard, il avait remonté le couloir et atteint la salle des enquêteurs.

*

* *

– Alors, c'est pas mieux comme ça ? dit Carew. C'est tout de même mieux que de lutter contre ses penchants, non ?

En partie allongé sur elle, l'empêchant de bouger avec le poids de sa jambe et de son épaule, Carew l'avait plaquée contre le bord du canapé et lui taquinait l'aréole du sein, s'arrêtant toutes les trois secondes pour essayer de forcer ses lèvres, l'embrasser dans le cou ou glisser sa langue dans le creux de son oreille. Sarah sentait la rudesse du tapis frotter contre sa cuisse et sa hanche.

– Et attends, sourit-il. On en est seulement aux préliminaires.

Sa langue humide descendit le long du lobe de son oreille, soulignant le dessin de sa pommette jusqu'à la pointe du menton.

– Cette petite conne de Karen était incapable de reconnaître le premier choix du tout-venant. Me larguer pour un crapaud comme Tim Fletcher ! Vraiment, ça me dépasse !...

Carew fit remonter sa langue jusque dans l'oreille de Sarah et répéta la manœuvre.

« Il a pas été déçu du voyage, ce con... »

*

*   *

Les deux voitures banalisées prirent le virage presque en même temps, évitant de peu la collision, tandis que, à l'autre bout de la rue, un troisième véhicule de police se postait en couverture afin d'enrayer tout tentative de fuite. Divine martela énergiquement le lourd battant de porte et écarta d'un geste l'étudiant à moitié endormi venu lui ouvrir pour investir, accompagné de Naylor, la maison où demeurait Ian Carew.

Assis à côté de Lynn Kellogg dans la seconde voiture, Resnick n'espérait pas de miracle. Il doutait fort que l'oiseau soit dans son nid en train d'avaler un plat cuisiné tout en regardant la télévision. Ç'aurait été beaucoup trop simple.

– Quand on l'a serré, dit-il, il était en train de parler avec une des infirmières du service de Fletcher. Sarah Leonard.

– Vous pensez qu'il pourrait être avec elle ?

– Je ne sais pas, mais en tout cas, on ne va pas moisir ici à l'attendre. Appelez le bureau, son adresse doit être mentionnée dans un des dossiers. Sinon, essayez l'hôpital et ne les lâchez surtout pas avant qu'ils vous l'aient donnée.

Il descendit de voiture et rejoignit Naylor et Divine qui sortaient bredouilles.

*

* *

Carew réajusta son emprise, tentant d'écarter les cuisses de Sarah avec son genou.

– Aah, soupira-t-il en fermant les yeux. Tu vas voir, ça va être fantastique.

Il rouvrit les yeux, son visage tout près du sien.

– Tu sais, que ça va être fantastique, hein ?

– Oui, répondit calmement Sarah, soutenant son regard.

Doucement, elle lui caressa les cheveux, puis le front, ramenant ses deux mains, doigts écartés, au-dessus de ses oreilles. Elle lui effleura les paupières de ses pouces avant de les enfoncer de toutes ses forces dans ses orbites. Carew hurla et fit un bond en arrière. Maintenant la pression, Sarah se redressa et tenta de le déséquilibrer, mais reçut un violent coup à l'estomac avant d'y parvenir et lâcha prise. Avant que Carew ne revienne à la charge, elle le saisit aux joues et enfonça à nouveau ses pouces, cette fois aux coins de la bouche de son agresseur. Carew se souleva et frappa à l'aveuglette pour se dégager, écartant Sarah et se dressant maladroitement sur ses pieds, handicapé par son jean ouvert, baissé jusqu'à mi-cuisses, frottant ses yeux meurtris.

À son tour, la jeune femme le frappa, bras tendu, et se leva d'un bond, tandis qu'il s'écroulait, pour foncer vers la porte. Le verrou du haut fut l'affaire d'une seconde, mais celui juste au-dessous de la poignée opposa sa résistance habituelle. Titubant, Carew gagna le couloir à sa suite et Sarah se préparait déjà à repousser un nouvel assaut quand elle vit le jeune homme prendre, contre toute attente, la direction opposée et s'enfuir vers l'arrière de la maison, par où il était entré.

Aussitôt elle regagna la salle de séjour en quête du téléphone. Son soulagement fut de courte durée : elle entendit du bruit dans la cuisine et, quelques secondes plus tard, Carew réapparut, armé d'un couteau.

– Salope, glapit-il, articulant avec difficulté... Pauvre connasse !... Tu vas t'en souvenir !!...

Sarah se mit à hurler.

Prise de panique, elle ramassa un coussin et le brandit à deux mains tandis que Ian Carew s'avançait, et continua de crier assez fort pour qu'on l'entende de la rue.

Resnick prit son élan et donna un violent coup d'épaule dans la porte, mais sans résultat. Il recommença, cette fois aidé de Lynn Kellogg, mais le battant ne fit que trembler sur ses gonds. Préférant renoncer à une troisième tentative infructueuse, il courut attraper la poubelle au bout de la petite allée et fit signe à Lynn de s'écarter de la fenêtre.

La vitre vola en éclats et Sarah cessa aussitôt de hurler.

Lynn Kellogg fut la première à franchir la fenêtre et s'élança derrière Carew, sans prêter attention aux exhortations de Resnick de le laisser filer. En sortant par-derrière, il tomberait directement dans les bras de Naylor et Divine que l'inspecteur avait chargés de couvrir l'autre côté de la maison. Resnick tourna la tête vers Sarah Leonard, tremblante, serrant le coussin éraflé contre son ventre.

– Est-ce que ça va ? demanda-t-il, réalisant aussitôt l'inanité de ses paroles.

Sarah acquiesça sans conviction et Resnick alla décrocher le téléphone pour appeler une ambulance.

Carew était obligé de tenir la ceinture de son jean tandis qu'il courait, afin d'éviter que celui-ci ne lui dégringole sur les chevilles. Il n'y voyait goutte et zigzagua au petit bonheur, se cognant à droite ou à gauche, manquant plusieurs fois de trébucher contre un morceau de grillage rebelle ou un objet non identifié en travers du chemin.

Lynn vit à temps la poussette rouillée au milieu de l'allée et sauta par-dessus, maudissant au passage son manque de condition physique. Elle savait que Naylor et Divine couperaient quoi qu'il arrive la retraite au fuyard, mais elle mettait un point d'honneur à le coincer la première. Une histoire entre elle et lui.

Moins de trente mètres les séparaient quand le pied de Carew glissa sur un vieux matelas. Il perdit l'équilibre et elle fut sur lui en quelques enjambées, pesant de tout son poids tandis qu'il s'écroulait. L'avant-bras de Lynn se referma contre la gorge de Carew tandis qu'elle lui agrippait le poignet de sa main libre et pressait de son genou contre le bas de sa colonne vertébrale. Enfin, ainsi qu'elle l'écrirait quelques heures plus tard dans son rapport, elle tordit énergiquement le poignet du prisonnier afin de l'obliger à lâcher son arme.

Elle plissa les yeux, éblouie par le faisceau de la torche de Mark Divine qui, flanqué de son acolyte, arrivait à la rescousse.

*
* *

– Vous êtes sûre que ça ira ?

– Oui, ne vous inquiétez pas, ça ira, maintenant.

Debout près d'elle, Resnick hésita, un peu embarrassé. Au loin, il entendit monter le ululement de la sirène de l'ambulance.

Sarah Leonard avait ramené les pans de sa robe de chambre et se tenait assise, ramassée sur elle-même, le coussin sur ses genoux. Au cours des minutes écoulées Resnick n'avait réussi qu'une seule fois à rencontrer son regard. Elle sortit un peu de son hébétude pour lever les yeux vers Naylor qui venait d'entrer dans la pièce.

– C'est réglé, monsieur, dit-il. Lynn l'a cravaté. Il avait un couteau. Elle et Mark le remmènent au poste.

– Bon boulot.

Sarah fut parcourue d'un frisson et se mit à trembler avant d'éclater en sanglots. Resnick s'accroupit près d'elle et la réconforta jusqu'à l'arrivée de l'ambulance.

Sur le pas de la porte, il la regarda partir en compagnie des infirmiers puis se tourna vers Naylor.

– Veillez à ce que tout reste en l'état jusqu'à l'arrivée de l'équipe du labo. Au cas où on n'arriverait pas à prouver que c'est lui qui a attaqué Fletcher, je ne veux rien laisser au hasard sur ce coup-là.

– Et la femme, monsieur ? Pas de danger qu'elle refuse de déposer contre lui ?

– Cette fois, je ne crois pas.

Resnick laissa la porte d'entrée entrouverte et remonta la petite allée jusqu'à la rue tandis que l'ambulance s'éloignait. Les voisins étaient déjà rentrés chez eux pour ne pas manquer *News at Ten*, et les abords de la maison restèrent baignés de silence jusqu'à l'arrivée de la deuxième vague de véhicules de police. Resnick leva les yeux vers le halo de lumière ambrée qui flottait au-dessus du centre de la ville. Il songea à Joseph Ridgemount qui s'apprêtait à passer sa première nuit en cellule et se demanda quelle position choisirait l'homme pour attendre la venue du matin et l'apaisement passager de ses cauchemars. Il essaya d'imaginer Sarah Leonard, de nouveau seule dans sa maison, sursautant au moindre bruit pendant des semaines. Enfin, il eut une pensée pour Elaine, quelque part, dans une chambre meublée ou un petit hôtel.

Il laissa la voiture où elle était, les mains enfouies au fond de ses poches, et se mit en marche.

Rivages / noir
Dernières parutions

Petits Romans noirs irlandais (n° 505)
Sherlock Holmes dans tous ses états (n° 664)

Eric Ambler	*Au loin le danger* (n° 622)
	Je ne suis pas un héros (n° 661)
	Le Masque de Dimitrios (n° 680)
	Sale histoire (n° 721)
Claude Amoz	*Bois-Brûlé* (n° 423)
	Étoiles cannibales (n° 487)
	Racines amères (n° 629)
Raul Argemi	*Les morts perdent toujours leurs chaussures* (n° 640)
Olivier Arnaud	*L'Homme qui voulait parler au monde* (n° 547)
Ace Atkins	*Blues Bar* (n° 690)
Cesare Battisti	*Terres brûlées* (n° 477)
	Avenida Revolución (n° 522)
William Bayer	*Tarot* (n° 534)
	Le Rêve des chevaux brisés (n° 619)
	Pèlerin (n° 659)
	La Ville des couteaux (n° 702)
Marc Behm/Paco Ignacio Taibo II	*Hurler à la lune* (n° 457)
A.-H. Benotman	*Les Forcenés* (n° 362)
	Les Poteaux de torture (n° 615)
	Marche de nuit sans lune (n° 676)
	Éboueur sur échafaud (n° 729)
Joseph Bialot	*La Ménagerie* (n° 635)
James C. Blake	*Les Amis de Pancho Villa* (n° 569)
	Crépuscule sanglant (n° 637)
	Un Monde de voleurs (n° 743)
Lawrence Block	*Moisson noire* (n° 581)
Michel Boujut	*La Vie de Marie-Thérèse qui bifurqua quand sa passion pour le jazz prit une forme excessive* (n° 678)

Marc Boulet	*L'Exequatur* (n° 614)
Frederic Brown	*La Nuit du Jabberwock* (n° 634)
	La Fille de nulle part (n° 703)
Edward Bunker	*L'Éducation d'un malfrat* (n° 549)
Declan Burke	*Eight Ball Boogie* (n° 607)
James Lee Burke	*Sunset Limited* (n° 551)
	Heartwood (n° 573)
	Le Boogie des rêves perdus (n° 593)
	Purple Cane Road (n° 638)
	Jolie Blon's Bounce (n° 739)
James Cain	*Au bout de l'arc-en-ciel* (n° 550)
G. Carofiglio	*Témoin involontaire* (n° 658)
Daniel Chavarría	*Le Rouge sur la plume du perroquet* (n° 561)
George Chesbro	*Chant funèbre en rouge majeur* (n° 439)
	Pêche macabre en mer de sang (n° 480)
	Hémorragie dans l'œil du cyclone mental (n° 514)
	Loups solitaires (n° 538)
	Le Rêve d'un aigle foudroyé (n° 565)
	Le Seigneur des glaces et de la solitude (n° 604)
Andrew Coburn	*Des voix dans les ténèbres* (n° 585)
	La Baby-sitter (n° 712)
Piero Colaprico	*La Dent du narval* (n° 665)
	Derniers coups de feu dans le Ticinese (n° 722)
Michael Connelly	*Moisson noire* (n° 625)
Christopher Cook	*Voleurs* (n° 501)
Robin Cook	*Quelque Chose de pourri au royaume d'Angleterre* (n° 574)
Peter Craig	*Hot Plastic* (n° 618)
David Cray	*Avocat criminel* (n° 504)
	Little Girl Blue (n° 610)
Jay Cronley	*Le Casse du siècle* (n° 468)
A. De Angelis	*Le Banquier assassiné* (n° 643)
J.-P. Demure	*La Culotte de la mort* (n° 682)
J.-C. Derey	*L'Alpha et l'Oméga* (n° 469)
Pascal Dessaint	*Les Paupières de Lou* (n° 493)
	Mourir n'est peut-être pas la pire des choses (n° 540)
	Les hommes sont courageux (n° 597)
	Loin des humains (n° 639)
Peter Dickinson	*L'Oracle empoisonné* (n° 519)
	Quelques Morts avant de mourir (n° 537)
Tim Dorsey	*Triggerfish Twist* (n° 705)
	Stingray Shuffle (n° 706)

L.L. Drumond	*Tout ce que vous direz pourra être retenu contre vous* (nº 717)
James Ellroy	*Le Dahlia noir* (nº 100)
	L.A. Confidential (nº 120)
	Crimes en série (nº 388)
	American Death Trip (nº 489)
	Destination morgue (nº 595)
	Revue POLAR *spécial Ellroy* (nº 662)
	Moisson noire (nº 668)
V. Evangelisti	*Anthracite* (nº 671)
Howard Fast	*Un homme brisé* (nº 523)
	Mémoires d'un rouge (nº 543)
François Forestier	*Rue des rats* (nº 624)
Kinky Friedman	*Passé imparfait* (nº 644)
	Une fessée pour Watson (nº 720)
B. Garlaschelli	*Alice dans l'ombre* (nº 532)
	Deux Sœurs (nº 633)
Doris Gercke	*Aubergiste, tu seras pendu* (nº 525)
Barry Gifford	*L'Imagination du cœur* (nº 731)
A. Gimenez Bartlett	*Meurtres sur papier* (nº 541)
	Des serpents au paradis (nº 636)
	Un bateau plein de riz (nº 719)
David Goodis	*Nightfall* (nº 741)
Joe Gores	*Privé* (nº 667)
James Grady	*Comme une flamme blanche* (nº 445)
	La Ville des ombres (nº 553)
	Les Six Jours du condor (nº 641)
Davis Grubb	*Personne ne regarde* (nº 627)
Wolf Haas	*Silentium !* (nº 509)
	Quitter Zell (nº 645)
P. Hamilton	*Hangover Square* (nº 732)
Josephine Hammett	*Dashiell Hammett, mon père* (nº 736)
Joseph Hansen	*Le Poids du monde* (nº 611)
	À fleur de peau (nº 631)
	Promesses non tenues (nº 681)
Cyril Hare	*Meurtre à l'anglaise* (nº 544)
	Le Clarinettiste manquant (nº 686)
John Harvey	*Couleur franche* (nº 511)
	Now's the Time (nº 526)
	Derniers Sacrements (nº 527)
	Bleu noir (nº 570)
	De chair et de sang (nº 652)
	De cendre et d'os (nº 689)
M. Haskell Smith	*À bras raccourci* (nº 508)
Tony Hillerman	*Blaireau se cache* (nº 442)
	Le Peuple des ténèbres (nº 506)
	Le Vent qui gémit (nº 600)

	Rares furent les déceptions (nº 605)
	Le Cochon sinistre (nº 651)
	L'Homme squelette (nº 679)
	Le Chagrin entre les fils (nº 713)
Mike Hodges	*Quand tout se fait la malle* (nº 734)
Craig Holden	*Les Quatre Coins de la nuit* (nº 447)
	La Rivière du Chagrin (nº 685)
Rupert Holmes	*La Vérité du mensonge* (nº 699)
Philippe Huet	*L'Inconnue d'Antoine* (nº 577)
Fergus Hume	*Le Mystère du Hansom Cab* (nº 594)
Eugene Izzi	*Le Criminaliste* (nº 456)
Bill James	*Protection* (nº 517)
	Franc-Jeu (nº 583)
	Sans états d'âme (nº 655)
	Mal à la tête (nº 684)
	Club (nº 708)
	En son absence (nº 747)
Hervé Jaouen	*Les Moulins de Yalikavak* (nº 617)
Stuart Kaminsky	*Biscotti à Sarasotta* (nº 642)
	Soleil post-mortem (nº 733)
Thomas Kelly	*Le Ventre de New York* (nº 396)
Claude Klotz	*Darakan* (nº 730)
Helen Knode	*Terminus Hollywood* (nº 576)
Jake Lamar	*Le Caméléon noir* (nº 460)
	Nous avions un rêve (nº 748)
Michael Larsen	*Le Serpent de Sydney* (nº 455)
	Le Cinquième Soleil (nº 565)
Hervé Le Corre	*L'Homme aux lèvres de saphir* (nº 531)
Alexis Lecaye	*Einstein et Sherlock Holmes* (nº 529)
Cornelius Lehane	*Prends garde au buveur solitaire* (nº 431)
	Qui sème le vent (nº 656)
Dennis Lehane	*Un dernier verre avant la guerre* (nº 380)
	Ténèbres, prenez-moi la main (nº 424)
	Sacré (nº 466)
	Mystic River (nº 515)
	Gone, Baby, Gone (nº 557)
	Shutter Island (nº 587)
	Prières pour la pluie (nº 612)
	Coronado (nº 646)
Christian Lehmann	*Une question de confiance* (nº 446)
	La Tribu (nº 463)
Robert Leininger	*Il faut tuer Suki Flood* (nº 528)
Elmore Leonard	*La Brava* (nº 591)
	Killshot (nº 598)
	Les Fantômes de Detroit (nº 609)
	La Loi de la cité (nº 632)
	Bandits (nº 674)

	Médecine apache (nº 675)
	Glitz (nº 695)
	3 heures 10 pour Yuma (nº 701)
	Dieu reconnaîtra les siens (nº 725)
	Quand les femmes sortent pour danser (nº 726)
Bob Leuci	*L'Indic* (nº 485)
Ted Lewis	*Billy Rags* (nº 426)
Chuck Logan	*Presque veuve* (nº 696)
Steve Lopez	*Le Club des Macaronis* (nº 533)
Ernesto Mallo	*L'Aiguille dans une botte de foin* (nº 745)
J.-P. Manchette	*Chroniques* (nº 488)
	Cache ta joie (nº 606)
D. Manotti	*Nos fantastiques années fric* (nº 483)
	Lorraine connection (nº 683)
Thierry Marignac	*À quai* (nº 590)
Ed McBain	*Le Paradis des ratés* (nº 677)
	Alice en danger (nº 711)
Stéphane Michaka	*La Fille de Carnegie* (nº 700)
Bill Moody	*Sur les traces de Chet Baker* (nº 497)
R. H. Morrieson	*L'Épouvantail* (nº 616)
Tobie Nathan	*613* (nº 524)
	Serial eater (nº 718)
Jim Nisbet	*Comment j'ai trouvé un boulot* (nº 710)
Jean-Paul Nozière	*Le Silence des morts* (nº 596)
	Je vais tuer mon papa (nº 660)
	Cocktail Molotov (nº 746)
Jack O'Connell	*Et le verbe s'est fait chair* (nº 454)
	Ondes de choc (nº 558)
Renato Olivieri	*Ils mourront donc* (nº 513)
	L'Enquête interrompue (nº 620)
J.-H. Oppel	*Chaton : trilogie* (nº 418)
	Au Saut de la Louve (nº 530)
	French Tabloïds (nº 704)
Samuel Ornitz	*Monsieur Gros-Bidon* (nº 716)
Abigail Padgett	*Poupées brisées* (nº 435)
	Petite Tortue (nº 621)
Hugues Pagan	*Tarif de groupe* (nº 401)
	Je suis un soir d'été (nº 453)
Robert B. Parker	*Une ombre qui passe* (nº 648)
David Peace	*1974* (nº 510)
	1977 (nº 552)
	1980 (nº 603)
	1983 (nº 672)
	GB 84 (nº 735)
Pierre Pelot	*Les Chiens qui traversent la nuit* (nº 459)
	Pauvres Zhéros (nº 693)

Anne Perry	*Un plat qui se mange froid* (nº 425)
Andrea G. Pinketts	*La Madone assassine* (nº 564)
Gianni Pirozzi	*Hôtel Europa* (nº 498)
Philip Pullman	*Le Papillon tatoué* (nº 548)
Michel Quint	*À l'encre rouge* (nº 427)
Rob Reuland	*Point mort* (nº 589)
John Ridley	*Ici commence l'enfer* (nº 405)
Christian Roux	*Les Ombres mortes* (nº 575)
Marc Ruscart	*L'Homme qui a vu l'homme qui a vu l'ours* (nº 657)
D. Salisbury-Davis	*L'Assassin affable* (nº 512)
James Sallis	*Drive* (nº 613)
Louis Sanders	*Passe-Temps pour les âmes ignobles* (nº 449)
G. Scerbanenco	*Le sable ne se souvient pas* (nº 464)
	Les Amants du bord de mer (nº 559)
	Mort sur la lagune (nº 654)
John Shannon	*Le Rideau orange* (nº 602)
Roger Simon	*Final Cut* (nº 592)
Pierre Siniac	*Carton blême* (nº 467)
	La Course du hanneton dans la ville détruite (nº 586)
Maj Sjöwall/Per Wahlöö	
	Roseanna (nº 687)
	L'Homme qui partit en fumée (nº 688)
	L'Homme au balcon (nº 714)
	Le Policier qui rit (nº 715)
	La Voiture de pompiers disparue (nº 723)
	Meurtre au Savoy (nº 724)
Jerry Stahl	*À poil en civil* (nº 647)
Richard Stark	*Backflash* (nº 473)
	Le Septième (nº 516)
	Flashfire (nº 582)
	Firebreak (nº 707)
Jason Starr	*Mauvais Karma* (nº 584)
	La Ville piège (nº 698)
	Frères de Brooklyn (nº 738)
Rex Stout	*Le Secret de la bande élastique* (nº 545)
Paco I. Taibo II	*Le Trésor fantôme* (nº 465)
	Nous revenons comme des ombres (nº 500)
	D'amour et de fantômes (nº 562)
	Adios Madrid (nº 563)
Paco I. Taibo II/Sous-Commandant Marcos	
	Des morts qui dérangent (nº 697)
Hake Talbot	*Le Bras droit du bourreau* (nº 556)
Josephine Tey	*Le Plus Beau des anges* (nº 546)

Tito Topin	*Photo Finish* (nº 692)
	Parfois je me sens comme un enfant sans mère (nº 737)
Nick Tosches	*Dino* (nº 478)
	Night Train (nº 630)
Jack Trolley	*Ballet d'ombres à Balboa* (nº 555)
Cathi Unsworth	*Au risque de se perdre* (nº 691)
E. Van Lustbader	*Tableau de famille* (nº 649)
Marc Villard	*La Guitare de Bo Diddley* (nº 471)
	Entrée du diable à Barbèsville (nº 669)
M. Villard/J.B. Pouy	*Ping-Pong* (nº 572)
	Tohu-Bohu (nº 673)
J.-M. Villemot	*Ce monstre aux yeux verts* (nº 499)
	Les Petits Hommes d'Abidjan (nº 623)
M. Wachendorff	*L'Impossible Enfant* (nº 653)
Jim Waltzer	*Keene en colère* (nº 740)
John Wessel	*Le Point limite* (nº 428)
	Pretty Ballerina (nº 578)
Donald Westlake	*Le Couperet* (nº 375)
	Smoke (nº 400)
	Le Contrat (nº 490)
	Mauvaises Nouvelles (nº 535)
	La Mouche du coche (nº 536)
	Jimmy the Kid (nº 554)
	Dégâts des eaux (nº 599)
	Pourquoi moi ? (nº 601)
	Pierre qui roule (nº 628)
	Adios Shéhérazade (nº 650)
	Personne n'est parfait (nº 666)
	Divine Providence (nº 694)
	Les Sentiers du désastre (nº 709)
	Bonne conduite (nº 727)
	Motus et bouche cousue (nº 728)
J. Van De Wetering	*Le Perroquet perfide* (nº 496)
	Meurtre sur la digue (nº 518)
	Le Cadavre japonais (nº 539)
Charles Willeford	*Combats de coqs* (nº 492)
	La Différence (nº 626)
	La Machine du Pavillon 11 (nº 742)
John Williams	*Gueule de bois* (nº 444)
Colin Wilson	*Meurtre d'une écolière* (nº 608)
	Le Doute nécessaire (nº 670)
Daniel Woodrell	*La Mort du petit cœur* (nº 433)
	Chevauchée avec le diable (nº 434)

Imprimé en France
Achevé d'imprimer en août 2009
sur les presses de Normandie Roto Impression s.a.s.
61250 Lonrai
pour le compte
des Éditions Payot & Rivages
106, bd Saint-Germain - 75006 Paris

Dépôt légal : janvier 2007
N° d'imprimeur : 09-2669